BIBLIOTHÈQUE MÉDICALE

PUBLIÉE SOUS LA DIRECTION

DE MM.

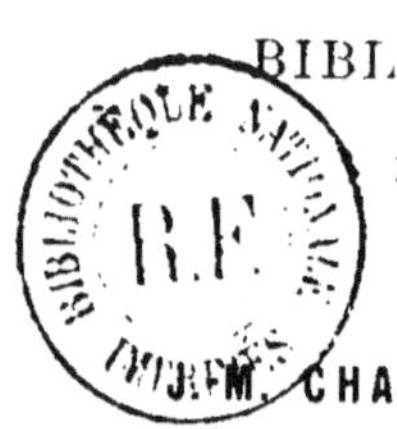

M. CHARCOT	G.-M. DEBOVE
Professeur à la Faculté de médecine de Paris, membre de l'Institut.	Professeur à la Faculté de médecine de Paris, membre de l'Académie de médecine. médecin de l'hôpital Andral.

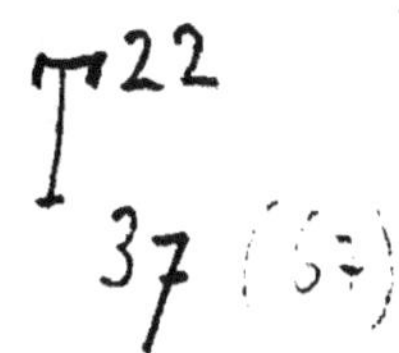

BIBLIOTHÈQUE MÉDICALE
CHARCOT-DEBOVE

VOLUMES PARUS DANS LA COLLECTION

V. HANOT. La Cirrhose hypertrophique avec ictère chronique.

G.-M. DEBOVE et COURTOIS-SUFFIT. Traitement des pleurésies purulentes.

J. COMBY. Le Rachitisme.

CH. TALAMON. Appendicite et Pérityphilite.

G.-M. DEBOVE et RÉMOND (de Metz). Lavage de l'estomac.

J. SEGLAS. Des Troubles du langage chez les aliénés.

A. SALLARD. Les Amygdalites aiguës.

L. DREYFUS-BRISAC et J. BRUHL. Phtisie aiguë.

P. SOLLIER. Les Troubles de la mémoire.

DE SINETY. De la Stérilité chez la femme et de son traitement.

G.-M. DEBOVE et J. RENAULT. Ulcère de l'estomac.

G. DAREMBERG. Traitement de la Phtisie pulmonaire. 2 vol.

CH. LUZET. La Chlorose.

E. MOSNY. Broncho-Pneumonie.

A. MATHIEU. Neurasthénie.

N. GAMALEIA. Les Poisons bactériens.

H. BOURGES. La Diphtérie.

PAUL BLOCQ. Les Troubles de la marche dans les maladies nerveuses.

P. YVON. Notions de pharmacie nécessaires au médecin. 2 vol.

L. GALLIARD. Le Pneumothorax.

E. TROUESSART. La Thérapeutique antiseptique.

JUHEL-RÉNOY. Traitement de la fièvre typhoïde.

J. GASSER. Les Causes de la fièvre typhoïde.

G. PATEIN. Les Purgatifs.

A. AUVARD et E. CAUBET. Anesthésie chirurgicale et obstétricale.

L. CATRIN. Le Paludisme chronique.

LABADIE-LAGRAVE. Pathogénie et traitement des Néphrites et du mal de Bright.

E. OZENNE. Les Hémorroïdes.

PIERRE JANET. État mental des hystériques. — Les stigmates mentaux.

H. LUC. Les Névropathies laryngées.

R. DU CASTEL. Tuberculoses cutanées.

J. COMBY. Les Oreillons.

CHAMBARD. Les Morphinomanes.

J. ARNOULD. La Désinfection publique.

ACHALME. Érysipèle.

P. BOULLOCHE. Les Angines à fausses membranes.

E. LECORCHÉ. Traitement du diabète sucré.

BARBIER. La Rougeole.

M. BOULAY. Pneumonie lobaire aiguë 2 vol.

A. SALLARD. Hypertrophie des amygdales.

RICHARDIÈRE. La Coqueluche.

G. ANDRÉ. Hypertrophie du cœur.

E. BARIÉ. Bruits de souffle et bruits de galop.

L. GALLIARD. Le Choléra.

POLIN et LABIT. Hygiène alimentaire.

BOIFFIN. Tumeurs fibreuses de l'utérus.

PIERRE JANET. État mental des hystériques. — Accidents mentaux.

L. RONDOT. Le Régime lacté.

V. MÉNARD. La Coxalgie tuberculeuse.

F. VERCHÈRE. La Blennorrhagie chez la femme. 2 vol.

F. LEGUEU. Chirurgie du rein et de l'uretère.

P. DE MOLÉNES. Traitement des affections de la peau. 2 vol.

POUR PARAITRE PROCHAINEMENT

L. CAPITAN. Thérapeutique des maladies infectieuses.

LEGRAIN. Microscopie clinique.

H. GILLET. Rythmes des bruits du cœur (physiologie et pathologie).

G. MARTIN. Myopie, Hyperopie, Astigmatisme.

BLACHE. Formulaire des maladies de l'enfance.

CH. MONOD et J. JAYLE. Cancer du sein.

P. MAUCLAIRE. Ostéomyélites de la croissance.

A. REVERDIN (de Genève). Antisepsie chirurgicale.

GUERMONPREZ (de Lille) et **BÉCUE** (de Cassel). Actynomicose.

ROBIN. Ruptures du cœur.

LOUIS BEURNIER. Les Varices.

G. ANDRÉ. L'Insuffisance mitrale.

A. MARTHA. Des Endocardites aiguës.

DE GRANDMAISON. La Variole.

ACHALME. Immunité.

PAUL RODET. Lymphatisme.

A. COURTADE. Anatomie, physiologie et séméiologie de l'oreille.

Chaque volume se vend séparément. Relié : 3 fr. 50.

TRAITEMENT

DES

AFFECTIONS DE LA PEAU

PAR

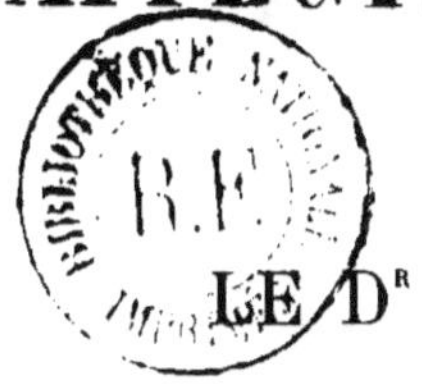

LE Dʳ PAUL DE MOLÈNES

Ancien interne des hôpitaux.

LES FORMULES ONT ÉTÉ REVUES PAR LE Dʳ A. BERLIOZ

TOME I
de A à K

PARIS

RUEFF ET Cⁱᵉ, ÉDITEURS

106, BOULEVARD SAINT-GERMAIN, 106

—

1894

Tous droits réservés.

TRAITEMENT

AFFECTIONS DE LA PEAU

A

Acare. — (Voir *Gale.*)

Achorion de Schönlein. — (Voir *Favus.*)

Achromatose. — (Voir *Pigment.*)

Achromie. — (Voir *Pigment.*)

Acrochordon, ou **Achrochordon**. — (Voir *Molluscum.*)

Acné. — On comprend généralement sous le nom d'*acné* la plupart des lésions et troubles fonctionnels des glandes sébacées, mais nous ajouterons des follicules sébacéopilaires, ainsi que de l'atmosphère épithéliale ou conjonctive de ces follicules. Ainsi compris, le terme générique d'acné s'applique à une série d'affections dont il est impossible de donner actuellement une classification exempte d'objection : aussi nous contenterons-nous de faire une simple énumération des variétés suivantes qui constituent pour nous l'acné telle qu'elle doit être généralement comprise :

1° *L'acné vulgaire inflammatoire de Vidal et Leloir,*

1

disséminée de Kaposi, qui comprend de très nombreuses formes ;

2º L'*acné rosée ou rosacée ou érythémateuse : couperose, goutte rose.* — *A. télangiectasique hypertrophique, rhinophyma, etc.* :

3º L'*acné non inflammatoire* qui comprend l'*acné comédon, l'acné miliaire ou milium, l'acné cornée :*

4º Les *acnés pilaires de E. Besnier et Doyon,* qui comprennent :

A. — *Acné pilaire de Bazin.* — *A. varioliforme des auteurs allemands.* — *A. rodens de Leloir et Vidal.* — *A. à cicatrices déprimées de Besnier et Doyon.* — *A. frontale ou nécrosique de C. Bœck. Impétigo rodens de Devergie, etc. ;*

B. — *Acné pilaire cicatricielle dépilante.* — *A. décalvante de Lailler.* — *Sycosis chronique prolongé permanent des anciens auteurs.* — *Folliculites et périfolliculites agminées destructives du follicule pileux de L. Brocq.* — *Variété des folliculites des régions velues de Quinquaud, etc.*

C. — *Acné chéloïdienne ou chéloïdique,* — *Chéloïde acnéique de la nuque, etc. ;*

Les autres affections cutanées auxquelles on a donné la dénomination d'acné qui trouveront leur place ailleurs sont les suivantes :

1º *Acné sébacée sèche, fluente, concrète, etc.* (Voir *Séborrhée*) ;

2º *Acné cancroïdale sénile ou sébacée partielle* (Voir *Adénomes sébacés*) ;

3º *Acné syphilitique ou syphilide acnéique ;*

4º *Acné molluscum contagiosum de Bateman.* — *A. varioliforme de Bazin* (Voir *Molluscum*) ;

5º *Acné atrophique de Chausit* (Voir *Lupus érythémateux*) ;

I. Acné vulgaire inflammatoire de Leloir-Vidal, *disséminée* de Kaposi. C'est la forme la plus fréquente : elle comprend en effet les nombreuses variétés suivantes : *A. simple, ponctuée, à petite papule, pustuleuse, pustuleuse profonde, indurée, tuberculeuse, phlegmoneuse, polymorphe des sujets lymphatiques ; A. des cachectiques*, etc., d'où son nom d'acné *vulgaire*. Comme toutes ces variétés se trouvent souvent réunies sur le même sujet, elles constituent *pratiquement* un *groupe* clinique bien connu qui prouve que l'ancienne définition de l'acné, à savoir *inflammation des glandes sébacées*, est inexacte. Fort souvent, en effet, la glande sébacée n'est atteinte que secondairement, et peut même demeurer intacte, la lésion débutant dans le canal pilaire ou dans le périfollicule épidermique ou dermique et envahissant, perforant, détruisant la glande sébacée dans les formes pustuleuses ou phlegmoneuses profondes. (E. Besnier.) Nous n'avons pas à donner la description de toutes ces variétés de l'acné vulgaire, qui se présentent associées le plus souvent, ou isolées, confluentes ou discrètes. Les éléments peuvent être très abondants, ou très peu nombreux, petits ou volumineux ; ils occupent de préférence la face, le dos, la région antérieure du thorax, etc., et s'observent généralement sur des sujets à peau grasse, brillante, *séborrhéique ;* leur évolution est en général assez lente, procédant par poussées successives ; leur durée est indéfinie. Les caractères objectifs de ces différents éléments sont d'ailleurs suffisamment indiqués par leurs noms : chez les sujets lymphatiques, ils sont plus particulièrement abondants, essentiellement polymorphes, présentant tous les degrés de développement et laissant souvent des cicatrices blanches ou brunes, ou déprimées, parfois chéloïdiennes.

Nous devons insister sur l'étiologie de l'acné vulgaire ou inflammatoire, car la notion de la cause, quand on est assez heureux pour la découvrir, est d'un grand secours dans la thérapeutique si difficile, si ingrate, de l'acné.

Pratiquement, deux points essentiels sont à considérer : 1° l'état du sujet, en d'autres termes la nature du terrain plus ou moins apte à subir l'influence, l'action, le choc pour ainsi dire des agents provocateurs de l'éruption ; 2° les agents provocateurs eux-mêmes.

1° Les *acnéiques* sont le plus souvent desjeunes gens âgés de quatorze à vingt-cinq ans, du sexe féminin peut-être un peu plus fréquemment, à tempérament dit lymphatique ou mieux strumeux, ou arthritique (BAZIN), présentant des troubles gastro-intestinaux (dyspepsie, dilatation de l'estomac, constipation), une menstruation défectueuse, ayant une peau blanche, humide, grasse, à orifices glandulaires dilatés ; la chlorose, l'anémie, l'algidité périphérique, les migraines, les troubles génito-urinaires (KAPOSI, HÉBRA, NEUMANN, HUTCHINSON), se rencontrent fréquemment dans l'étiologie de l'acné inflammatoire qu'on peut d'ailleurs observer à tout âge et en dehors des conditions précédentes.

2° Les agents provocateurs, irritatifs, sont des plus nombreux. Ils viennent *soit du dehors* (froid, chaleur vive, séjour au bord de la mer, vent violent, — goudron, huile de cade, acides pyrogallique et chrysophanique, pommades, lotions irritantes, pâtes épilatoires, etc., agents bactériens, staphylococci (aureus et albus), etc.; *soit du dedans:* introduits dans l'économie, ils cheminent de dedans en dehors vers la surface, poisons du dehors (médicaments, iodures et bromures de potassium, de sodium, arsenic, goudron pris à l'intérieur, etc.) (Voir *Éruptions médicamenteuses*), ou poisons autochtones, éléments morbides chassés par le sang, substances toxiques éliminées par l'épiderme, mais non par la glande sébacée (ptomaïnes, leucomaïnes, acides gras volatils, etc.) (E. BESNIER).

En résumé, deux facteurs sont nécessaires dans la pathogénie de l'acné vulgaire : un terrain prédisposé, et des agents pathogènes venant soit du dehors, soit du dedans. Barthélemy (congrès international de dermatologie de Paris, 1889) insiste sur ce processus pathogénique, et particulièrement sur le rôle des troubles gastro-intestinaux : « Qui dit acné dit estomac; la dyspepsie favorise d'abord le développement de la séborrhée; puis survient l'éruption acnéique qui n'est que le résultat de l'ensemencement de la peau séborrhéique par les germes venus de l'extérieur ; aussi peut-on guérir l'acné sans pommades, par la stérilisation de la peau au moyen de l'hygiène alimentaire et la régularisation des fonctions digestives. — L'éruption acnéique est contagieuse et surtout auto-inoculable de proche en proche. »

TRAITEMENT. — Il consiste à rechercher avec le plus grand soin la cause de l'acné et à la supprimer autant que possible, puis à combattre la lésion cutanée. — Dans les cas d'acné d'origine médicamenteuse, on doit commencer par supprimer le médicament (Voir *Éruptions médicamenteuses*), puis s'efforcer de faire disparaître les éléments acnéiques par les moyens que nous indiquerons.

Quatre indications dominent le *traitement général* de l'acné inflammatoire :

1º *Régulariser les fonctions gastro-intestinales* par tous les moyens appropriés : pour cela, il faut combattre, s'il y a lieu, la variété de dyspepsie qu'auront

décelée les signes cliniques et les nouveaux procédés
d'analyse chimique, s'opposer énergiquement à la
constipation, et provoquer plutôt au besoin des selles
copieuses par des laxatifs répétés : aloès, magnésie
calcinée, pilules d'Anderson, cascara sagrada, podophylle, évonymine, calomel, rhubarbe, tamar indien,
poudre laxative de Vichy, poudre laxative de Dujardin-Beaumetz.

Follicules de séné (lavés à l'alcool) en poudre.........	} âà 6 grammes.
Soufre sublimé..............	
Fenouil en poudre..........	} âà 3 —
Anis étoilé..................	
Crème de tartre pulvérisée......	2 —
Poudre de réglisse.............	8 —
Sucre en poudre..............	25 —

M. 1 cuillerée à dessert le soir dans un verre d'eau.
— Eaux minérales purgatives, lavements répétés, etc.

A ces laxatifs, qu'il convient de varier de temps en
temps, il faut adjoindre un régime laxatif, le massage
abdominal, et enfin l'antisepsie gastro-intestinale, afin
de rendre l'organisme réfractaire à de nouvelles poussées
en stérilisant le milieu de culture. » (BARTHÉLEMY.)

Pour cela le naphtol, ou mieux le salol, le benzo-
naphtol, le bétol sont généralement indiqués :

Cachets avec :

Salicylate de bismuth......	} âà 7 gr. 50 cent.
Naphtol.................	

Pour trente cachets. En prendre quatre par jour.

Cachets avec :

Sacilylate de bismuth......	} âà 7 gr. 50 cent.
Naphtol β ou Bétol ou Salol.	

Pour trente cachets médicamenteux. Deux avant chaque repas.

2° *Supprimer les aliments susceptibles de produire des poussées d'acné inflammatoire,* — particulièrement les coquillages, les poissons de mer, la viande de porc, le gibier faisandé, les fromages fermentés, le vin en excès, les épices, les alcools, avec cette réserve cependant qu'il importe de tâter la susceptibilité de son malade avant de proscrire de son alimentation une foule d'aliments qui lui sont parfois agréables.

3° *Régulariser les autres fonctions*, et particulièrement celles des organes génito-urinaires : on sait en effet que les poussées d'acné vulgaire sont souvent liées à des troubles de la menstruation. Certaines femmes ont de l'acné à chaque époque menstruelle. En outre des lésions uréthrales ou vésicales peuvent également être le point de départ d'acné, plus particulièrement d'*acné rosée* (Voir ce mot et le traitement préconisé par Hutchinson et les auteurs américains).

4° *Soigner l'état général du sujet.* S'il est arthritique : alcalins, eaux minérales alcalines (Vichy, Pougues, Vals, Royat, Chatel-Guyon); s'il est lymphatique ou scrofuleux : huile de foie de morue, créosote, eaux de Salins, Uriage, la Bourboule, Creutznach; s'il est anémique ou chlorotique : toniques, ferrugineux, arséniate de fer, mixture ferro-arsenicale de Wilson, eaux minérales de Forges, Orezza, Bussang; s'il est cachectique (acné des cachectiques), le traitement de la cachexie domine celui de la dermatose. Enfin, il faudra toujours, chez les sujets atteints d'acné, s'efforcer de supprimer les troubles circulatoires qu'ils présentent si souvent particulièrement aux extrémités qui sont froides (pieds, mains, nez, oreilles). Les douches tièdes, les bains de pied chauds ou salés, ou sinapisés, les frictions quotidiennes sèches ou avec de l'eau de Cologne, de l'alcool camphré, de l'eau renfermant du vinaigre, le massage, la marche, les exercices physiques, etc., trouvent ici une indication précise.

Quant aux *médications internes* indiquées contre l'acné inflammatoire, elles n'ont qu'une valeur très restreinte. Théoriquement elles agiraient directement sur les glandes sébacées en s'éliminant par elles, mais nous savons que la fonction des glandes sébacées n'est pas une fonction émonctoriale, mais simplement de lubréfaction, et que dans bien des variétés de l'acné disséminée la lésion n'occupe pas la glande sébacée, mais part, soit du canal pilaire, soit du follicule épidermique ou dermique; nous savons aussi que les altérations de la sécrétion sébacée invoquées par quelques auteurs comme cause de l'acné inflammatoire sont peu vraisemblables ou tout au moins exceptionnelles. Si certains médicaments (soufre, chlorure de sodium, ichthyol) ont parfois donné de bons résultats, nous croyons que c'est surtout, pour ne pas dire exclusivement, parce qu'ils ont agi favorablement sur l'état général.

Les auteurs prescrivent :

L'usage prolongé du soufre en pilules, en pastilles, en poudre, en eaux sulfureuses ; le chlorure de calcium (Ringer), 5 milligrammes à 2 centigrammes quatre fois par jour ; le chlorure de sodium, 2 grammes par jour (Hardy), l'arséniate de fer (5 à 15 milligrammes par jour) ; l'ichthyol (Unna).

Ichthyol..................	4 à 8 grammes
Eau distillée..............	20 —

15 à 50 gouttes dans l'eau matin et soir. (Préparation très instable.)

Ainsi administré, l'ichthyol est extrêmement désagréable à prendre. Nous préférons le donner en capsules de 25 centigrammes, 4 à 8 par jour. Mais ce médicament donne des renvois très pénibles et n'a pas d'action très manifeste sur l'acné ; dans quelques cas, il nous a paru augmenter très notablement l'appétit du sujet.

Signalons encore l'ergotine (DENSLOW), la digitale, l'*hamamelis virginica*, la belladone (voir *Acné rosée*), le mercure, l'hippurate de chaux (en sirop, 2 à 3 cuillerées à bouche par jour), etc., etc.

Gubler et Bulkley de New-York vantent l'usage interne de la glycérine à la dose de 1 cuillerée à bouche deux à trois fois par jour. Lewin supprime aux acnéiques tous les aliments gras et leur prescrit 60 à 120 grammes d'alcool par jour (?).

TRAITEMENT LOCAL. — Il peut suffire dans certains cas, mais nous conseillons d'y associer toujours le traitement général, afin d'éviter les récidives si fréquemment observées dans les acnés inflammatoires. Il importe avant tout de tâter la susceptibilité cutanée du sujet, car chez certains acnéiques la peau est délicate, douce, fine et absolument intolérante, alors que d'autres sujets à peau grasse, rugueuse, à orifices glandulaires dilatés supportent d'emblée des applications très irritantes. Quoi qu'il en soit, il faut sous peine de mécomptes graves commencer par des agents peu actifs, à peu près anodins, et à dose légère, puis augmenter progressivement les doses et employer des topiques de plus en plus actifs, de plus en plus irritants. Si l'irritation produite est trop vive, il importe de la calmer par des topiques émollients, puis de recommencer, s'il y a lieu, l'emploi des agents irritants jusqu'à ce que les éléments acnéiques aient disparu. Enfin, dans les cas d'acné à grosses papules, ou phlegmoneuse ou pustuleuse profonde, ou tuberculeuse ayant résisté aux divers topiques, il faudra recourir à la médication chirurgicale. En tout cas, l'acné est une affection tenace, rebelle, et le médecin devra être très prudent, très réservé, quand il s'agira d'affirmer la curabilité complète de l'acné vulgaire ou de spécifier la durée du traitement. Cette recommandation s'applique d'ailleurs à toutes les variétés d'acné.

Suivant le nombre, le volume, le degré de développement, le siège des éléments acnéiques, suivant aussi l'état de la peau, on emploie des lotions, des poudres, des pommades, des pâtes, des emplâtres, etc.

1° *A. simple, vulgaire, disséminée, ponctuée à petites papules, de la face, du tronc.* Dans cette variété qui constitue la forme la *plus légère* de l'acné inflammatoire, on observe souvent en même temps des comédons multiples qu'il convient d'extraire et de traiter (Voir *A. comédon*).

1° *Lotions.* — Matin et soir lotionner la région atteinte avec de l'eau *chaude* additionnée d'un peu d'eau de Cologne ou d'alcool camphré, ou d'acide borique, ou de chlorhydrate d'ammoniaque ou de quelques gouttes de créoline. Puis appliquer sur les éléments acnéiques un petit tampon de coton hydrophile imprégné de :

```
Alcool, ou alcool camphré, ou eau de Cologne ) parties
Eau très chaude........................... ( égales.
```

laisser quelques instants en place et laisser sécher.

Peu à peu diminuer la quantité d'eau chaude, et au bout de quatre à cinq jours, suivant la tolérance individuelle, appliquer *purs* l'alcool camphré, l'eau de Cologne, ou l'alcool saturé d'acide borique ou le mélange suivant :

Alcool à 90°..................	60 grammes.
Acide salicylique	2 —

Les lotions suivantes peuvent également être employées :

a. Eau de Kummerfeld :

Alcool camphré.,.............	2 grammes.
Alcool de lavande............	2 —
Lait de soufre................	1 gramme.
Eau de Cologne	4 grammes.
Eau distillée.................	60 —

M. S. A.

Appliquer chaque soir et garder toute la nuit.

b. Solution avec

Bichlorure d'hydrargyre........	1 gramme.
Teinture de benjoin............	8 grammes.
Émulsion d'amandes amères...	490 —

M. S. A.

Agiter avant de s'en servir.

c. Liqueur de Gowland :

Bichlorure d'hydrargyre.) ââ 10 centigrammes.	
Sel ammoniac ....)	
Émulsion d'amandes amères....	200 grammes.

M. S. A.

d. Solution avec :

Bichlorure d'hydrargyre.......	1 gramme.
Chlorhydrate d'ammoniaque...	1 —
Eau distillée.................	500 grammes.

M. S. A.

Appliquer ces différentes lotions le soir, ne pas essuyer, les garder toute la nuit et laver le matin avec de l'eau très chaude. Il faut être très réservé dans l'emploi des différents savons. Seuls le savon doux ou pur et le savon boriqué peuvent être utilisés.

Si ces lotions sont insuffisantes, ce qui s'observe généralement, nous conseillons de les employer simplement comme lavages soir et matin et d'appliquer ensuite les préparations, lotions, pâtes et pommades suivantes, qui devront demeurer toute la nuit :

1° Les *préparations sulfureuses* sont les plus employées.

    a. Soufre précipité........... ⎫
       Glycérine .... ⎬ àâ 50 grammes.

Mélanger au mortier et ajouter :

    Alcool camphré........... ⎫
    Eau de roses ou alcoolat de ⎬ àâ 50 grammes.
      Fioravanti .... ⎭

Mêlez (E. BESNIER).

    b. Soufre précipité............... 25 grammes.
       Alcool camphré............... 60   —
       Eau de roses 200   —
       Eau distillée................ 215   —

Agiter avant de s'en servir.

c. KAPOSI

    Lait de soufre................ 10 grammes.
    Esprit-de-vin................. 50   —
    Esprit de lavande.... 10   --
    Glycérine..................... 1, 50.
                M. S. A.

d. DUHRING

    Sulfure de potassium .... 5 grammes.
    Teinture de benjoin.......... 5   —
    Sulfate de zinc.............. 5   —
    Eau de roses................. 300   —
                M. S. A.

e. HÉBRA

Soufre jaune.................	10 grammes.
Esprit de savon de potasse.....	20 —
Alcool de lavande.............	60 —
Baume du Pérou	1, 50.
Esprit de camphre...........	1 —
Huile de bergamote...........	5 gouttes.

M. S. A.

Pommade avec :

f. BROCQ

Naphtol B...................	1 gramme.
Soufre précipité.............	2 à 5 grammes.
Oxyde de zinc..............	2 —
Lanoline....................	5 —
Huile d'amandes douces.....	7 —
Extrait de violette...........	q. s.

F. S. A.

Pommades avec :

g. h. DUHRING

Soufre......................	
Glycérine..................	àà 3 grammes.
Carbonate de potasse........	
Vaseline ou axonge...........	30 grammes.

F. S. A.

Lanoline..................	àà 20 grammes.
Vaseline..................	
Soufre précipité.............	3 à 5 grammes.
Oxyde de zinc..............	3 à 5 —
Acide salicylique.................	
ou	1 gramme.
Résorcine...................	

F. S. A.

Quand les préparations sulfureuses sont insuffisantes
ou mal tolérées, on peut les remplacer par l'emplâtre
de Vigo (NEUMANN) ou la pommade suivante :

> Cold-cream .... 30 grammes.
> Calomel   2   —
> Teinture de benjoin...........   4   —
>
> M. S. A.

Toutes ces différentes préparations, avons-nous dit, seront appliquées le soir après les lotions indiquées. Le matin on lotionne comme la veille; si la préparation est très adhérente, on savonne doucement avec de l'eau chaude et du savon doux, et, s'il persiste une irritation assez marquée, on la calme avec les *topiques suivants :*

Cataplasmes tièdes de fécule de pomme de terre, pulvérisations chaudes, axonge fraîche, cold-cream, poudre d'amidon, poudre de talc, poudre dite de pierre baptismale dont voici la formule :

> Talc de Venise................. 30 grammes.
> Poudre de riz.................. 30   —
> Oxyde de zinc.................. 10   —
> Huile de néroli   2   —
> Huile de roses.................   4 gouttes.
>
> M. S. A.

Pommades à l'oxyde de zinc à **1/10** avec **1/75** d'acide salicylique. Pommade avec :

> Oxyde de zinc.................. 20 grammes.
> Onguent émollient 100   —
> Huile de réséda................   2   —
> Huile de roses.................   5 gouttes.
>
> F. S. A.

Ou bien :

> Cold-cream .... 50 grammes.
> Oxyde de zinc   5   —
> Glycérine pure................. 1gr,50.
> Teinture de benjoin...........   1 gramme.
>
> F. S. A.

II. *Acné disséminée abondante, papuleuse, pustuleuse, profonde, indurée; acné polymorphe,* etc.

Les indications générales du traitement local sont les mêmes que dans la forme précédente. Mais les doses à prescrire sont plus grandes, et différents topiques irritants trouvent ici plus particulièrement leur emploi (savon noir, acide salicylique, résorcine, naphtol, ichthyol, sublimé, etc.). Voici les formules les plus employées :

1º Naphtol camphré ....
   Résorcine ....   ââ 5 grammes.
   Acide salicylique..........

   Amidon..................
   Soufre....................   ââ 25 grammes.
   Vaseline................
   Savon noir ....

2º ISAAK

   Naphtol B.................
   Camphre..................   ââ 10 grammes.
   Vaseline.................

   Soufre précipité............... 50 grammes.
   Savon mou................... 15   —
   Craie blanche................ 5   —

Faire une pâte bien homogène, bien souple; l'appliquer le soir dix à vingt minutes jusqu'à cuisson vive; puis on l'enlève et on applique pour toute la nuit l'un des topiques calmants que nous avons indiqués. Le matin, lavage avec les lotions indiquées plus haut.

Le *savon noir* peut se prescrire différemment :

Faire le soir avec de l'eau chaude, de l'alcool et du savon noir une eau mousseuse qu'on applique sur la région atteinte; il faut la laisser sécher et la garder toute la nuit, laver le matin avec de l'eau bien chaude et appliquer l'un des topiques calmants. On peut encore appliquer le soir les pâtes ou pommades suivantes :

a. BROCQ

Alcool à 90°...............	60 grammes.
Eau distillée.............	90 —
Alcool de lavande........	15 —
Savon noir.......... 30 à	60 —

M. S. A. et filtrer.

b. BESNIER

Soufre précipité....................... }
Savon noir............................. } àâ.

c. LAILLER

Soufre précipité....................)
Savon noir......................... } parties égales.
Huile de cade ou axonge...........)

d. Pommade de Wilkinson modifiée par Hébra.

Soufre sublimé............. }
Huile de cade............. } àâ 15 grammes.
Savon vert...............)
Axonge.................. } àâ 30   —
Craie préparée............   10   —

Le matin lavage, et traitement de l'irritation produite. Ces préparations, en effet, provoquent une douleur et une irritation vives, une desquamation abondante, dermo-épidermite eczématiforme, qu'il faut ensuite calmer. Aussi ne doivent-elles être employées que dans les acnés intenses et faut-il avoir soin de prévenir le malade de l'effet qu'elles produiront.

Les autres préparations non savonneuses employées sont les suivantes :

a. UNNA

Kaolin.....................	20 grammes.
Glycérine..................	15 —
Vinaigre de vin............	10 —
Huile de bergamote.........	III gouttes.

M. S. A.

Appliquer la nuit, laver le matin et calmer l'irritation produite.

b. KAPOSI

Iode pur......................	5 grammes.
Iodure de potassium	5 —
Glycérine....................	10 —

M. S. A.

Appliquer avec un pinceau deux fois par jour ; huit à douze fois. Il en résulte une croûte brune qui tombe; au-dessous la peau rouge et squameuse est traitée par les calmants.

c. Pommades avec :

Axonge...................	
Lanoline.................	} áá 15 grammes.
Acide salicylique ou résor-	
cine....................	} 1 gr. à 1 gr. 50
Teinture de benjoin.............	X gouttes.

M. S. A.

Protoiodure mercureux ou	
biiodure d'hydrargyre	} 10 à 40 centigrammes.
Axonge benzoïnée..............	30 grammes.

M. S. A.

Même mode d'emploi.

d. Solution avec :

Ichthyol.....	10 à 50 grammes.
Alcool à 90°	
Éther	} áá 50 —

M. S. A.

Même mode d'emploi. — *Bonne préparation.*

e. Gélatines molles de Unna, ainsi constituées :

Oxyde dezinc	15 parties.
Gélatine.....................	15 —
Glycérine	25 —
Eau........................	45 —

auxquelles on incorpore 20 0/0 de soufre, ou bien 1 0/0 de foie de soufre, ou 5 à 10 0/0 de résorcine, ou 2 0/0 d'acide salicylique, ou 10 à 20 0/0 d'ichthyol, etc.

f. Traitement de J. Hillis.

Deux fois par jour, soir et matin, lotions de la face

avec de l'eau très chaude ; appliquer ensuite sur les pustules la pommade suivante (peu employée en France) :

Sulfure d'iode 0 gr,06
Lanoline..................... 30 grammes.
M. S. A.

Toucher deux fois par semaine chaque pustule avec du nitrate acide de mercure (?).

g. Voir les différents traitements de l'acné rosée.

III. *Acné à grosses pustules. — A. phlegmoneuse, tuberculeuse,* etc.

Après avoir ouvert avec un bistouri très fin, ou mieux une aiguille à scarifier, l'un après l'autre les petits abcès, et fait sortir leur contenu, il faut employer les topiques énergiques que nous avons indiqués pour la variété précédente. On ne doit pas ignorer que les éléments acnéiques sont souvent profonds, intra et sous-dermiques. Quand les résultats obtenus sont insuffisants, quand il y a menace de production de cicatrices très marquées, il faut recourir au *traitement chirurgical* qui est douloureux, assez long, et exige parfois que le malade quitte momentanément ses occupations. Les foyers suppurés, superficiels ou profonds, sont ponctionnés avec l'aiguille de Vidal et vidés ; les éléments non suppurés sont ruginés avec les petites curettes ou même scarifiés (scarifications linéaires quadrillées). Cette méthode sanglante, qui n'est pas exempte de récidives par auto-inoculations, a été heureusement modifiée par E. Besnier, qui remplace les incisions par des cautérisations thermo ou mieux électro-caustiques à l'aide de fines aiguilles de platine portées au rouge cerise. Le foyer acnéique est ponctionné et évacué en entier soit spontanément, soit par pression. Cette petite opération provoque plus d'appréhension que de douleur; on peut cependant badigeonner préalablement jusqu'à congélation avec le chlorure de méthyle. L. Brocq introduit dans l'intérieur des éléments acnéiques une aiguille à électrolyse, formant le pôle négatif, et fait passer pendant vingt ou trente secondes un courant de 5 milliampères.

2° Acné rosée ou rosacée, ou érythémateuse. Coupe- rose, goutte rose. — A. télangiectasique, hyperthrophi- que, etc.

C'est une acné développée sur une peau chronique- ment congestionnée (Leloir et Vidal). L'acné rosée est très fréquente, s'observe à la face et principalement sur le nez, les joues, le front, le menton, exceptionnel- lement enfin le cou. Chez les personnes chauves, elle envahit le cuir chevelu. Elle comprend un certain nombre de degrés qui constituent les formes suivantes (E. Besnier) :

1° *A. érythémateuse simple* commune chez les femmes et les jeunes filles, caractérisée par une simple rougeur aux points d'élection, lisse d'abord, intermit- tente, survenant à l'approche des règles, après les repas, après l'exposition au froid vif ou à la chaleur, puis rémittente, à marche très lente, et enfin permanente avec poussées aiguës plus ou moins violentes.

2° *A. eczématique, ou eczéma acnéique stéatosique de la face*, caractérisée par des plaques rouges du tégument qui est très irritable et présente d'autres manifestations séborrhéiques soit locales (dilatation des orifices sébacés, état gras, huileux), soit éloignées (séborrhée sternale, séborrhée du cuir chevelu, etc.).

3° *A. érythémato-pustuleuse, tuberculeuse infiltrée, déformante.* — A ce degré l'acné rosée est très fréquente. Sur les plaques rouges se développent des éléments

acnéiques plus ou moins volumineux, rouges, cuivrés,
lie de vin, durs, non douloureux, isolés ou confluents;
présentant tous les degrés (folliculites, périfolliculites,
périangio folliculites, papules, papulo-pustules, pustules) occupant les joues, le menton, le front, le nez
surtout, dont le lobule tuméfié, rouge, violacé, bleuâtre,
est froid.

4° *A. télangiectasique.* — Cette forme, qui constitue
la *couperose* proprement dite, est caractérisée par des
varicosités d'abord très fines, véritables petites varices
de la face, superficielles ou profondes, isolées, anasto-
mosées, formant un lacis avec des intervalles de peau
saine ou une nappe rouge étalée, de niveau avec le tégument ou présentant des saillies qui dans les cas extrêmes
peuvent atteindre le volume d'une plume de corbeau
(KAPOSI). Sur le trajet de ces varices il existe assez souvent des éléments acnéiques généralement peu développés, parfois même à peine perceptibles (acné
miliaire).

5° *A. hypertrophique, déformante, éléphantiäsique.*
— *Rhinophyma.* — C'est le degré le plus marqué de
l'acné rosée : le derme est envahi dans toute la profondeur : tous ses éléments prolifèrent. Le nez est l'organe
plus particulièrement atteint ; il s'hypertrophie et atteint
parfois des proportions colossales ; il est rouge, violacé,
déformé, œdématié, mamelonné, bosselé (variété
éléphantiasique de Leloir et Vidal), qui peut atteindre
le volume du poing et présente une consistance molle,
inégale, dure sur certains points ; à la pression, on
extrait de la matière sébacée, parfois des comédons ou
même du pus. Souvent les orifices des glandes sébacées
qui sont hypertrophiées sont dilatés (variété glandu-
laire de Leloir et Vidal).

Tous ces degrés peuvent exister isolément ou réunis sur un sujet acnéique; en d'autres termes, l'évolution de l'acné rosée n'est pas fatalement progressive, ce qui a une grande importance pratique, car le traitement variera suivant que le sujet atteint ne présentera qu'une simple rougeur passagère de la face ou qu'il sera atteint d'acné télangiectasique étendue ou enfin de rhinophyma.

Le traitement si difficile, si délicat, de l'acné rosée ne devra pas être systématique. Il devra s'adresser d'abord aux conditions pathogéniques de l'acné rosée qu'il importe de bien connaître.

Tout en différant peu de celles de l'acné inflammatoire disséminée (voir ce mot), celles-ci présentent un caractère primordial, à savoir qu'elles sont dans la grande majorité des cas sous la dépendance d'un trouble circulatoire. Qu'il soit d'origine *directe* (lésions buccales, dentaires, *nasales*) (ARNOZAN, C. SEILER) ou le plus souvent *réflexe*, c'est-à-dire grâce aux relations qui uniraient le système nerveux de la face avec le grand sympathique (affections de l'utérus et de ses annexes, du tube gastro-intestinal, du foie, du cœur, des reins, des poumons, obstacles dans la circulation de la veine cave, perturbations du système nerveux central, etc.), le trouble vaso-dilatateur existe et donne à l'acné rosée sa physionomie caractéristique. Les lésions acnéiques sont accessoires et passibles du traitement de l'acné vulgaire. Si elles deviennent prépondérantes, hypertrophiques, constituant des tumeurs que nous avons vues devenir considérables (rhinophyma), le traitement est du ressort de la chirurgie.

Rétablir l'intégrité de la circulation de la face constitue donc la partie délicate du traitement de l'acné rosée; mais la difficulté est extrême, car, si dans certains cas

il est relativement facile de découvrir la condition
pathogénique, il n'en est pas toujours ainsi, ce qui a
fait dire à quelques auteurs que la couperose vraie était
au-dessus des ressources de l'art.

Il semblerait théoriquement que les agents vaso-
constricteurs dussent donner de bons résultats. Il n'en
est malheureusement pas ainsi dans la pratique, qu'ils
soient employés localement ou à l'intérieur : on doit
néanmoins y avoir recours, et nous préconiserons
particulièrement l'*ergot de seigle*, la *belladone*, la *teinture
d'hamamelis virginica*, le *tannin*, le *perchlorure de fer*.
Voici quelques formules :

a. Extrait fluide d'hamamelis
    virginica................ }
Sirop d'écorces d'oranges } āā 50 grammes.
    amères.................)
Teinture de vanille............. XX gouttes.

M. S. A.

Une cuillerée à café soir et matin

b. BROCQ

Bromhydrate de quinine } āā 5 centigrammes.
Ergotine..............)
Extrait de belladone..... 1 à 2 milligrammes.
Benzoate de lithine...... 5 centigrammes.
Excipient et glycérine... q. s.

F. S. A.

pour une pilule. En faire quarante semblables ; quatre
par jour, deux avant chaque repas pendant dix jours.
Alterner avec :

Poudre de feuilles de
    digitale............... }
Extrait d'hamamelis vir- } āā 5 milligrammes.
    ginica...............)
Extrait de gentiane.....)
Benzoate de lithine..... } āā 5 centigrammes.
Excipient et glycérine.. q. s.

pour une pilule. En faire quarante semblables.

Cette médication interne doit toujours être associée à une hygiène sévère qui est la même que celle de l'acné inflammatoire. On doit être plus sévère encore pour la suppression *absolue* de toutes les boissons alcooliques. Mais il faut en même temps et surtout traiter les différents états pathologiques que l'on soupçonnera tenir sous leur dépendance le trouble vaso-moteur. Nous avons énuméré les principaux, nous ajouterons les troubles génito-urinaires. Sherwell et M. Hutchinson ont guéri des acnés rebelles par le simple cathétérisme avec la sonde métallique froide, alors même que les organes génito-urinaires semblaient sains; chez la femme ils conseillent les injections d'eau chaude pour diminuer l'hyperhémie et l'irritabilité de l'utérus.

Enfin, le médecin devra se préoccuper également de l'état général du sujet et combattre l'anémie, la chlorose, le lymphatisme, l'état névropathique, l'arthritisme et surtout l'état séborrhéique qui accompagne si communément l'acné rosée (Voir *Séborrhée*). Il devra toutefois être très réservé dans l'emploi de deux agents modificateurs d'un usage très répandu, à savoir l'hydrothérapie et les eaux minérales. L'hydrothérapie froide en effet est le plus souvent nuisible, mais les douches (sulfureuses de préférence) chaudes d'abord, puis tièdes, constituent un moyen de révulsion générale excellent, régularisant la circulation des sujets atteints d'acné rosée qui sont si sujets aux troubles de la circulation périphérique (extrémités froides, hyperhidrosiques, etc.); on doit y associer les frictions sèches et le massage général.

Cependant, dans quelques cas exceptionnels, les bains froids, et surtout les bains de mer, ont donné de bons résultats. Quant aux eaux thermales, d'après Kaposi, elles seraient parfois susceptibles de provoquer l'acné rosée chez les personnes qui y font des séjours trop fréquents. Toutefois, il est certain que, si l'acné rosée est sous la dépendance d'un état général bien déterminé, on doit prescrire une ou plusieurs saisons aux eaux qui semblent *bien nettement* indiquées (Voir **A**. *inflammatoire*). — Comme ce sont les troubles dyspeptiques qui dominent, les eaux de Vichy, Vals, Royat, Pougues, Plombières, Chatel-Guyon, sont plus particulièrement indiquées, ainsi que les eaux purgatives (Montmirail, Brides, Aulus, Miers (Lot), et les eaux sulfureuses (Barèges, Luchon, Enghien, Allevard, Schlangenbad, Nassau, etc.).

En outre de la médication vaso-constrictrice que nous avons indiquée, de nombreux médicaments internes ont été préconisés contre l'acné rosée. Les plus généralement employés sont :

a. — *Les alcalins*.

a'. Eaux minérales alcalines.

b'. Sirop avec :

BAZIN

Bicarbonate de soude...........	15 grammes.
Sirop de saponaire.	ââ 250 --
Sirop de gentiane	

M. S. A.

Une cuillerée à bouche matin et soir dans une tasse de tisane amère dite dépurative (fumeterre, bardane, pensée sauvage, salseparcille, douce-amère, chicorée, etc., etc.).

c'. Poudre avec :

KAPOSI

Bicarbonate de soude.......	
Phosphate de soude	ââ 10 grammes.
Carbonate de magnésie.....	
Sucre blanc..............	ââ 15 —
Oléosaccharure de macis....	

Une cuillerée à café trois fois par jour dans un peu d'eau.

b. L'arsenic. — Liqueur de Fowler, de Pearson, solution ou granules d'arséniate de soude, arséniate de fer, eau de la Bourboule, etc. L'action de l'arsenic dans l'acné rosée est très incertaine, ainsi que celle de la préparation suivante :

c. Sulfure de calcium. — 5 milligrammes à 2 centigrammes quatre fois par jour.

d. Les purgatifs. — Ils doivent toujours être prescrits dans l'acné rosée, et comme leur emploi doit être à peu près quotidien et continué longtemps, il est nécessaire de les varier. Nous donnons la préférence à : l'aloès (grains de santé, pilules d'Anderson), les pilules de podophylle, de cascara sagrada, d'évonymine, les poudres laxatives (poudre laxative de Vichy), poudre de Dujardin-Beaumetz (Voir *A. inflammatoire*), les eaux minérales purgatives (Rubinat, Montmirail, Hunyadi Janos, Villacabras, etc.).

Le massage abdominal, surtout quand il existe de la paresse du gros intestin, sera également indiqué en même temps que les purgatifs et les lavements répétés.

Nous avons longuement insisté sur le traitement général de l'acné rosée. La médication interne et l'hygiène spéciale sont des plus utiles, mais insuffisantes dans bien des cas. Étudions maintenant LE TRAITEMENT LOCAL qui demande une grande prudence dans les cas d'acné rosée *commençante*, mais qui devient indispensable quand les éléments acnéiques, les télangiectasies sont constitués. Il faut bien savoir en effet que la peau de la face, si intolérante dans l'acné vulgaire, l'est peut-être encore plus dans l'acné rosée. Tel médicament en apparence anodin, inoffensif, provoquera chez certains sujets une irritation nulle qui chez d'autres produira une inflammation considérable que le malade attribuera au

médecin et jamais à sa propre susceptibilité cutanée.
Il faut donc agir avec la plus grande réserve, et pendant que l'on traitera l'état général tâter la susceptibilité du sujet avec des médicaments aussi peu irritants que possible. Puis graduellement on emploiera les différents agents substitutifs à doses de plus en plus fortes, à action de plus en plus active ; enfin, s'ils échouent, on aura recours au traitement chirurgical. C'est dans cet ordre que nous indiquerons les nombreuses médications locales de l'acné rosée :

1° *Lotions chaudes fréquentes.* — Lotions avec de la décoction chaude de têtes de camomille (15 à 20 pour un litre). Douches de vapeur, douches sulfureuses légères.

Lotions avec de l'eau de Cologne, de l'acide borique, du sulfate de zinc, de l'alcool pur ou camphré, du chlorhydrate d'ammoniaque, etc.

On met d'abord quelques gouttes dans un peu d'eau chaude, et on augmente progressivement jusqu'à ce qu'il y ait parties égales d'eau chaude et du médicament employé.

Mettre dans un demi-verre d'eau chaude aromatisée avec de la teinture de benjoin une cuillerée à dessert d'une solution d'alun à 1/30 (HARDY).

Lotions soir et matin avec de l'eau chaude renfermant une demi-cuillerée à café de créoline pour un verre d'eau.

Lotions soufrées : elles sont très employées.
Lotion avec :

Soufre précipité	25	grammes.
Alcool camphré	60	—
Eau de roses	200	—
Eau distillée	245	—

F. S. A.

Agiter avant de s'en servir. — L'appliquer le soir avec un pinceau, la garder toute la nuit, et laver le matin avec de l'eau bien chaude.

Toutes ces différentes lotions peuvent être appliquées deux fois par jour quand ce sera possible ; pour qu'elles agissent plus activement, on peut appliquer des compresses imbibées du liquide choisi et recouvrir d'un tissu imperméable jusqu'à ce qu'une irritation plus ou moins vive se produise.

2° Si les lotions sont insuffisantes, il faut avoir recours aux pâtes et pommades. Les plus anodines sont les suivantes : vaseline boriquée 1 à 5 0/0, cold-cream, axonge benzoïnée fraîche, pommade à l'oxyde de zinc.

Puis viennent celles qui renferment des agents dits substitutifs : soufre, savon, mercure, naphtol, résorcine, acide salicylique, etc., etc.

Ce sont les pommades et les pâtes soufrées qui sont les plus employées (Voir *A. vulgaire*). Voici d'autres formules :

a. Pâte avec :

Résorcine....................	2 à 5 grammes.
Oxyde de zinc...............	5 —
Poudre d'amidon............	5 —
Vaseline....................	5 —

M. S. A.

Faire une pâte souple.

b. Pâte avec :

Vaseline....................		
Lanoline...................	àà 20 grammes.	
Oxyde de zinc..............		
Amidon....................	àà 10 —	
Acide salicylique ou résorcine.	1 à 3 —	

F. S. A.

c. Pommade avec :

Onguent rosat..................	15 grammes.
Protoiodure de mercure........	10, puis 15, 20, 30, 40 centigrammes progressivement (HARDY).

d. Pommade avec :

Axonge......................	30 grammes.
Alcool......................	q. s.
Bichlorure d'hydrargyre........	1 à 15 centigrammes.

F. S. A.

e. Emplâtre mercuriel en bandelettes (HÉBRA, NEUMANN).

f. Brocq. Pommade avec :

Acide salicylique..............	25 centigrammes.
Oxyde de zinc.................	2 grammes.
Sous-nitrate de bismuth pur....	2 —
Poudre de lycopode........ ...	q. s. pour consistance un peu ferme et coloration jaune.
Vaseline......................	8 grammes.
Lanoline	12 —

Aromatiser à volonté et f. s. a.

g. Kobert et Unna ont recommandé l'*acide sphacélique ;* c'est la partie du seigle ergoté qui produit la gangrène. Unna se sert d'extrait de seigle ergoté ou d'un extrait très concentré contenant l'acide sphacélique pour faire une pommade à 5 ou 10 0/0.

h. Kaposi conseille d'appliquer de la glycérine iodée huit à dix fois par jour pendant trois à quatre jours, puis de recouvrir avec du papier de gutta-percha. Voici la formule qu'il donne :

Iode pur..................	} àà 5 grammes.
Iodure de potassium.........	
Glycérine.................	10 —

i. Dans ces derniers temps, on a beaucoup vanté les effets décongestionnants de l'ichthyol, et d'une substance qui a, avec l'ichthyol, une grande analogie, le *thyol* (SCHWIMMER).

Le thyol s'obtient en traitant de l'huile de goudron de lignite avec du soufre et de l'acide sulfurique. Il est sec, noir, amorphe, très soluble, ou bien liquide, c'est-à-dire en solution concentrée à 40 0/0, rouge, brun foncé, sirupeux. En outre, au lieu de les appliquer sous forme de pâtes ou de pommades ordinaires, les mêmes auteurs conseillent de les incorporer à de la bassorine (Voir ce mot), à du sulfoléate de soude (G. H. Fox), qui possède un pouvoir dissolvant très remarquable ; enfin, à des gélatines et surtout à des *vernis*.

Le vernis à l'ichthyol ou au thyol est très actif et très pratique. Il est sec au bout de deux minutes, ne tache pas le linge, ne se dissout pas par la transpiration. Appliqué le soir, il se détache très aisément, sans violence, le matin, car il se dissout immédiatement dans l'eau de toilette. En voici la formule (UNNA) :

Ichthyol ou thyol.................. 40 parties.
Amidon........................... 40   —
Solution d'albumine, environ...... 1 à 1 partie 1/2.
Eau, environ..................... 20 parties.

On commence par humecter l'amidon avec de l'eau, puis on triture l'ichthyol ou le thyol avec ces substances ; enfin, on ajoute la solution d'albumine.

3° Le traitement le plus généralement employé aujourd'hui contre l'acné rosée est celui que j'appellerai le traitement mixte ; il consiste à provoquer une irritation plus ou moins vive des parties atteintes à l'aide de solutions, pâtes, pommades ou emplâtres que le malade gardera plus ou moins longtemps, puis à calmer l'irritation par des topiques appropriés.

On peut procéder de deux façons différentes : ou bien mettre plusieurs jours de suite une substance très active, de façon à produire une très vive irritation ; puis, pendant plusieurs jours également, réparer les lésions produites ; ou bien ne laisser l'agent irritant que quelques instants, quinze à vingt minutes, quand il est très actif, ou même une nuit entière ; l'enlever et calmer l'irritation, et recommencer ainsi jusqu'à la guérison. Ce deuxième procédé, qui donne d'ailleurs de bons résultats, a été surtout préconisé en Allemagne (Lassar, Unna, Pick).

On le voit, le principe est le même que dans l'acné vulgaire (Voir ce mot). Les médications irritantes les plus employées sont également le soufre, le savon noir, le mercure, le naphtol, la résorcine, l'acide salicylique, etc. Mais il faut agir plus activement que dans l'acné vulgaire et employer des doses plus fortes.

Ainsi, le savon noir *en emplâtre* est plus particulièrement indiqué que dans l'acné vulgaire. On prend un morceau de flanelle ayant les dimensions de la plaque érythémateuse à recouvrir, sur lequel on étale une couche mince de savon noir rendu moins épais par l'addition d'un peu d'alcool. Ainsi constitué, cet emplâtre est appliqué et reste en place aussi longtemps que le patient peut le supporter, toute la nuit même, si cela est possible ; puis on l'enlève, on lave abondamment avec de l'eau très chaude, légèrement alcoolisée. Selon l'irritation produite, on remet le soir un autre emplâtre, et trois, quatre, cinq soirs de suite, si c'est nécessaire.

Dans l'intervalle, on fait des applications émollientes (cataplasmes de fécule tièdes, pulvérisations, vaseline boriquée ou à l'oxyde de zinc, etc.).

Ce traitement, très efficace quand il est supporté, est douloureux et il est rare que le malade consente à se soumettre à plusieurs applications.

Le traitement suivant indiqué par Lassar de Berlin et heureusement modifié par E. Besnier, donne d'excellents résultats :

Appliquer le soir l'une des préparations suivantes :

Naphtol	10	grammes.
Soufre précipité	50	—
Savon vert	àâ 20	—
Vaseline		

Faire une pâte souple.

Ou bien pâte avec :

Acide salicylique		
Naphtol camphré	àâ 5	grammes.
Résorcine		
Amidon		
Savon vert	àâ 30	—
Vaseline		

F. S. A. (E. Besnier).

Ou bien encore (Isaak) :

Naphtol B	10	grammes.
Camphre	10	—
Vaseline jaune	10	—
Savon vert	15	—
Soufre précipité	50	—

F. S. A.

Suivant l'intensité de la douleur produite, on garde l'une de ces pommades ou pâtes dix, quinze à trente minutes, on l'enlève, on lave à l'eau très chaude puis on applique une pommade ou une poudre calmante pour la nuit; Lassar recommande de préférence une pâte salicylée à 2 0/0 ou résorcinée à 5 ou 10 0/0.

Ces préparations diverses peuvent se prescrire sous forme d'épithèmes (Voir ce mot); avant et après chaque application, il est bon de pratiquer un bon massage de la région atteinte.

TRAITEMENT CHIRURGICAL. — Il s'impose quand les nombreux topiques que nous avons indiqués ont échoué, et quand on est en présence des formes télangiectasique et hypertrophique. Il faut aussi y avoir recours dans la forme érythémato-pustuleuse, mais en ayant soin d'appliquer dans l'intervalle les différents médicaments substitutifs. Il consiste dans les *scarifications* répétées de la peau.

Divers instruments ont été préconisés pour pratiquer ces scarifications, et parmi eux le scarificateur multiple a seize lames de Belmanno Squir, le Stichelnadel de Hébra (forte aiguille en forme de lancette, à deux tranchants, dont la lame, longue de 2 millimètres, est pourvue d'une arête dorsale) qui sert à faire à la fois de nombreuses ponctions, puis de fines incisions. Certains auteurs piquent les vaisseaux avec une aiguille, puis les déchirent par le grattage avec une curette. A tous ces procédés, à tous ces instruments, il faut préférer les *aiguilles à scarifier* de Vidal et de Besnier.

Les scarifications doivent être faites bien perpendiculairement à la surface de la peau, aussi serrées que possible, puis croisées, de façon à représenter les hachures ordinaires du dessin élémentaire, aussi régulièrement losangiques que possible (E. BESNIER). Il faut avoir soin de commencer par la partie inférieure de la région à scarifier, afin de n'être pas entravé par l'hémorragie généralement abondante qui se produit, puis remonter, en recouvrant de ouate hydrophile la région scarifiée. Les scarifications doivent entamer tout le derme, mais ne pas en dépasser la face profonde, *afin d'éviter la production de cicatrices.*

Quand il existe de grosses veinules dilatées, il faut les sectionner perpendiculairement à leur axe, puis faire de nombreuses hachures losangiques. Si abondante que paraisse devoir être l'hémorragie, elle s'arrête rapidement dès qu'on comprime la surface scarifiée avec la ouate hydrophile sèche ou mieux imprégnée d'eau froide aseptique et étanchée; de même l'écoulement séreux qui succède à l'hémorragie s'arrête : après l'opération, on peut ne rien mettre, ou appliquer seulement un peu de poudre d'amidon très fine. Brocq recommande de lotionner au bout d'une heure avec une solution de sublimé au millième.

Les jours qui suivent l'opération, on constate un peu de tension, de rougeur, d'irritation passagères de la peau, qu'il faut calmer par l'application pendant deux ou trois nuits de cataplasmes froids de fécule de pomme de terre, ou de pommade à l'oxyde de zinc.

Les séances de scarifications peuvent se renouveler tous les cinq, six ou huit jours suivant les sujets. Quinze à vingt séances suffisent généralement pour donner de très beaux résultats, surtout dans l'acné variqueuse; dans les formes congestives, au contraire, qui sont le plus souvent sous la dépendance d'un état général spécial, les résultats sont bien moins satisfaisants, et surtout moins durables.

Cette petite opération est en réalité peu douloureuse et ne nécessite pas l'emploi des divers anesthésiques qui ne font qu'entraver l'opération. Si, chez certains sujets pusillanimes ou hyperesthésiques, la douleur est vive, il faut procéder par surfaces très restreintes, la douleur disparaissant dès que les scarifications sont faites. Pour les acnés hypertrophiques les scarifications doivent être très profondes; il faut s'efforcer d'inciser les glandes sébacées, mais avec prudence, pour ne pas

produire de cicatrices; il en est de même pour le rhinophyma, mais alors on doit avoir recours le plus souvent
à des procédés plus énergiques et remplacer les aiguilles
par les scarifications électro-caustiques profondes; quand
celles-ci auront détruit les tissus nouveaux, on reviendra
aux aiguilles pour égaliser les téguments :

Dans ces derniers temps, Brocq, Hardaway ont essayé
de l'électrolyse (Voir ce mot) avec succès. Mais l'expérience n'est pas faite avec ce procédé comme avec les
scarifications.

Quand l'acné éléphantiasique déformante (rhinophyma) est considérable, l'ablation au bistouri (procédés d'Hébra, de Marcacci) ou la décortication (procédé
d'Ollier) donnent des résultats parfois surprenants.

3° **Acné non inflammatoire**. — Il comprend l'*acné
comédon*, l'*acné miliaire* ou *milium*, l'*acné cornée*.

1° *Acné comédon* ou *acné ponctuée*. — Cette variété
est caractérisée par des petits éléments acuminés, saillants ou de niveau avec la surface cutanée, du volume
d'une tête d'épingle ou d'une pointe d'aiguille présentant à leur sommet un point brunâtre ou noir qui correspond à l'orifice de la glande sébacée et n'est que
l'extrémité en contact avec le dehors du bouchon qui
remplit le canal excréteur. Si, en effet, on exerce une
pression latérale, le bouchon sort de l'orifice glandu-
laire sous la forme d'un petit corps filiforme, cylindro-
conique, blanc, gras, présentant une petite tête noire
formée par des granulations pigmentaires et non par
de la saleté (UNNA), ayant les apparences d'un petit ver
blanc à tête noire. C'est le *comédon* proprement dit
qui représente le moule exact du canal excréteur du
follicule sébacé qu'il a rempli et distendu et qui est
constitué uniquement par de la matière sébacée qui

renferme parfois et en plus ou moins grand nombre un parasite appelé *acarus* ou *demodex folliculorum*, lequel n'est pas cause de l'acné comédon, puisqu'il existe très souvent dans des follicules sains.

L'acné comédon occupe de préférence le front, le nez, le menton, les tempes, les joues, les oreilles, le dos et la poitrine. Les éléments sont tantôt isolés, plus souvent formant des groupes ; parfois même ces groupes sont disposés *symétriquement*, de chaque côté du front, au milieu de chaque sourcil, gagnant les tempes, les parties latérales des joues, constituant une variété décrite par E. Colcott Fox, Radcliffe Crocker, St. Mackensie, J. Cœsar sous le nom de *comédon de l'enfance :* on observe, en effet, cette variété chez les enfants au-dessous de quinze ans, chez les garçons surtout (rarement aussi chez l'adulte); elle semblerait contagieuse et différerait de la forme commune par l'absence de demodex.

L'acné comédon apparaît le plus souvent à l'époque de la puberté chez les sujets des deux sexes ; chez les hommes, elle peut durer jusqu'à vingt et trente ans ; chez les jeunes filles, elle disparaît généralement plus tôt. On l'observe fréquemment chez les sujets lymphatiques constituant l'un des éléments de l'acné polymorphe des lymphatiques. Elle est presque toujours associée à la séborrhée grasse et est *souvent* le point de départ d'une acné inflammatoire plus ou moins développée par suite de l'adénite et de la périadénite que provoque à la longue le comédon retenu dans la glande sébacée. D'ailleurs, l'étiologie, la marche, la durée parfois très longue, le traitement de l'acné comédon sont à peu près les mêmes que pour l'acné inflammatoire vulgaire. (Voir ce mot.) Aussi n'insisterons-nous pas sur le traitement général.

Quant au *traitement local*, il consiste dans l'extraction des comédons. Pour cela, on presse de chaque côté des comédons avec les ongles des deux pouces, et le petit cylindre sébacé à tête noire sort ; il est préférable de se servir d'une simple clef de montre qui est beaucoup plus pratique que le petit instrument proposé par Hébra et appelé *comédon quetscher*.

Quand les follicules ont été débarrassés des comédons, il faut faire quelques lotions alcalines ou mieux astringentes (solutions d'alun ou de sulfate de zinc, eau de Cologne, alcool camphré, salicylé au 60°, puis au 30ᵉ, ammoniaque, alcool boriqué saturé, pulvérisations chaudes ou sulfureuses, lotions savonneuses légères avec savon à l'ichthyol ou à la créoline, etc.).

Si les comédons sont très nombreux, comme on ne peut avec les ongles ou la clef de montre extraire que les plus gros, il faut faire en outre des lotions, des applications le soir avec les différentes préparations suivantes :

a. BROCQ.

Alcool à 90°....................	80	grammes.
Alcoolat de lavande............	10	—
Savon noir.....................	40	—
Acide salicylique	1	gramme.

M. S. A.

b. DUHRING.

Axonge.......................	30	grammes.
Glycérine.....................	3ᵍʳ,50	
Soufre précipité...............	7	grammes.

M. S. A.

c. BROCQ.

Borate de soude..............	15	grammes.
Alcool à 90°..................	30	—
Éther........................	30	—
Glycérine....................	30	—
Eau distillée.................	200	—

M. S. A.

Agiter avant de s'en servir.

d. Ichthyol............... 10 à 20 grammes.
Alcool...................⎞
Éther...................⎠ àà 40 grammes.

                    M. S. A.

Agiter avant de s'en servir.

Appliquer le soir avec un pinceau et le matin lotions chaudes indiquées plus haut.

E. Besnier conseille d'appliquer tous les soirs, pendant huit à dix jours, quand les comédons sont très abondants, la pommade suivante :

e. Acide salicylique.............. 1 gramme.
Soufre précipité.............. 25 grammes.
Savon noir.................. 25 —

Avec ou sans addition d'une petite quantité d'huile éthérée.

Calmer ensuite l'irritation produite avec les préparations émollientes.

Unna recommande de faire une friction matin et soir avec le mélange suivant :

f. Kaolin....................... 4 parties.
Glycérine .... 3 —
Acide acétique................. 2 —

                    M. S. A.

Agiter. Avoir soin de dire au malade de fermer les yeux; les comédons se colorent en jaune, cessent d'adhérer à la paroi canaliculaire et s'éliminent facilement.

              g. ZEISSL.

Lait de soufre..............⎞
Glycérine...................⎟
Alcool rectifié.............⎬ parties égales.
Carbonate de potasse... ...⎟
Éther sulfurique ....⎠

                    M. S. A.

Tels sont les principaux traitements locaux de l'acné

comédon; il faut, en outre, traiter l'état séborrhéique concomitant, ainsi que les différentes manifestations de l'acné inflammatoire qui existent presque toujours en même temps que l'acné comédon.

2° Acné miliaire, ou milium, ou grutum. — Strophulus albidus de Willan. — On désigne ainsi des petites granulations blanchâtres ou jaunâtres, arrondies, ayant le volume d'une tête d'épingle ou d'un grain de millet, isolées ou en groupes, le plus souvent superficielles et très légèrement saillantes, d'autres fois sous-épidermiques et ne faisant pas saillie. Leur consistance est assez dure et donne parfois au doigt la sensation d'un petit calcul enchâssé dans la peau : quelquefois, en effet, elles subissent une sorte de dégénérescence calcaire et renferment alors du phosphore et du carbonate de chaux. Les grains de milium occupent principalement les paupières, surtout l'inférieure, les joues, les tempes, le bord des lèvres, quelquefois le pénis, le scrotum, la couronne du gland ou chez la femme la face interne des petites lèvres. Dans ces régions, ils peuvent atteindre un volume plus considérable. On les observe souvent aussi dans les cicatrices de lupus, de brûlures, de syphilides, etc., particulièrement à leur périphérie. Ils sont dus à la rétention du sébum dans les follicules sébacés ou pilosébacés, dont les canaux excréteurs sont oblitérés.

TRAITEMENT. — Des applications de savon noir déterminent une inflammation modérée de la peau à la suite de laquelle le milium disparaît généralement; s'il persiste, il faut inciser la peau à une profondeur suffisante avec la pointe d'un petit bistouri ou mieux d'une aiguille à scarifier sur chaque grain successivement, puis faire sortir par pression le petit noyau sébacé. Les points incisés saignent peu et ne laissent généralement pas de cicatrices.

Brocq recommande, pour éviter les cicatrices, de cautériser la petite poche avec la teinture d'iode ou une solution d'acide chromique ; nous préférons la cautérisation avec une petite pointe d'allumette imprégnée d'acide acétique pur. On peut encore pratiquer l'électrolyse avec l'aiguille fine reliée au pôle négatif.

3° Acné cornée. — Acné sébacée cornée de Hardy. — Angiofolliculite kératosique simple de E. Besnier. — Cette affection rare et décrite presque exclusivement par les auteurs français (Cazenave, Hardy, Leloir, Vidal, etc.) est caractérisée par des petites pointes dures, *cornées*, donnant au toucher la sensation d'une râpe ou d'une brosse, jaunâtres, grises ou noires, dépassant de 2, 3, 4 millimètres le niveau de la peau, isolées ou formant des plaques de 2 à 3 centimètres d'étendue, qui occupent de préférence le front, le nez, les joues, la nuque et les fesses et ne provoquent ni douleur ni prurit. Chacun des éléments constitutifs de ces groupes est enchâssé par sa racine dans le conduit du follicule pilosébacé qui lui a donné naissance (Leloir, Vidal). En pressant leur base, on les fait saillir davantage, et on peut même les expulser. Ils sont dus à un épaississement considérable de l'épiderme corné du goulot du follicule pileux ou du follicule pilosébacé. D'après J. Darier, l'A. cornée serait un follicule psorospermique. (Voir *Psorospermose*.)

La marche de cette affection, qui demande un supplément d'étude, est extrèmement lente, l'étiologie à peu près inconnue.

Le *traitement* purement local consiste en frictions de savon noir, d'alcool, de préparations soufrées, d'huile de foie de morue, et surtout de pommades et emplâtres mercuriels. Hardy préconise la pommade suivante :

Axonge .... 30 grammes.
Biiodure d'hydrargyre..... 0gr,30
F. S. A.

Dans les cas rebelles, il faut, avec une curette, gratter légèrement les placards d'acné cornée puis appliquer des épithèmes à base de mercure et d'acide phénique, ou d'acide salicylique ou d'huile de foie de morue ou de rétinol, ou simplement l'emplâtre de Vigo ou l'emplâtre rouge de Vidal dont voici la formule :

Minium 2gr,50
Cinabre...................... 1gr,50
Emplâtre diachylou .... 26 grammes.
F. S. A. un sparadrap.

4° **Acnés pilaires de E. Besnier et Doyon.** — Ces auteurs désignent ainsi les affections du système sébacé annexe des poils; ils décrivent trois variétés :

A. Acné pilaire commune ;

B. Acné cicatricielle dépilante;

C. Acné chéloïdienne.

A. *Acné pilaire de Bazin ou atrophique.* — *Acné varioliforme des auteurs allemands.* — *A. rodens de Leloir et Vidal.* — *A. à cicatrices déprimées de E. Besnier et Doyon.* — *A. frontale ou nécrotique de Cæsar Bœck.* — *Impetigo rodens de Devergie.* — *Ulérythème acnéiforme d'Unna.* — Sous ces nombreuses dénominations, on comprend une variété d'acné à marche lente, procédant par poussées successives, extrêmement récidivante, s'accompagnant de nécrose des tissus et laissant après elle des cicatrices caractéristiques ressemblant à s'y méprendre à celles des pustules varioliques. En raison de la difficulté du diagnostic de cette affection encore à l'étude, nous croyons devoir la décrire avec quelques détails.

« Les éléments éruptifs, bien décrits par E. Besnier, débutent par une petite saillie rosée du pourtour de l'orifice d'un follicule pilo-sébacé au centre de laquelle une petite pustule éphémère traversée ou non par un poil apparaît, s'ombilique rapidement et se couronne, caractère typique, d'une petite croûtelle jaunâtre impétiginiforme un peu enfoncée et recouvrant une ulcération à bords taillés à pic, laquelle sera *rapidement* et souvent *avant la chute* de la croûte remplacée par une cicatrice déprimée indélébile rouge d'abord et pâlissant avec le temps. » Ces éléments ont le volume d'un grain de millet ou d'un gros pois. Ils peuvent exister sur le même sujet à tous les degrés de développement. L'acné pilaire est circonscrite ou diffuse; elle peut être, dans quelques cas graves, serpigineuse, confluente, laissant après elle de vastes surfaces criblées de cicatrices, simulant tout à fait les syphilides tuberculo-pustuleuses : elle occupe surtout le nez, les joues, la barbe, le long des branches montantes du maxillaire, les tempes, le front, la frontière du cuir chevelu, mais elle peut envahir d'autres régions, le cuir chevelu, surtout sa région fronto-pariétale, les régions sternale et dorsale, les membres (Pick), la cavité de la conque, le centre des joues (lieu d'élection de *l'ulérythème acnéiforme de Unna*). Cette affection, d'après Leloir et Vidal, serait caractérisée anatomiquement par une périfolliculite pilo-sébacée nécrobiotique profonde; Bazin en fait une manifestation de l'arthritisme. Elle survient à tout âge, mais généralement entre vingt-cinq et quarante ans. Les récidives, les rechutes, sont très fréquentes : elles surviennent

souvent alternativement avec des troubles gastro-intestinaux ou hépatiques.

Les caractères objectifs, l'évolution de l'acné pilaire,
semblent indiquer que c'est une affection parasitaire
dont la recherche de l'élément spécifique encore inconnu
doit être poursuivie activement.

Le TRAITEMENT qui donne les meilleurs résultats est
en effet le traitement antiseptique.

Il faut d'abord faire tomber les croûtes à l'aide de
cataplasmes, de douches de vapeur ou mieux de pulvérisations d'eau phéniquée ou sublimée 1/2000 chaude,
puis appliquer de l'emplâtre de Vigo ou une pommade
au calomel à 1/30. Cependant les préparations soufrées,
ichthyolées, résorcinées, etc., en un mot tous les traitements de l'acné inflammatoire (Voir ce mot), y compris
le traitement chirurgical dans les cas sérieux (cautérisations ponctuées galvaniques, rugination) enrayent
cette affection à processus destructif, pourvu, comme
le dit très bien E. Besnier, qu'ils s'opposent à la germination locale des bacilles pyogènes. Mais, ajoute cet
auteur, il faut pour éviter les rechutes et les récidives
modifier le terrain par le *régime*, *l'hygiène* et le *traitement général* appropriés au sujet (Voir *Traitement
général de l'A. inflammatoire*).

L'iodure de potassium à la dose de 1 à 4 grammes a
donné quelques succès; nous croyons qu'il y avait
erreur de diagnostic et qu'on avait pris des syphilides
tuberculo-pustuleuses pour des éléments d'acné pilaire
à cicatrices déprimées.

B. *Acné pilaire cicatricielle dépilante d'E. Besnier et
Doyon. — Acné décalvante de Lailler et Melchior Robert.
— Sycosis chronique, prolongé, permanent des anciens
auteurs. — Folliculites et périfolliculites agminées des-*

*tructives du follicule pileux L. Brocq. — Variété des folli-
culites des régions velues de Quinquaud. — Ulérythème
sycosiforme de Unna.* — Ces nombreuses dénominations
montrent que l'accord n'est pas encore fait sur cette
affection. Dans quel cadre nosologique convient-il de
la classer, quels en sont la nature, la symptomatologie
précise, le traitement? Autant de questions encore en
suspens. Nous croyons toutefois avec E. Besnier qu'il
convient de traiter brièvement ici, entre l'acné pilaire
proprement dite et l'acné chéloïdienne, avec lesquelles
elle affecte des rapports étroits, cette affection localisée
au visage et au cou, *et au cuir chevelu* (pseudo-pelades),
occupant particulièrement sur la face la région de la
barbe le long des branches montantes du maxillaire,
d'où elle peut gagner la région temporale du cuir chevelu, caractérisée par des plaques rouges irrégulières
disséminées suivies de petites pustules très superficielles
occupant la base de poils, sortes d'abcès miliaires se
réunissant et formant des croûtelles qui donnent à la
lésion une apparence eczématique. L'affection évolue
très lentement, insidieusement, excentriquemeut, avec
des alternatives d'amélioration et d'aggravation, puis
s'arrête. Il ne persiste plus qu'une légère desquamation
pityriasique, farineuse, mais on remarque alors que les
poils n'existent plus sur la surface atteinte qui bientôt
devient nettement cicatricielle. Si la lésion a été très
développée, on constate sur les régions pilaires de la
face et du cou et sur le cuir chevelu des îlots d'alopécie
définitive, *cicatriciels*, rouges ou rosés ou blancs, déprimés quelquefois, *chéloïdiens*, caractéristiques.

Dans cette affection, dont la nature et les causes sont
inconnues, on n'a pas constaté de parasites : toutefois,
« sa marche de la superficie vers la profondeur, son

insidiosité, ses repullulations, sa résistance aux moyens de traitement, portent à penser à une origine extrinsèque, microbienne, mais aucune donnée précise n'existe encore ; ses relations avec un état pathologique général n'apparaissent pas davantage ; aucun *traitement interne* n'est indiqué » (E. Besnier).

Traitement local. — Pulvérisations chaudes sulfureuses ou hydrargyriques ; puis lotions de sublimé à 1/1000 ou 1/500, puis pommades mercurielles, au calomel, au précipité jaune, au turbith minéral. Emplâtres, épithèmes (Voir ces mots) au mercure, à l'acide phénique, au calomel, à la résorcine, à l'acide salicylique. Emplâtre de Vigo. Pommades et pâtes soufrées. (Voir *Acné inflammatoire*.) Quinquaud fait badigeonner tous les dix jours les régions malades et avoisinantes avec de la teinture d'iode et lotionner tous les matins avec la solution suivante :

Biiodure d'hydrargyre............ ...	$\cdot$ 0 gr, 15
Bichlorure d'hydrargyre....	1 gramme.
Alcool à 90°....................	60 —
Eau................................	500 —

M. S. A.

Pour l'usage externe.

Quelques auteurs conseillent de raser et de pratiquer l'épilation périphérique. Les scarifications linéaires ou électro-caustiques ne donnent pas de résultats ; elles ne peuvent servir qu'à réparer les cicatrices vicieuses quand elles existent ou à modérer l'infiltration du derme. Avec ces différents traitements, on peut enrayer l'affection, mais l'alopécie produite demeure irrémédiable.

C. *Acné chéloïdienne* (Lailler) *ou chéloïdique* (Bazin, Vérité). — *Chéloïde acnéique de la nuque et sycosis chéloïdien* (E. **Besnier** et **Doyon**). — *Sycosis frambœsia* (**Hébra**).

Cette affection occupe presque essentiellement la nuque au niveau de la racine des cheveux, mais quelquefois aussi les régions pilaires de la face et du cou chez l'homme : elle est constituée par de petites nodosités d'abord isolées, puis agglomérées, saillantes, rouges ou violacées formant des saillies en forme de *bandes* qui occupent la région supérieure de la nuque, le long de la racine des cheveux, parallèlement au col des vêtements.

En s'étendant, ces lésions forment des tumeurs plus ou moins volumineuses, dures, rougeâtres, parfois assez douloureuses.

Au centre des éléments constitutifs on observe des poils tantôt uniques, plus souvent multiples, raides, gros, altérés, sortant d'un orifice commun comme un pinceau (**Brocq**); aussi E. Besnier range-t-il cette variété d'acné dans les acnés pilaires. Fort souvent le malade atteint d'acné chéloïdienne présente d'autres manifestations d'acné inflammatoire disséminée sur la face ou le tronc. Les causes de cette affection qui anatomiquement n'est autre qu'une périfolliculite sébacéo-pilaire à tendance chéloïdienne (**Leloir**, **Vidal**, **Dubreuilh**) sont peu connues. On a invoqué les causes générales banales des acnés inflammatoires auxquelles il convient d'ajouter une *prédisposition chéloïdienne* essentiellement individuelle. Peut-on avec G. Marcani invoquer une action microbienne spéciale? Cette question nécessite de nouvelles investigations.

L'acné chéloïdienne a une évolution très lente, progressive et récidive fréquemment. Le pronostic doit toujours être très réservé, le traitement étant des plus ingrats.

Il faut d'abord supprimer toutes les causes d'irritation de la région soit par les vêtements, soit par les agents médicamenteux intempestifs, et pratiquer une antisepsie complète, mais en ayant soin d'éviter les antiseptiques trop irritants. Nous conseillons les pulvérisations ou les lavages fréquents avec de l'eau bouillie ou boriquée ou une solution de sublimé à 1/2000.

Les topiques généralement employés sont les suivants : badigeonnages et instillations de teinture d'iode (L. Brocq) ; emplâtres, épithèmes résorcinés à 10 ou 20 0/0 (E. Besnier) ; nous pensons qu'il ne faut les employer qu'avec une grande prudence, la résorcine étant un agent très infidèle, et souvent irritant : nous donnons la préférence aux épithèmes à l'ichthyol, ou à l'oxyde de zinc et à l'acide borique (ââ 10 0/0) ou simplement à l'emplâtre de Vigo qui doivent être continués avec une grande persévérance. Ces épithèmes agissent par les médicaments qu'ils renferment et par la compression qu'ils exercent, surtout quand les éléments sont volumineux, compression que certains auteurs pratiquent avec le caoutchouc ou avec un compresseur à vis monté sur épaulettes.

L. Brocq recommande l'alcool à 96° saturé d'acide borique ; après avoir vidé les pustules, on les lave avec l'alcool boriqué pur ; puis on applique sur les éléments, suivant leur degré d'inflammation soit de la ouate hydrophile imbibée d'alcool boriqué pur ou coupé d'eau, soit des cataplasmes de fécule de pomme de terre arrosés d'alcool boriqué, et on recouvre avec du taffetas gommé. Les scarifications quadrillées profondes suivant la méthode de Vidal ou ignées (E. Besnier) pratiquées comme dans la chéloïde (Voir ce mot) calment les douleurs et atténuent l'affection sans la guérir.

L'électrolyse ne semble pas donner de meilleurs résultats. Les cautérisations avec la pâte de Canquoin sont très douloureuses. La rugination en masse avec de larges curettes après anesthésie par l'éther ou le chlorure d'éthyle a donné de bons résultats entre les mains exercées de M. E. Besnier; mais elle ne doit être employée que lorsque les autres moyens ont échoué. En résumé, ces différents procédés thérapeutiques peuvent être employés, mais il est bon de les alterner.

Acnitis. — (Voir *Folliclis, Folliculites*.)

Acrodynie. — *Érythème épidémique* (ALIBERT). *Phlegmasie gastro-cutanée aiguë multiforme*.

Il n'y a pas plus de raison de traiter l'acrodynie dans ce livre que d'y indiquer le traitement de toutes les maladies générales qui comptent parmi leurs symptômes des manifestations cutanées érythémateuses. D'ailleurs, la nature, la cause de l'acrodynie sont encore à l'étude; son existence même en tant qu'affection spéciale est très discutable.

Actinomycose. — Affection connue depuis peu, rare en France, plus fréquente en Allemagne, due à la présence d'un parasite végétal nommé *actinomyces*, caractérisé par des grains du volume d'une tète d'épingle opaques, jaunâtres, nageant dans du pus ou dans du sang, s'écrasant facilement sous la lamelle de verre quand on les examine au microscope. On trouvera la description précise de ce parasite et de ceux qui ont avec lui les plus grandes analogies, tels que les cladothrix, dans les articles spéciaux (article ACTINOMYCOSE du *Nouveau Traité de médecine*, Roger, 1891. Observations de Darier, Legrain, Doyen *in Ann. de Dermàt.*, 1891. Thèse de Roussel, Paris, 1891, et de Ed. Cart, 1890).

Fréquente chez les animaux, les bovidés en particulier, l'actinomycose s'observe très rarement chez l'homme ; elle est due alors le plus souvent à la contagion ou à une inoculation directe par l'intermédiaire des épis de graminées, ou d'autres corps durs ; quelquefois cependant l'origine de la contagion ou de l'infection reste obscure.

Elle se caractérise par des foyers purulents ou sanguinolents pouvant occuper tous les tissus, tous les organes.

La peau est atteinte tantòt primitivement, plus souvent secondairement, une tumeur actinomycosique profonde gagnant le tégument, y produisant une tumeur dure, irrégulière, puis rouge fluctuante qui finit par s'ulcérer et donner issue à un liquide épais, fétide, sanguinolent ou purulent. C'est l'examen microscopique de ce liquide qui *seul* permet de poser un diagnostic ferme, mais encore faut-il, pour faire cet examen, y être conduit par des particularités telles que l'absence de tuberculose, de syphilis, d'adénopathie, la profession du malade (bouchers surtout), l'état grumeleux fétide du pus, l'absence de fièvre ; car il n'existe pas, à vrai dire, de signes objectifs pathognomoniques, alors même que l'actinomycose atteint primitivement la peau (joues, nez, doigts, mains, nuque, occiput, etc.), où elle se manifeste au début par des tumeurs d'abord petites, dures, arrondies, qui en quelques semaines, parfois plus vite, se ramollissent, deviennent rouges, s'ulcèrent, laissent échapper le pus que nous avons décrit, et présentent des bords déchiquetés, décollés, violacés, simulant plus particulièrement certaines formes de scrofulotuberculose ulcérative.

Cette affection, qui n'altère généralement que très peu

l'état général, qui évolue lentement, insidieusement, a un pronostic très favorable quand le diagnostic a été établi. Il faut, pour obtenir un bon résultat, ouvrir largement toutes les collections, au thermo ou au galvano-cautère, nettoyer avec soin la cavité, ruginer, cureter toutes les fongosités et les trajets fistuleux en ne craignant pas d'enlever du tissu sain, puis laver la plaie avec une solution antiseptique énergique, ou même fréquemment avec de l'eau très chaude (LEGRAIN) et la remplir de gaze iodoformée ou salolée, enfin favoriser la cicatrisation de la plaie par tous les moyens appropriés. A. Raffer préconise les injections répétées au centre même des régions tuméfiées avec une seringue de Pravaz renfermant 1 à 3 grammes d'une solution à 5 0/0 d'acide phénique dans la gélatine, ou de violet de méthyle. Le D\ Gautier (*Revue internationale d'Électrothérapie*, 2\ année, n\ 8-10) a dans un cas relaté par Darier obtenu un très bon résultat grâce au traitement électrochimique qui, quoique compliqué et nécessitant l'emploi du chloroforme, ménage les tissus plus qu'une intervention chirurgicale et donne une bonne cicatrice. Il repose sur la décomposition d'une solution d'iodure de potassium au dixième en corps naissants, iode et potasse, par le courant de la pile. Pour l'obtenir, il implante deux aiguilles de platine dans les nodules de la tumeur, et avec une seringue il injecte toutes les minutes, pendant les vingt minutes que dure l'opération, quelques gouttes de la solution iodurée. Les deux aiguilles sont reliées aux deux pôles de la batterie. Trois à quatre séances faites sous le chloroforme à huit jours d'intervalle, avec une intensité de 50 milliampères, ont suffi. (*Annales de Dermatologie et de Syphil.*, 1891, page 149.) Thomassen, d'Utrecht, a obtenu avec l'iodure de potassium (7 à 8 grammes par jour pendant quinze à vingt jours) des résultats surprenants dans l'actinomycose bovine. On peut donc l'essayer contre les manifestations de l'actinomycose humaine.

Addison (maladie d'). — (Consulter les différents traités de médecine. Voir aussi *Pigment.*)

Adénomes. — La question des adénomes est encore à l'étude, qu'il s'agisse des *adénomes sébacés* ou des adénomes des *glandes sudoripares*.

I. Adénomes sébacés. — Ce sont des tumeurs malignes ou bénignes, simples ou ulcérées, ayant pour siège anatomique l'un des éléments du système sébacé. On peut actuellement en distinguer deux variétés.

A. — *Adénomes sébacés cancroïdaux, acné sébacée partielle, acné sénile, acné cancroïdale.*

L'acné sébacée sèche aiguë particulièrement fréquente après cinquante ans (acné sénile) et occupant surtout le visage peut, quand elle est négligée ou irritée, servir de terrain de culture à des microorganismes pathogènes (E. Besnier). Une prolifération épithéliale atypique se produit, et des petits cancroïdes apparaissent, d'abord bénins superficiels, faciles à détruire, mais qui, mal surveillés ou négligés, deviennent perforants, rongeants, fongueux, véritables épithéliomes malins (Besnier, P. Audouard). Pour enrayer cette dégénérescence épithéliale, il faut combattre cette acné sébacée partielle par les moyens appropriés; mais, si elle est constituée, il faut agir plus énergiquement et détruire la lésion par le thermo ou l'électro-cautère ou la rugination. Il faut, en effet, se bien garder de les considérer comme des *noli me tangere*. (Voir pour plus de détails *Traitement des épithéliomes superficiels.*)

B. — *Adénomes sébacés bénins* affection des plus

rares, dont il existe deux espèces assez voisines cliniquement, mais non histologiquement.

1° *Adénomes sébacés proprement dits de Balzer et Ménétrier*, caractérisés par des petites tumeurs arrondies, non congénitales, ayant le volume d'une tète d'épingle, d'une lentille, d'un pois, non pédiculées, indolentes, pâles, très peu vasculaires, occupant surtout le front, le sillon naso-génien, la base du nez; anatomiquement, ce sont des épithéliadénomes lobulés, sébacés bénins

2° *Adénomes sébacés congénitaux de J. J. Pringle* (*The British Journ. of Dermat.*, 1890, page 1), *Nævi vasculaires verruqueux de Darier* (*Bulletin de la Société française de Dermat.*, 1890, p. 217). — Affection bénigne, congénitale ou du moins s'observant dans les premiers temps de la vie, un peu plus fréquente chez la femme, subissant souvent une aggravation au moment de la puberté, puis restant stationnaire ou disparaissant lentement en laissant des cicatrices atrophiques susceptibles de disparaître plus tard, elle est caractérisée par de petites papules solides, indolentes, fermes, jaunâtres ou rougeâtres, analogues à des grains de sagou, ayant le volume d'une tète d'épingle ou d'un gros pois ; les éléments sont sillonnés d'innombrables dilatations capillaires très ténues et de fines télangiectasies étoilées qui dépassent leurs limites en tout sens. En outre, un fin réseau capillaire forme une limite circulaire autour des plus gros éléments. Tous occupent *la face* (particulièrement les côtés du nez, les sillons naso-géniens, le pourtour de la bouche) et affectent une disposition grossièrement symétrique. Les sujets affectés sont généralement d'une intelligence au-dessous de la moyenne, et présentent d'autres lésions nævoïdes, ou dégénératives telles que verrues, molluscum, nævi vrais, troubles de la pigmentation et de la fonction sébacée. Anatomiquement, ce sont des hématangiomes verruqueux (J. Darier) avec hypertrophie des glandes sébacées (Pringle).

Le *traitement* est le même, qu'il s'agisse des adénomes sébacés de Balzer ou de ceux de Pringle. Il est d'ailleurs peu connu en raison de la rareté de ces affections. Les différents procédés opératoires (incisions, scarifications, raclage, destruction, électro ou galvanocaustique) sont applicables. L'ablation faite, on doit panser la petite plaie avec de l'iodoforme, du salol, de l'aristol, de l'emplâtre de Vigo, mais il importe de savoir que les récidives *in loco* ne sont pas rares.

II. Adénomes des glandes sudoripares. — Affection excessivement rare, décrite récemment par E. Perry (*Atlas internat. des maladies rares de la peau*, 3ᵉ livraison, 1890), à évolution très lente, caractérisée par des groupes de papules pâles, indolores, non ulcérées, laissant écouler par la piqûre avec une aiguille une petite quantité de liquide clair, occupant les lèvres, le sillon naso-génien, les joues, le front, la racine du nez, le cuir chevelu. Histologiquement la lésion consiste en une augmentation considérable de volume des glandes sudoripares, les glandes sébacées restant saines. L'auteur n'indique aucun traitement de cette rarissime affection, qu'il importe de ne pas confondre avec les *idradénomes* éruptifs de Darier et Jacquet (Voir ce mot). La rugination et la cautérisation à l'électro-cautère nous semblent les meilleurs procédés à employer.

Aïnhum. — Maladie spéciale des orteils, *exclusive à la race noire*, propre à l'adulte, jamais congénitale.

L'orteil, particulièrement le cinquième, présente à sa base une constriction annulaire, dure, sorte de durillon qui peu à peu, insidieusement, augmente, se pédiculise, et au bout de trois, cinq à dix ans finit par produire une chute de cet orteil épaissi, hypertrophié, bosselé, laissant ou non une ulcération plus ou moins longue à cicatriser. Cette affection, qui diffère essentiellement des amputations congénitales, spontanées, et de la sclérodactylie annulaire, est passible du traitement suivant (DA SILVA LIMA) : Dès le début, incision à angle droit de l'anneau sclérosé qui étrangle l'orteil ; plus tard, il n'y a plus qu'à pratiquer l'amputation de l'orteil.

Albinisme. — (Voir *Pigment*.)

Alep (Bouton d'). — (Voir *Bouton*.)

Algidité progressive. — (Voir *Sclérème*.)

Alopécie. — L'*alopécie* est la chute partielle ou totale, lente ou rapide, des cheveux ou des poils ; quand elle est définitive, elle constitue la *calvitie*. Il n'existe pas un traitement de l'alopécie; car les variétés d'alopécie sont aussi nombreuses que les causes qui peuvent lui donner naissance. Il existe un grand nombre de classifications défectueuses des alopécies. Nous empruntons à L. Brocq le tableau d'ensemble suivant qui nous a paru le plus complet et le plus logique. (*Traitement des maladies de la peau*, 2e édition, 1892, p. 66-67.)

TABLEAU D'ENSEMBLE DES ALOPÉCIES

I. Alopécies dépendant d'un état physiologique ou morbide général aigu ou chronique, qui agit seul ou par l'intermédiaire de lésions locales telles que folliculites, pytyriasis capitis et séborrhée.

1° Alopécies naturelles physiologiques..........
- A. Alopécie congénitale.
- B. Alopécie sénile.
- C. Alopécie prématurée..........
  - Sans séborrhée...................... } Se relie également à des causes morbides générales chroniques : hérédité, arthritisme, etc.
  - Avec séborrhée...................... }

2° Alopécies pathologiques......
- A. Alopécies des maladies générales aiguës.....
  - Fièvres éruptives.
  - Erythème scarlatiniforme.
  - Fièvre typhoïde.
  - Accouchement.
  - Pelades décalvantes.
- B. Alopécies tenant à des causes morbides générales chroniques......
  - a. Mauvaise hygiène de la chevelure.
  - b. Mauvaise hygiène générale.
  - c. Mauvaise constitution............ { Arthritisme. Lymphatisme.
  - d. Affections générales débilitantes.
    - Intoxications chroniques.
    - Anémie.
    - Chlorose.
    - Diabète.
    - Phtisie.
    - Cancer.
    - Syphilis.
    - Lèpre. } 1° Avec lésions visibles. 2° Sans lésions visibles.

TABLEAU D'ENSEMBLE DES ALOPÉCIES (Suite).

II. Alopécies dépendant d'une maladie locale du cuir chevelu............

1° L'alopécie n'est qu'un épiphénomène ou qu'un des symptômes de la dermatose ....
- a. Erysipèle.
- b. Eczéma (surtout séborrhéique).
- c. Psoriasis.
- d. Lichen.
- e. Herpétides malignes exfoliatives.
- f. Pemphigus foliacé.
- g. Dermatite exfoliative.
- h. Pityriasis rubra.
- i. Impétigo.
- j. Acné (acné atrophique ou ulcéreuse).
- k. Sycosis.
- l. Lupus érythémateux.
- m. Morphée ou sclérodermie en plaques.

2° L'alopécie est le symptôme majeur de la dermatose..

a. Séborrhées.....
- a. Pityriasis capillitii.
- b. Croûtes graisseuses du cuir chevelu.
- c. Hyperidrose huileuse du cuir chevelu.
- d. Eczéma séborrhéique figuré du cuir chevelu.

b. Folliculites.....
- a. Folliculites médicamenteuses ...
- b. Alopécies cicatricielles innominées...........
  - Pseudo-pelade.
  - Maladie de Quinquaud.
  - Sycosis lupoïde.
  - Acné chéloïdienne de la nuque.

- c. Kératose pilaire.
- d. Pelades.
- e. Trichophytie.
- f. Favus.
- g. Cicatrices. Brûlures. Traumatismes, etc.

Par ce tableau, on juge de la complexité du problème thérapeutique à résoudre; c'est en effet la notion de la cause qui doit dicter la marche à suivre. Nous ne traiterons dans ce chapitre que les alopécies *congénitale sénile, syphilitique, des maladies générales aiguës,* enfin l'*alopécie prématurée idiopathique* (furfuracée de Kaposi, pityriasique de Pohl Picus). Les alopécies symptomatiques des dermatoses seront passibles du même traitement que la dermatose provocatrice (eczéma, psoriasis, acné, pemphigus, séborrhée, kératose pilaire, sycosis, trichophytie, favus, etc., etc. Voir tous ces mots).

Pour l'alopécie en aire et les alopécies cicatricielles innominées de E. Besnier, voir *Pelades et Folliculites.*

Enfin, pour l'hygiène générale de la chevelure, nous renvoyons le lecteur à l'article *Poils.*

A. ALOPÉCIE CONGÉNITALE. — Affection très rare, parfois totale (*atrichie*), plus souvent partielle, généralement passagère (pseudo-alopécie), très rarement définitive; héréditaire dans quelques cas. Certains enfants viennent au monde avec un système pilaire insuffisant (*oligotrichie*), mais qui se développera vers la deuxième ou la troisième année. Le *traitement* ne doit être commencé qu'à cet âge : il consiste en frictions actives le soir avec des pommades, huiles, solutions très légèrement excitantes (alcool camphré, baume de Fioravanti, pommade au turbith minéral 1/30, acide lactique à 1/8, 1/4, etc.). Voir *Traitement de la pelade,* qu'on doit appliquer très atténué et avec une extrême prudence, en raison de l'âge du malade.

B. ALOPÉCIE SÉNILE. — D'autant plus marquée que l'âge est plus avancé, elle survient généralement vers vingt-cinq ou trente ans (*alopécie præsénile*). Plus commune chez l'homme, elle débute par le vertex, gagne les tempes et le front ; la peau du cuir chevelu dénudé devient lisse, luisante, atrophiée, comme tendue sur les os du crâne. Elle est incurable ; toutefois, pour la retarder, on devra employer les moyens indiqués plus loin à l'article *Alopécie prématurée idiopathique.*

C. ALOPÉCIE SYPHILITIQUE. — Deux variétés : 1° L'une, de beaucoup la plus fréquente, survient dans la période secondaire de la syphilis, deux, trois, quatre mois après le chancre, quelquefois même plus tôt. Son intensité est variable ; à peine appréciable dans quelques cas, formant dans d'autres cas plus nombreux des *clairières* disséminées dans tout le cuir chevelu, elle est parfois considérable, véritable *defluvium capillorum* sans lésion apparente du cuir chevelu. Les cheveux deviennent secs, ternes, viennent à la plus légère traction ; les sourcils, surtout dans leur moitié externe, et toutes les régions pilaires sont plus ou moins atteints par la chute.

TRAITEMENT. — 1° *Général :* traitement énergique de la syphilis.

2° *Local*. — E. BESNIER. 1° Couper les cheveux ras ; 2° savonner tous les matins à l'eau chaude, et mettre la pommade suivante :

Lanoline...................	ǎǎ 25 grammes.
Vaseline...................	
Soufre précipité...........	5 —
Acide salicylique..........	2 gr, 50

M. S. A.

3° Le soir frictionner avec une brosse douce imbibée de la solution suivante :

Alcoolat de romarin...........	100 grammes.
Teinture de cantharides.......	10 —
ou	
Acide salicylique.............	1 gramme.

Ch. Mauriac. Mettre soir et matin la pommade suivante :

> Moelle de bœuf................... 30 grammes.
> Sulfate de quinine .... } àà 0 gr, 50
> Turbith minéral............ }
>   M. S. A.

Tous les deux jours lotionner avec la solution suivante :

> Eau distillée................... 300 grammes.
> Carbonate de soude........ } àà 1 gramme.
> Borax.................... }
>   M. S. A.

Nous conseillons encore, quand l'alopécie est très marquée, de :

1º Couper les cheveux ;

2º Appliquer tous les soirs la pommade suivante :

> Axonge benzoïnée.............. 40 grammes.
> Calomel à la vapeur............ 2   —
>   M. S. A.

3º Lotionner tous les matins avec la solution suivante :

> Alcool à 90º... .... } àà 125 grammes.
> Eau..................... }
> Bichlorure d'hydrargyre.......... 0 gr, 50
> Teinture de benjoin.............. q. s.

M. pour l'usage externe.

4º Savonner la tête tous les huit jours (eau chaude et savon blanc de Marseille).

Chez la femme, il est inutile de couper les cheveux, car, ainsi que le fait observer le professeur Fournier, l'alopécie syphilitique secondaire guérit le plus souvent grâce au seul traitement interne.

2º L'alopécie syphilitique est due à des lésions ulcéreuses tertiaires du cuir chevelu. Elle est alors cicatricielle et définitive.

D. **A**LOPÉCIE **DE LA CONVALESCENCE DES MALADIES AIGUËS,** **DES CACHEXIES, DES SUITES DE COUCHES.** — Cette variété d'alopécie n'est pas rare. On l'observe surtout après la scarlatine, la variole, la rougeole, la fièvre typhoïde et l'influenza, etc., après l'accouchement, ou bien chez les phtisiques, les sujets épuisés par une suppuration prolongée, par des fatigues, l'habitation dans les pays chauds, etc., etc. Habituellement passagère et disparaissant par l'action de simples soins d'hygiène ou d'applications excitantes, elle peut se compliquer de séborrhée, ou persister si elle survient chez un sujet cachectique.

TRAITEMENT. — Soigner l'état général; médication tonique active en rapport avec la pyrexie causale : démêler avec le plus grand soin la chevelure, qui souvent a été négligée pendant tout le cours de la maladie. — Nettoyer le cuir chevelu avec de l'eau chaude et du savon de bonne qualité (savon blanc amygdalin réduit en poudre), essuyer et bien sécher le cuir chevelu et les cheveux avec des linges chauds. On peut encore frictionner le cuir chevelu avec un jaune d'œuf étendu d'eau, puis lotionner avec de l'eau chaude et bien essuyer la tête.

Ces simples soins hygiéniques peuvent suffire, mais le plus souvent il sera nécessaire de faire des applications excitantes. Il en existe un nombre considérable à base de rhum, d'alcool camphré, d'alcoolat de Fioravanti, de tannin, de sulfate de quinine, de chloral, de soufre, de teinture de cantharides, de teinture de capsicum, de jaborandi, etc., etc. Il faut donner la préférence aux pommades, quand les cheveux sont secs, cassants, ternes, aux lotions dans les cas contraires. Le mieux, à notre avis, est d'alterner les lotions et les pommades, c'est-à-dire de mettre le soir un corps gras, et de lotionner le matin, ou inversement.

Nous conseillerons les préparations suivantes :

Pommades :

HARDY

Moelle de bœuf..............	60 grammes.
Huile de ricin.............	30 —
Acide gallique	3 —

M. S. A.

E. BESNIER

Acide salicylique	
Baume du Pérou	ââ 0 gr, 50.
Résorcine.................	â 1 gramme
Soufre précipité............	5 à 10 grammes.
Lanoline.................	ââ 50 grammes.
Vaseline.................	

M. S. A.

Pommade dite de :

DUPUYTREN

Moelle de bœuf..............	75 grammes.
Extrait de quinquina préparé à froid....................	10 —
Teinture de cantharides......	ââ 5 —
Jus de citron..............	
Huile de cèdre.............	ââ X gouttes.
Huile de bergamote.........	

M. S. A.

BAZIN

Moelle de bœuf..............	20 grammes.
Huile d'amandes douces........	10 —
Sulfate de quinine...........	2 —
Baume du Pérou..............	1 gramme.

M. S. A.

Lotions :

L. BROCQ

Alcool à 80°.................	80 grammes.
Alcool camphré.............	
Rhum....................	
Teinture de cantharides	ââ 5 —
Glycérine.................	
Essence de santal............	ââ V gouttes.
Essence de Wintergreen......	
Chlorhydrate de pilocarpine..	0gr,50.

M. S. A.

KAPOSI

Alcool	200 grammes.
Vératrine....................	0gr, 50.
Teinture de benjoin..........	1 gramme.
Acide salicylique............	0gr, 50.

M.

L. BROCQ

Alcool de citron..............	150 grammes.
Acide chlorhydrique...........	4 —

M. S. A.

On peut couper les cheveux à 1 centimètre quand il s'agit des hommes, mais pour les femmes c'est le plus souvent inutile. Il suffit, si la chute est importante, de couper les cheveux au tiers de leur longueur.

E. ALOPÉCIE PRÉMATURÉE IDIOPATHIQUE, PITYRIASIQUE (LELOIR, VIDAL), *furfuracée* (KAPOSI), *pityrodes* (P. PINCUS). — *Pityriasis capitis* (DEVERGIE). — *Alopécie progressive du cuir chevelu, anticipée, prématurée, précoce* (E. BESNIER). — Pour un grand nombre d'auteurs, l'alopécie prématurée n'est autre qu'une séborrhée, un eczéma séborrhéique (UNNA) du cuir chevelu. Avec E. Besnier, nous pensons qu'elle constitue une affection à part « affectant des rapports étroits avec les alopécies dues à la séborrhée, à l'hyperidrose se compliquant de la germination accessoire des parasites divers encore incomplètement connus (parasites de Malassez, parasites de l'eczéma séborrhéique d'Unna), mais pouvant exister *en dehors* de toutes ces conditions ». C'est un état sénile prématuré du cuir chevelu ayant les caractères, les localisations, l'évolution, les altérations cutanées et pilaires de l'alopécie sénile proprement dite, survenant vers vingt ou vingt-cinq ans, quelquefois même plus tôt, chez des hommes, le plus souvent. Les femmes, en effet, soignent mieux leur chevelure, n'ont pas les coiffures nuisibles des hommes et font moins d'excès de toutes sortes : à ces causes adjuvantes *mais non constamment observées*, de l'alopécie progressive prématurée, nous ajouterons l'hérédité, l'arthristisme et ses innombrables manifestations, les migraines, l'obésité, les troubles dyspeptiques, la constipation, l'hyperidrose, la chlorose, l'anémie, l'état nerveux, les veilles, les excès de travail intellectuel et vénériens, la nécessité de porter des coiffures lourdes (képis, casquettes, casques), l'abus des lavages de la tête et des tailles de cheveux compliquées, etc., etc.

Le pronostic est variable. Une hygiène générale et locale, des soins locaux appropriés, peuvent retarder de quelques années la chute définitive; mais dans quelques cas heureusement rares tous les traitements échouent. « L'alopécie progressive *vraie* du cuir chevelu aboutit à la calvitie à une échéance qui peut être reculée, mais qui n'en est pas moins inévitable. » (E. Besnier.)

Traitement. — Il a déjà été indiqué en partie. (Voir plus haut *Alopécie des convalescences*.) — Consulter en outre les articles *Séborrhée* et *Poils*. Nous devons cependant ajouter des indications s'adressant particulièrement à cette variété si fréquente d'alopécie.

Il faut s'efforcer d'abord, si possible, de faire disparaître les causes adjuvantes, ou du moins d'en atténuer les effets.

E. Besnier prescrit un *traitement interne* prolongé au fer et à l'arsenic, à doses faibles et tolérées.

Traitement externe. — Aux formules déjà indiquées de Besnier, Brocq, Bazin, Kaposi, etc., nous ajouterons les suivantes, en conseillant de tâter avec soin la susceptibilité du sujet, de ne pas se rebuter, de ne pas modifier trop souvent le traitement, et de s'assurer fréquemment de l'état du cuir chevelu ; si on constate en effet des signes non équivoques de séborrhée sèche ou grasse, le traitement devra être modifié (Voir *Séborrhée*).

Lotions :

COTTLE

Acide acétique.................	15	grammes.
Borax pulvérisé.....	4	—
Glycérine....................	12	—
Alcool à 60°.................	15	—
Eau de roses.................	240	—

M. S. A.

Appliquer chaque jour.

Lotions avec :

Alcool à 90°.................	100	grammes.
Ammoniaque.................	4	—
Essence de bergamote..........	10	—

M. S. A.

BRINTON

Eau de roses.............	} ââ 100 grammes.	
Alcool à 90°.............		
Glycérine.................	20	—
Teinture de capsicum......	}	
— de cantharides....	} ââ 15 —	
Esprit aromatique d'ammo-	}	
niaque..................		
Sulfate de quinine............	4	—
Parfum, *ad libitum*		

M. S. A.

Frictions soir et matin. (Préparation peu usitée en France.)

LESLÉE

Acide phénique............. ..	2	grammes.
Teinture de noix vomique......	7 gr, 50	
— de quinquina rouge...	30	grammes.
— de cantharides........	2	—
Eau de Cologne...............	120	—
Huile d'amandes douces........	120	—

M. S. A.

P. PINCUS

Huile de fragon .... ⎱ ââ 40 grammes.	
Alcool.................... ⎰	
Huile essentielle de sabine.....	XV gouttes.
Alcool rectifié................	40 grammes.
Teinture d'ambre........ ...	20 —

M. S. A.

P. PINCUS

Tannin pur..................	1 gramme.
Alcool.....................	5 grammes.
Huile d'amandes douces........	40 —

M. S. A.

On peut alterner les lotions avec les pommades.

VIGIER

Vaseline....................	60 grammes.
Turbith minéral..............	3 —
Essence de citron.............	XX gouttes.

M. S. A.

Nous pourrions citer encore un nombre infini de remèdes déclarés infaillibles (?) par leurs auteurs. Schmitz dit que la pilocarpine muriatique en injections sous-cutanées favorise très certainement le développement de la chevelure (?).

Terminons en indiquant le traitement de Lassar, très apprécié en Allemagne. (*Ueber Haarcuren*, LASSAR in *Therapeutische Monatshefte*, 1888, n° 12.)

Pendant six à huit semaines tous les jours, puis plus rarement :

1° Savonner le cuir chevelu pendant à peu près dix minutes avec un savon au goudron ; laver ensuite avec de l'eau tiède, puis froide, pour éviter les refroidissements. Sécher légèrement le cuir chevelu, puis :

2º Frictionner avec la solution suivante :

Solution de bichlorure d'hy-
drargyre................ 0ᵍʳ,50 sur 250 gr.
Glycérine.................. } ãã 50 grammes.
Eau de Cologne............

3º Frictionner ensuite avec de l'alcool absolu additionné de 1/2 0/0 de naphtol, et pratiquer sur la peau
une onction abondante avec :

Acide salicylique............. 2 grammes.
Teinture de benjoin........... 3 —
Huile de pied de bœuf......... 100 —
M. S. A.

On peut, dans les cas rebelles, remplacer l'huile
sus-indiquée par la suivante :

Pilocarpine muriatique......... 2 grammes.
Quinine....................... 4 —
Soufre précipité.............. 10 —
Baume du Pérou............... 20 —
Moelle de bœuf............... 100 —
F. S. A.

Angiokératome (MIBELLI ET PRINGLE). — *Verrues
télangiectasiques* (DUBREUILH). — *Télangiectasie verru-
queuse* (BROCQ). — *Lymphangiectasie des mains et des
pieds* (COLCOTT FOX). — *Verrues caverneuses, nœviformes,
vaculaires. — Lichen télangiectasique des anciens auteurs*, etc.

C'est une affection assez rare, constituant une des
formes des verrues juvéniles, survenant, en effet, généralement au commencement de l'âge adulte, occupant
surtout la face dorsale des mains et parfois des pieds,
toujours consécutive à des engelures. Elle est caractérisée,
à son degré de développement typique, par des petites
tumeurs sèches, kératosiques, verruqueuses, du volume d'une tête d'épingle ou d'une très petite lentille,

peu saillantes, grisâtres, violacées, irrégulières ; par transparence, on aperçoit un petit pointillé rouge, purpurique, vasculaire, télangiectasique. Ces petites tumeurs, qui pâlissent notablement sous la pression du doigt, reposent sur des régions atteintes d'érythème pernio. Elles semblent être plutôt, d'après Mibelli, des lésions vasculaires devenant kératosiques sous l'influence des troubles circulatoires, peut-être d'origine nerveuse, que des verrues vulgaires devenant télangiectasiques (Dubreuilh). En d'autres termes, la verrue serait, non pas primitive, mais secondaire aux troubles de la circulation ; de sorte que le traitement est bien plus celui de la télangiectasie que celui de la verrue.

On a conseillé l'électro-poncture, ou galvano-caustique ponctuée. L'électrolyse semble bien préférable : la pointe fine caustique étant reliée au pôle négatif, le pôle positif, sous forme de plaque, étant appliqué sur l'avant-bras. On doit employer un courant d'environ 5 milliampères.

Angioma pigmentosum et atrophicum. (Voir *Xérodermie pigmentaire*.)

Angiome. — (Voir *Nævus*.)

Angionévrose. — (Voir *Trophonévrose*.)

Anthrax. — (Voir *Furoncle et Diabétides*.)

Aplasie lamineuse. — (Voir *Trophonévrose*.)

Aplasie moniliforme des poils et des cheveux. — (Voir *Poils*.)

Aristol. — L'*aristol* est un monoiodothymol, ou un composé d'iode et de thymol. Il se présente sous la forme d'une poudre insoluble dans l'alcool, la glycérine et l'eau ; facilement soluble dans l'éther, il est de nouveau précipité par l'alcool. Il se dissout facilement dans les huiles grasses. Pour éviter qu'il ne s'altère, il faut avoir soin de le tenir à l'abri de la lumière.

Il posséderait l'action de l'iodoforme (?) sans en avoir l'odeur ni surtout les propriétés toxiques (EICHOFF, FOURNIOUX, SÉGUIER, NEISSER, BROCQ, SCHIRREN). On l'emploie soit en poudre, soit en pommade (5 à 10 0/0), soit en solution éthérée, soit enfin en solution huileuse pour injection sous-cutanée. — Il a été essayé avec des succès très différents dans une foule d'affections cutanées. Son emploi semble surtout indiqué dans les ulcérations cutanées (plaies de jambe, épithélioma (BROCQ), bubon, phagédénisme, ulcérations tuberculeuses, syphilitiques), dans les formes humides de l'eczéma, dans le psoriasis, les dermatomycoses, etc.

Arsenic. — C'est un médicament très employé en dermatologie, dont dans bien des cas on a fait un véritable abus. Le lecteur trouvera dans le courant de cet ouvrage la formule des principales préparations arsenicales; elles provoquent parfois des éruptions intenses (Voir *Éruptions médicamenteuses*). Les deux dermatoses qui tirent de l'arsenic l'effet le plus favorable sont le lichen plan ou de Wilson, et la dermatite herpétiforme (Voir ces mots).

Astéatose. — L'absence ou l'insuffisance absolue de sécrétion graisseuse constitue l'astéatose. Elle est très rarement idiopathique. Le plus souvent elle constitue l'un des symptômes d'une affection cutanée congénitale (xérodermie, ichtyose, prurigo) ou acquise (psoriasis, lèpre, dermites produites par l'abus de l'eau froide, du savon (laveuses), ou par certains agents chimiques, par exemple, chez les ouvriers travaillant dans les usines de produits chimiques). Dans ces cas, l'astéatose est partielle. Sa durée et sa curabilité sont subordonnées aux causes qui la produisent. Il n'existe pas de médicament

susceptible de réveiller l'activité des glandes sébacées.
Le traitement consiste à soigner l'affection cutanée con-
comitante, à supprimer les causes provocatrices extérieures, à fournir de la matière grasse à l'épiderme
(frictions avec lanoline, axonge, huile de vaseline, huile
de foie de morue, crème de glycérine et de lanoline, etc.),
enfin, à provoquer des sudations abondantes (injections
sous-cutanées de pilocarpine).

Atrichie. — (Voir *Alopécie*.)

Atrophies cutanées. — L'*atrophie cutanée* peut
être diffuse ou partielle. L'atrophie diffuse comprend
l'*atrophie sénile* (xérodermie des vieillards); l'atrophie
partielle renferme plusieurs variétés, qui sont :

1º L'*atrophie partielle idiopathique* de Leloir et Vidal,
affection très rare, caractérisée par des taches blanchâtres, jaunes ou d'un brun clair, arrondies ou ovalaires,
qui n'occupent que des points très limités de la peau,
qui, à leur niveau, est mince, flasque, et se plisse très
facilement ;

2º Les *stries atrophiques* (Voir *Vergetures*).

3º L'*atrophie partielle symptomatique* soit d'une lésion
d'origine nerveuse, centrale ou périphérique (*Trophonévrose faciale de Romberg, aplasie lamineuse progressive
de Lande* (Voir *Trophonévrose*), le *xéroderma pigmentosum de Kaposi.* (Voir ce mot), les sclérodermies en
plaques (Voir *Sclérodermies*); soit d'une maladie de la
peau telle que eczéma chronique, pemphigus, érysipèle à
répétition, lupus, syphilides, favus, acné atrophique, etc.
etc. Dans ces derniers cas, c'est bien plutôt une cicatrice
que l'atrophie cutanée proprement dite qu'on observe.

Il n'existe pas de *traitement* des atrophies cutanées
idiopathiques. Quant aux atrophies symptomatiques,
leur traitement est celui de la lésion qui les provoque.

Atrophodermie pigmentaire idiopathique diffuse de Crocker. — (Voir *Xérodermie pigmentaire.*)

Autographisme. — Ainsi désigné par Dujardin-Beaumetz et Mesnet, l'autographisme est un phénomène assez rare qui ne se rencontre que chez des sujets très manifestement nerveux, *hystériques* le plus souvent, caractérisé par l'apparition sur le tégument, à la suite d'un contact même léger, de lignes, de dessins, de lettres même, en relief, formant des élevures rouges ou rosées qui présentent tous les caractères objectifs de l'urticaire dite porcelaine, et peuvent persister pendant trente, quarante minutes, et même pendant plusieurs heures (douze heures dans un cas que nous avons observé dans le service du Dr Mesnet).

Cette excitabilité anormale des nerfs vaso-dilatateurs improprement appelée *dermographisme* (Féré, Lamy, Cornu) diffère de *l'urticaire provoquée, artificielle ou factice* (Voir ce mot) par les circonstances spéciales dans lesquelles on l'observe, par sa rareté, enfin, et surtout par l'absence de prurit ou de cuisson urticarienne.

Il n'existe à vrai dire pas de traitement de ce phénomène singulier nullement douloureux. La seule indication est de traiter l'hystérie du sujet.

B

Bains. — (Voir *Eau*.)

Bassorine. — On désigne sous ce nom une préparation nouvelle, servant de base pour les pommades dont la composition exacte n'est pas encore absolument connue. La partie constituante la plus importante est la *bassorine*, mucilage végétal retiré de la gomme de Bassora et d'autres espèces de gommes. Elle est inodore, incolore, sans saveur ; insoluble dans l'eau froide, elle se prend en une *masse visqueuse* dans l'eau chaude.

C'est cette substance qui, mélangée en certaines proportions à l'eau, à la glycérine, à la dextrine, compose une *pâte* à l'aspect d'une gelée fauve assez semblable à la vaseline, qui est neutre, inodore et ne se décompose pas à la longue.

Elle se dessèche à l'air et doit être conservée dans des vases bien clos. Mais après dessiccation l'incorporation d'un peu d'eau lui rend toutes ses propriétés. Elle ne tache pas les draps, les linges et l'on en débarrasse aisément la peau.

Toutes les substances médicamenteuses solides peuvent lui être incorporées. Mais ce sont surtout l'oxyde de zinc, la chrysarobine, le soufre, l'acide salicylique, le salicylate de soude, l'acide borique, le borax, l'iodoforme, la résorcine, etc., qui s'allient le mieux à elle.

Elle peut servir aussi d'excipient pour les goudrons et substances analogues telles que l'ichthyol, l'huile de cade, mais à la dose de 15 0/0 au maximum ; il est bon alors d'ajouter à la base 10 0/0 ou plus d'oxyde de zinc ou d'une poudre inerte quelconque.

Les préparations à base de bassorine ne sont pas irritantes, s'appliquent avec la plus grande facilité. Après quelques minutes d'exposition à l'air, la couche est sèche et forme un enduit très adhérent qui peut rester en place sans s'écailler pendant plusieurs jours.

C'est dans les affections inflammatoires sèches et squameuses (psoriasis, certains eczémas, acné, syphilis. G. T. ELLIOT) que la pâte bassorine trouve son application la plus favorable, bien supérieure aux traumaticines et aux gélatines. On peut également l'employer quand il y a exsudation cutanée et suintement; mais alors l'enduit qui se ramollit aisément doit être appliqué fraîchement toutes les douze heures ou même toutes les trois ou quatre heures. Il faut éviter de l'appliquer dans les grands plis (aine, aisselle, pli interfessier, etc.).

Beigel (maladie de). — On désigne sous ce nom l'envahissement des cheveux artificiels par des parasites encore mal étudiés (champignons des chignons) qui forment le long du cheveu des petits amas brunâtres, sales. — (Voir *Trichomycose noueuse ou Piédra*.)

Belladone (Éruptions produites par la). — (Voir *Éruptions artificielles*.)

Biskra (Bouton de). — Voir l'article suivant.

Bouton des pays chauds. — Synonymie : *Bouton endémique d'Orient* (E. BESNIER). — *Bouton de Biskra, d'Alep, de Gafsa, de Laghouat, du Caire, du*

Nil, d'Égypte, du Sindh, de Delphes, de Crète, de Pendjeh, de Bombay, du Liban, chancre du Sahara, ulcère des pays chauds, pyrophlyctide endémique (ALIBERT). — *Impétigo annuel, maladie des Sartes, mal des dattes. — Bouton d'un an,* etc.

Ces nombreuses dénominations s'appliquent à une même affection cutanée décrite sous des noms différents, suivant les régions où on l'observe, qui, d'après Le Roy de Méricourt, semblent contenues dans une zone isotherme comprise entre les 10° et 40° de latitude nord et qui va des rives du Gange à l'est, au Maroc à l'ouest.

Ce bouton survient tantôt primitivement, tantôt et bien plus souvent secondairement, succédant aux lésions les plus variées d'acné, d'impétigo, d'eczéma, de vaccin, de brûlure, piqûre d'insecte, gale, écorchure quelconque. C'est aux mois de septembre et d'octobre qu'il apparaît le plus souvent ; sa germination dure jusqu'en janvier et février, puis il ne se produit plus de nouveaux cas.

On l'observe à tout âge, chez l'homme comme chez la femme, quelle que soit la constitution du sujet, et de préférence au niveau des régions découvertes (face, membres, avant-bras surtout), quelquefois, mais rarement, sur le tronc, et même sur la verge.

Nous croyons nécessaire d'insister sur les caractères objectifs de ce bouton qui sont généralement peu connus. Il débute par une petite tache rouge prurigineuse à laquelle succède une papule rosée acnéiforme ou simulant un petit furoncle, qui rapidement se développe, s'étale, se transforme en un petit tubercule acuminé rouge, autour duquel l'épiderme s'exfolie. Bientôt le sommet de ce petit tubercule devient jaunâtre, se recouvre d'une croûtelle arrondie, jaune, quelquefois brunâtre, sèche, qui semble enchâssée dans l'élément ;

si on l'enlève, on trouve une petite ulcération à bords dentelés ou arrondis, taillés à pic, à fond sanieux, renfermant un liquide séro-purulent peu abondant. L'affection continuant à évoluer, les bords de l'ulcération s'infiltrent, deviennent œdémateux, se soulèvent ; au pourtour, la peau est rosée ou terreuse et parsemée de petits points jaunâtres, 8 à 12 en moyenne, ressemblant à des grains de milium ou à des petits éléments de favus qui évoluent comme l'élevure primitive, s'ulcèrent, peuvent se réunir entre eux ou à l'ulcération primitive, formant ainsi une surface ulcérée plus ou moins considérable qui peut s'étendre irrégulièrement soit par la périphérie, soit par l'adjonction des ulcérations voisines, pouvant atteindre les dimensions d'une pièce de 2 francs, parfois même davantage, 8 à 10 centimètres.

Ainsi constituée, l'ulcération reste le plus souvent à nu, son fond se déterge et présente des petites granulations irrégulières, des pertuis purulents, caractéristiques (Leloir et Vidal) ; parfois cependant une croûte se reproduit, sèche, résistante, et tombe de nouveau. L'affection persiste à cette période d'état pendant trois à cinq mois, puis le fond végète, se recouvre de bourgeons charnus, durs, papillomateux, typiques, qui comblent la plaie, et la cicatrice apparaît lentement, débutant par le centre, saillante, puis s'affaissant, d'abord violacée, puis brunâtre, terreuse, jaunâtre, ou blanche au centre, entourée d'un cercle brun, puis enfin lisse et blanche, irrégulière et indélébile, mais jamais chéloïdienne (Bousquet) ; parfois, quand le bouton a occupé longtemps la face et quand l'ulcération a été très profonde, on observe des pertes de substance, des rétractions vicieuses. La périphérie de l'ulcération infiltrée au début et violacée s'affaisse également et passe par les mêmes colorations que la cicatrice ; elle est souvent le siège d'une desquamation lamelleuse plus ou moins abondante. Telle est l'évolution ordinaire du bouton de Biskra, qui présente cependant quelques variétés basées sur la prédominance de tel ou tel des caractères objectifs. (Formes ulcéreuse, papillomateuse, papulo-crustacée, cohérente ou confluente, abortive, squameuse.)

Les complications sont rares ; parfois cependant on observe de la lymphangite, de l'adénite, de l'érysipèle ou de la phlébite ; la durée varie de trois mois à un an, six à sept mois en moyenne. Le bouton est rarement unique ; généralement il y en a deux, trois, quatre, quelquefois même trente, quarante et plus ; cette multiplicité est due à ce que le bouton de Biskra est contagieux, *inoculable* et *auto-inoculable* (LAVERAN, HEYDENREICH, WEBER, etc.).

L'agent pathogène, le microbe spécifique dont l'existence est certaine, n'est pas encore absolument connu, malgré les recherches de Duclaux et Heydenreich, Bonnet et Deperet, Chantemesse, Leloir, etc. Il existe probablement dans l'eau, et pénètre dans la peau exulcérée quand on se lave ou quand on se baigne ; l'inoculation peut encore se faire par des insectes, mouches ou moustiques : en résumé, elle peut provenir des sources les plus variées encore insuffisamment étudiées, telles que vêtements, objets souillés, déchets de lésions cutanées que le sujet peut emporter avec lui loin des endroits où le bouton des pays chauds est endémique, ce qui explique, sans qu'il soit besoin d'invoquer une incubation, comment l'affection peut survenir sur des individus un certain temps après leur retour en France, ou même sur des sujets qui ont été simplement en rapport avec des Algériens ou des Égyptiens. Une atteinte antérieure ne confère pas l'immunité absolue, mais une simple atténuation pour les atteintes nouvelles.

TRAITEMENT. — Cette affection guérit *spontanément*. Aussi le rôle du médecin doit-il se borner à surveiller l'évolution de la lésion, de façon à empêcher les complications et les cicatrices vicieuses particulièrement désagréables quand elles surviennent sur les parties découvertes. Si le bouton est observé à son début, la cautérisation à l'électro ou au thermo-cautère suffit souvent pour l'enrayer dans son évolution. Mais, si la lésion est arrivée à sa période d'état, il faut, quand la croûte existe, la respecter; si elle tombe, on peut cautériser la plaie avec prudence, surtout si l'affection est envahissante (thermo ou galvano-cautère de préférence aux agents chimiques tels que teinture d'iode, acide phénique, acide nitrique, nitrate acide de mercure, nitrate d'argent, etc.) ou faire usage des différents pansements antiseptiques (iodoforme, salol, aristol, dermatol, tannin en poudre, sous-carbonate de fer, chlorate de potasse, *emplâtre de Vigo*, emplâtre rouge de Vidal composé de :

Minium...................... 1^{gr},50.
Cinabre..................... 2^{gr},50.
Onguent diachylon............ 26 grammes.
F. S. A.

ou bien, vin aromatique, solutions phéniquées ou de sublimé, ou de permanganate de potasse à $\frac{1}{400}$. — Enfin il importe de soigner l'état général du sujet qui souvent est débilité, anémié ou atteint de cachexie palustre (fer, arsenic, huile de foie de morue, extrait de kola, de quinquina). Le sulfate de quinine associé à l'arsenic aurait, d'après Rauking, une action curative cicatrisante très manifeste.

Il faut en outre recommander aux personnes qui habitent les pays où règne le bouton endémique de ne jamais négliger de traiter la plus petite excoriation cutanée et de ne se servir comme eau de toilette que d'eau rigoureusement filtrée ou mieux bouillie.

Bromidrose. — (Voir *Sudoripares, Sueurs*.)

Bromiques (**Éruptions**). — (Voir *Éruptions artificielles*.)

Brûlures. — (Voir les *Traités de chirurgie*.)

Bulleuses (**Éruptions**). — (Voir *Pemphigus. Dermatite herpétiforme. Erythème polymorphe. Urticaire*, etc.)

C

Cachexie pachydermique. — (Voir *Myxœdème*.)

Cacotrophie des follicules. — (Voir *Kératose pilaire*.)

Cade (Huile de). — Liquide noirâtre d'odeur désagréable, spéciale, à saveur âcre, obtenu à la manière du goudron par la combustion dans un fourneau fermé en bois de juniperus oxycedrus de la famille des conifères. On l'emploie pure ou en pommade, emplâtre, épithème, glycérolé. (Voir *Psoriasis*.) Elle provoque parfois une éruption acnéiforme (acné piscis) (Voir *éruptions artificielles*.)

Callosité. — (Voir *Durillon*.)

Calvitie. — (Voir *Alopécie*.)

Cancer. — On désignait autrefois sous le nom de cancer toutes les tumeurs malignes, puis on voulut réserver ce nom aux tumeurs épithéliales (Rokitansky, Wirchow, Förster). Actuellement, et surtout depuis les nouvelles découvertes bactériologiques, on tend à ne plus employer que très rarement ce terme, et dans un sens général et indéterminé. (Voir *Carcinome, Epithéliome, Sarcome, Maladie de Paget, Psorospermoses*.)

Cancer des ramoneurs. — (Voir *Epithéliome*.)

Cancroïde. — (Voir *Epithéliome*.)

Canitie. — Décoloration partielle ou générale du système pileux. (Voir *Poils*.)

Cantharides (*Cantharis vesicatoria* ou *Melœ vesicatorius*. — Insecte coléoptère, renferme comme principe actif la **cantharidine**. La cantharide s'emploie comme stimulant, vésicant. En dermatologie, on se sert surtout de la teinture mélangée à d'autres substances, et du vésicatoire liquide qui n'est qu'un extrait chloroformique de cantharides. A l'intérieur il ne faut l'administrer qu'avec grande prudence, soit en poudre à la dose de 1 à 5 centigrammes, soit en teinture de 1 à 10 gouttes. La teinture de cantharides, les vésicatoires provoquent fréquemment des éruptions (Voir *Éruptions artificielles*).

Caoutchouc. — L'enveloppement par le caoutchouc est très employé dans le traitement des dermatoses, particulièrement de l'*Eczéma* (Voir ce mot).

Carcinome. — Le carcinome (cancer du tissu conjonctif) de la peau est des plus rares : il est tantôt, mais très exceptionnellement *primitif* (E. Besnier), et siège alors toujours sur la région thoracique, tantôt et le plus souvent *secondaire*. Kaposi en distingue trois variétés :

1º Le carcinome lenticulaire ;

2º Le carcinome tubéreux ;

3º Le carcinome mélanique ou pigmentaire. (Voir *Sarcome mélanique*.)

1º Le *carcinome lenticulaire* apparaît sur un sein cancéreux, ou survient sous forme de récidive après l'extirpation du cancer primitif, dans la cicatrice. Il se caractérise par des nodosités de la grosseur d'une lentille ou plus, dures, luisantes, rouges, d'abord isolées, puis, évoluant rapidement, et envahissant toute l'épaisseur de la peau qui est hyperhémiée et indurée, de telle sorte que le thorax semble comme entouré d'une cuirasse (cancer en cuirasse de Velpeau).

2° Le *carcinome tubéreux* est constitué par des tumeurs plus volumineuses, d'abord isolées, puis confluentes, se ramollissant, s'ulcérant et aboutissant à des bourgeons suintants, fongueux caractéristiques.

L'engorgement ganglionnaire ne tarde pas à apparaître ; l'évolution est des plus rapides en général.

Traitement. — Il est du domaine de la chirurgie.

On peut essayer, mais sans grandes chances de succès, les injections interstitielles d'arsenic, la pyoktanine en applications sur les plaies, la résorcine, le violet de méthyle, etc.

Les plaies seront pansées antiseptiquement ; les douleurs seront calmées par la cocaïne et la morphine, en applications directes ou en injections sous-cutanées. (Voir *Sarcome, Epithéliome.*)

Cérats. — Ce sont des médicaments équivalents des pommades. Il existe deux espèces de cérats : 1° le cérat ordinaire, mélange de cire jaune ou blanche, d'huile d'amandes douces et d'eau de roses ; 2° le cérat simple ou sans eau, mélange d'huile d'amandes douces et de cire. — Ils servent à la préparation des cérats médicamenteux et agissent suivant l'action de la substance introduite.

Depuis la découverte de la vaseline et de la lanoline, les cérats sont de moins en moins employés. En dermatologie, on se sert encore quelquefois de cérat sans eau.

    Huile d'amandes douces........ 300 grammes.
    Cire blanche................. 100   —

Faire liquéfier la cire, divisée préalablement, dans

l'huile à la chaleur du bain-marie ; laisser refroidir en agitant constamment ; verser dans un pot. (*Codex.*)

Le cold-cream (Voir ce mot) est un cérat au blanc de baleine.

La pommade rose pour les lèvres est également un cérat ; voici sa formule :

Huile d'amandes douces.......	100 grammes.
Eau blanche....................	50 —
Carmin	50 centigrammes.
Huile volatile de rose..........	X gouttes.

F. S. A.

Chair de poule. —État spécial de la peau, passager dû à l'érection des follicules pileux, qui forment de petites saillies dures, râpeuses. Il survient brusquement sous l'influence d'une émotion vive, d'une peur, du froid vif.

Cheiro pompholix. — (Voir *Dysidrose*.)

Chéloïde (de χηλή, patte de crabe, pince d'écrevisse; εἶδος, ressemblance). (ALIBERT.)

La chéloïde est une tumeur de la peau, *extensive* et *récidivante*, caractérisée par une saillie dure, ferme, élastique, résistante, rosée ou rougeâtre, très rarement blanchâtre et décolorée, douloureuse spontanément ou à la pression, unique ou le plus souvent multiple (de 1 à 100), de volume et de siège très variables, fréquente à la région sternale et au lobule de l'oreille. (DUGUET.)

Elle est tantôt (A) *primitive* (improprement appelée chéloïde spontanée, vraie, *kelis genuina*) (ALIBERT), et est alors souvent symétrique et douloureuse; tantôt, et bien plus souvent (B) *secondaire*, *consécutive*, *commune* (chéloïde cicatricielle de Velpeau, chéloïde fausse d'Alibert, *kelis spuria*); asymétrique et moins douloureuse que la primitive, elle succède à une lésion de nature très variable (acné, herpès, vaccine, lésion cutanée produite par thapsia, huile de croton, vésicatoire, *brûlure*, écorchure, plaie quelconque, etc.). Il existe une prédisposition chéloïdienne incontestable ; certains sujets sont *chéloïdiens* sous l'action de la moindre irritation (E. Besnier). — La chéloïde s'observe de préférence, mais non exclusivement, dans la jeunesse et l'âge adulte, chez les nègres (A. Clarac), les strumeux, les nerveux et les syphilitiques. Elle doit être distinguée des cicatrices (Voir ce mot) vicieuses, hypertrophiques, bridées, chéloïdiformes, qui restent limitées aux lésions auxquelles elles succèdent et ont une tendance à s'affaisser sous l'action du temps, alors que la chéloïde, au contraire, s'étend, dépasse les bornes de la lésion primitive, s'affaisse sur certains points, fait saillie sur d'autres et présente souvent à ses extrémités des expansions digitiformes palmées sous forme de bandes, de stries ; enfin, contrairement à l'opinion admise par beaucoup d'auteurs (Alibert, Firmin, Hébra, Neumann, Hutchinson, T. de Amicis, etc.), nous ne l'avons jamais vue disparaître spontanément.

Traitement. — Le traitement de la chéloïde est des plus ingrats ; elle ne récidive, en effet, que trop souvent, et on ne peut s'attaquer à la cause de la prédisposition chéloïdienne, qui est encore inconnue.

1º Traitement interne. — Il n'existe pour ainsi dire pas ; des recherches seraient à faire dans ce sens.

On a préconisé l'arsenic à haute dose, l'iodure de potassium, la quinine, les mercuriaux.

Contre les douleurs, on peut prescrire l'opium, le chloral, le bromure de potassium, l'aconitine, l'antipyrine, les injections de morphine, de cocaïne, le froid, le chloroforme.

Traitement externe. — 1° Topiques : emplâtres à la résorcine, à l'acide salicylique à doses élevées, de Vigo. Badigeonnages d'iode et de glycérine iodée (Kaposi). Pommade avec : acétate de plomb, 5 gr.; alun, 2 gr. 50; axonge, 40 gr. (Dumreicher) ;

Le collodion au bichlorure de mercure à $\frac{1}{20}$ ou $\frac{1}{30}$ — le laisser trois à quatre jours, puis faire une nouvelle application. Guérison (?) après cinq à six applications (A. G. Browning) ;

Injections interstitielles d'huile créosotée à 20 0/0 (P. Marie) ;

2° Douches sulfureuses chaudes (Quinquaud), douches alcalines chaudes ;

3° Caustiques : Nitrate d'argent, pâte de Vienne, etc. Mauvais résultats ;

4° Cautérisations ignées : Scarifications électro-caustiques (E. Besnier) ;

5° Électrolyse, préconisée par M. A. Hardaway, de Philadelphie, et Brocq (Voir *Électrolyse*);

6° Traitement chirurgical. — *Extirpation* complète en dépassant de plusieurs centimètres les limites de la chéloïde. La récidive est fréquente, débutant souvent par les points de suture. Aussi cette opération est-elle déconseillée par un grand nombre de chirurgiens.

Scarifications. C'est le procédé actuel qui semble donner les meilleurs résultats (Vidal). Ces scarifications quadrillées doivent comprendre toute l'épaisseur de la tumeur et ne pas être trop rapprochées les unes des autres, du moins lors des premières séances. On peut anesthésier préalablement la chéloïde soit avec de l'éther, soit avec le chlorure de méthyle liquéfié, appliqué au pinceau jusqu'à congélation. Les scarifications calment rapidement les douleurs ; elles doivent être assez rapprochées et répétées longtemps, des mois, des années même ; dans l'intervalle de chaque séance, Vidal conseille de faire des applications d'emplâtre de Vigo ; quand elles semblent agir moins activement, il est bon de les remplacer, pendant quelque temps, par la méthode électrolytique (L. Brocq).

Ledentu a proposé un *traitement mixte* qui consiste à extirper largement la chéloïde, puis à scarifier la cicatrice avant même que la chéloïde récidive.

Résumé. — Combattre la douleur, et alterner les scarifications, l'électrolyse et l'emplâtre de Vigo. Quand la chéloïde est très volumineuse, traitement mixte de Ledentu.

Chéloïde d'Addison. — (Voir *Sclérodermie*.)

Chéloïdienne (Acné). — (Voir *Acné*.)

Cheveux. — (Voir *Poils*.)

Chique (Puce). — (Voir *Parasites*.)

Chloasma. — (Voir *Pigment*.)

Chromidrose. — (Voir *Sueur*, *Sudoripares*.)

Chrysarobine (*Acide chrysophanique*). — La chrysarobine est un composé retiré de la *poudre de Goa*, laquelle provient d'un arbre, l'*Angelim amargosa* du Brésil. Elle se transforme rapidement à l'air en acide chrysophanique, de sorte qu'en pharmacie c'est toujours l'acide qui est fourni. Ce dernier s'appelle encore acide rhubarbarique, acide rhéique, rhéine, lapathine ; c'est une poudre jaune, peu soluble dans l'eau, plus soluble dans l'alcool, l'éther, le chloroforme. Employée en dermatologie : en pommade, en solution chloroformique ou éthérée et mélangée avec la pellicule adhésive (collodion à l'acétone), la traumaticine, le collodion, etc. (Voir *Psoriasis* et *Éruptions artificielles*.)

Cicatrices. — Elles peuvent être vicieuses, bridées,

pigmentées, saillantes, hypertrophiques (fausse chéloïde, chéloïde cicatricielle des auteurs), mais diffèrent
de la chéloïde en ce qu'elles ne dépassent pas les limites
des lésions auxquelles elles succèdent (BESNIER) et surtout en ce qu'elles n'ont pas à la récidive la tendance si
nettement marquée de la chéloïde. Enfin, elles s'atténuent le plus souvent avec le temps.

Le *traitement* est d'ailleurs celui de la chéloïde (Voir
ce mot) et consiste particulièrement en scarifications
linéaires, quadrillées répétées, auxquelles on peut
ajouter les cautérisations avec le nitrate d'argent, la
glycérine iodée, etc., etc...

Quand les cicatrices sont envahies par la dégénérescence épithéliomateuse, le traitement est celui de
l'épithélioma. (Voir ce mot.)

**Clou de Biskra, de Gafsa, d'Alep, du Nil,
du Caire, de Bagdad, etc**. — (Voir *Bouton de
Biskra.*)

Cnidosis. — (Voir *Urticaire.*)

Cold-cream. — Le cold-cream est un cérat au
blanc de baleine, de moins en moins employé dans la
préparation des pommades. Voici sa formule :

Huile d'amandes douces.......	215 grammes.	
Blanc de baleine.............	60	—
Cire blanche.................	30	—
Eau de rose	60	—
Teinture de benjoin..........	15	—
Huile volatile de rose........	X gouttes.	

Collodion. — Le collodion est une solution de
fulmicoton dans un mélange d'alcool et d'éther ; on
obtient un liquide sirupeux qui, étalé en couche mince,
se dessèche très vite et laisse un enduit agglutinatif,
résistant.

Cet antiphlogistique sert d'excipient à divers médicaments actifs. — Ex. : Collodions cantharidé, au sublimé, à l'acide pyrogallique, à l'acide salicylique ; on les rend plus élastiques en y ajoutant un cinquième de leur poids d'huile de ricin et quelquefois aussi un peu de térébenthine de Venise.

Ces collodions sont un peu douloureux et irritants. Dans ces derniers temps, on les a remplacés par la bassorine. (Voir ce mot.)

Colloïde miliaire. — *Kolloïd milium* (E. WAGNER). — *Dégénérescence colloïde du derme* (E. BESNIER, BALZER, FEULARD, R. LIVEING). — *Hyalome cutané* (LELOIR et VIDAL). — *Colloïdome miliaire* (E. BESNIER). — *Dégénérescence colloïdo-nodulo miliaire du derme* (H. LELOIR).

C'est une affection cutanée des plus rares caractérisée par des petites saillies solides, ressemblant à des vésicules, brillantes, transparentes, jaune citron, arrondies ou irrégulières, enchâssées dans le derme, mais facilement énucléables. Elles ont le volume d'une tête d'épingle ou d'un grain de millet, sont isolées, ou le plus souvent forment un groupe dont chaque élément reste distinct, donnant à la peau une teinte jaunâtre ; elles sont résistantes : si on les pique avec une aiguille, on fait sortir une gouttelette de sang, mais jamais de sérosité. Si on les écrase, on obtient une substance gélatineuse, translucide, *colloïde*. Ces éléments occupent surtout les joues, le nez, le front, les conjonctives, c'est-à-dire la moitié supérieure de la face, quelquefois cependant le cou et même les bras (LIVEING). Ils sont constitués, d'après Balzer, « par des masses colloïdes ayant pour siège la couche supérieure du derme, pour trame anatomique le tissu conjonctif, et pour point initial probable le réseau vasculaire de la région ».

Cette affection, fort rare, est indolente, sa marche très

lente; son étiologie est inconnue; peut-être peut-on invoquer l'action du soleil; elle survient chez les hommes comme chez les femmes, adultes le plus souvent.

Le *traitement* consiste dans la rugination simple avec la curette tranchante, en plusieurs séances, suivie d'un pansement occlusif antiseptique (emplâtre de Vigo, solutions de sublimé ou d'acide phénique); il est peu douloureux et ne donne lieu qu'à une hémorragie insignifiante; mais il ne met pas à l'abri des récidives.

Comédon. — (Voir *Acné*.)

Condylome. — (Voir *Verrue*.)

Copahu (Éruptions du). — (Voir *Éruptions artificielles*.)

Cor. — *Clavus, Tylosis gompheux* (ALIBERT), *Œil-de-perdrix*.

Le *cor* est un épaississement circonscrit de la couche cornée présentant à sa face inférieure un petit cône (pointe, cœur ou racine) qui s'enfonce à la façon d'un clou dans le derme. Les cors siègent généralement aux pieds, soit sur les saillies osseuses, soit entre les faces latérales des orteils, et sont dus le plus souvent aux pressions latérales des chaussures, mais ils peuvent aussi se développer spontanément, très rarement, il est vrai, sur la plante des pieds ou la paume des mains, où ils sont parfois nombreux, se réunissent ou forment des durillons étendus et très douloureux (Voir *Durillon*).

— L'œil-de-perdrix est un cor situé entre les orteils, petit, assez mou, à centre déprimé, à bords arrondis et saillants.

Le cor peut guérir spontanément par le repos absolu, mais il nécessite le plus souvent un *traitement*, qui consiste à ramollir le cor, puis à l'extirper.

On le ramollit à l'aide de bains chauds et prolongés, de cataplasmes, d'enveloppement dans des étoffes imperméables, puis on enlève avec un canif ou un bistouri bien antiseptisés les couches les plus superficielles de l'épiderme corné; enfin on emploie, mais avec prudence, l'un des nombreux topiques dits *corricides* qui ont été préconisés. Les plus employés, les moins dangereux, sont les suivants :

Savon noir additionné d'alcool, appliqué sur un petit morceau de flanelle qu'on laisse en permanence toute la nuit.

Acide acétique. — Acide nitrique (?). — Acide citrique (ronds de citron). — Teinture d'iode. — Perchlorure de fer. — Emplâtres mercuriel, de Vigo, de gutta-percha, au biiodure ou bichlorure de mercure, à l'acide salicylique 10 à 20 0/0.

Papier chimique. — Collodion cantharidé ou mieux à base d'acide salicylique. — Voici la formule de Vigier :

Acide salicylique............	1 gramme.
Extrait alcoolique de cannabis indica....................	0 gr, 50.
Alcool à 90°................	1 gramme.
Ether à 62°.................	2 gr, 50.
Collodion élastique.........	5 grammes.

M. S. A.

Appliquer pendant huit jours une couche tous les soirs, puis prendre un bain de pieds très chaud et prolongé dans lequel on arrache le collodion qui entraîne le cor en totalité ou en partie. Recommencer si c'est nécessaire.

Autres topiques.

Emplâtre de Kennedy :

Cire jaune................	250 grammes.
Térébenthine	60 —
Sous-acétate de cuivre.........	15 —

F. S. A. Un sparadrap.

Cire jaune.................... 100 grammes.
Poix blanche................ 50 —
Térébenthine................ 25 —
Verdet porphyrisé............ 25 —

F. S. A. Un sparadrap.

Quand le cor est ramolli, on cherche à l'enlever avec les ongles ou une aiguille mousse, ou à le ruginer, le gratter; s'il persiste, on procède à l'extirpation, qui se fait avec un bistouri ou des ciseaux, mais en procédant avec beaucoup de patience et de prudence, de façon à ne pas provoquer d'inflammation vive. Il n'est pas très rare de produire ainsi une petite hémorragie provenant des vaisseaux des papilles hypertrophiées. Il faut alors cautériser très légèrement.

Comme prophylaxie, le malade peut se servir d'anneaux protecteurs en caoutchouc, cuir ou ouate, et porter des chaussures spéciales et très bien faites. Quand les cors sont situés entre les orteils (œil-de-perdrix), ils s'extirpent assez facilement, mais il faut les isoler au moyen de ouate saupoudrée d'une poudre inerte ou légèrement astringente (talc, alun, tannin, oxyde de zinc).

Corne cutanée. — La corne est une excroissance des couches cornées de l'épiderme ayant la consistance, la couleur, la forme même de la corne d'un animal ou de la substance unguéale. Elle est unique le plus souvent ou multiple, siège de préférence à la face, mais aussi sur le tronc et même sur les muqueuses dermo-papillaires (prépuce, gland, langue). Tantôt elle est implantée par une large base à la surface de la peau, tantôt elle est comme plantée dans une cupule bien limitée. Son évolution est lente, quelquefois cependant assez rapide: sa durée indéterminée, très longue généralement. Elle peut tomber spontanément et se reproduire une ou plusieurs fois ; elle ne provoque qu'une gêne, rarement de la douleur.

Les cornes cutanées se développent au-dessus des papilles hypertrophiées, quelquefois dans un follicule dilaté, enfin, plus souvent, sur une verrue, un papillome ou dans un kyste sébacé qui peut être le siège d'une inflammation éliminatrice ; dans quelques cas, elles ont été le point de départ d'un épithélioma. Leur étiologie est peu connue ; elles sont parfois héréditaires.

Le *traitement* consiste à les extirper par énucléation quand elles émergent d'un kyste sébacé ou par excision. Comme à la base d'implantation il existe des papilles hypertrophiées qui saignent très aisément, et qu'il faut détruire pour éviter les récidives, il est préférable de se servir du couteau galvano ou thermo-caustique ; il faut ensuite suturer la petite plaie et faire un pansement antiseptique. Ce traitement est préférable à la cautérisation chimique de la base (acide acétique, nitrique, chlorure de zinc, potasse caustique), qui est plus douloureuse, incertaine et n'est pas exempte de danger, car il y a toujours à craindre dans les cornes cutanées qu'une irritation trop vive favorise l'apparition d'un épithélioma.

Cosmétiques. — Les cosmétiques (κόσμέω, j'orne) sont des agents destinés à conserver ou à restaurer la peau, les cheveux, les dents, etc... Leur nombre est très grand. Ils revêtent toutes espèces de formes : *espèces, émulsion, fards, glycérolés, laits, huiles, pâtes, pommades, savons*, etc. On les divise en trois classes : 1º les *cosmétiques cutanés* ; 2º les *cosmétiques capillaires* ; 3º *dentifrices*.

Couperose. — (Voir *Acné, Eczéma, Pigment*, etc.)

Crèmes. — Les crèmes sont des espèces de cosmétiques, — crèmes de bismuth, crèmes médicinales, crèmes simples, crèmes pectorales, crèmes à la vanille, aux amandes, etc. (Voir le *Codex* et l'article *Savons*.)

Créoline. — La *créoline* ou *crésyl* est un liquide brun foncé à réaction alcaline, qui donne par simple mélange avec l'eau une émulsion qui est employée aux mêmes usages que l'eau phéniquée.

Les créolines comme le *Lysol* sont des crésols dissous ou maintenus à l'état d'émulsion grâce à la présence de savons alcalins ou résineux, tandis que le *solvéol* est du crésol purifié, dissous dans du crésotinate de soude, sel complètement neutre et également antiseptique. — Ce dernier, étant neutre et plus actif, est donc préférable.

En résumé, la créoline est un mélange de corps de la série aromatique qui semble formé par le résidu de la préparation de l'acide phénique.

Bien que la créoline soit un produit dont la composition n'est pas fixe, elle jouit de propriétés aseptiques très manifestes. Émulsionnée en très petite quantité dans l'eau, elle nous a donné de très bons résultats dans les différentes variétés de prurit et dans l'urticaire. Elle n'est pas toxique, mais son odeur est assez désagréable.

Crevasses. — (Voir *Engelures, Gerçures*.)

Croton (**Huile de**). — (Voir *Éruptions artificielles*.)

Croûtes laiteuses. — (Voir *Impétigo, Eczéma*.)

Cubèbe. — (Voir *Éruptions artificielles*.)

Cutis anserina. — (Voir *Chair de poule* et *Kératose pilaire*.)

Cyanidrose. — (Voir *Sueur*.)

Cystadénomes.— *Pseudolymphangiomes. — Lymphangiome tubéreux multiple de Hébra-Kaposi. — Idradénomes éruptifs* (E. Besnier). — *Syringo-Cystadénomes* (Unna et Török). — *Cellulomes épithéliaux éruptifs* (Quinquaud). — *Épithéliomes kystiques bénins* (Jacquet). — *Epithéliomes adénoïdes des glandes sudoripares* (J. Darier).

C'est une affection des plus rares, à détermination anatomique encore discutée, ce qui explique cette richesse d'appellations différentes, occupant surtout le cou, le tronc, l'abdomen, et quelquefois les membres, caractérisée par des éléments très abondants, arrondis, papulo-tuberculeux peu saillants, à surface lisse, non desquamante, quelquefois légèrement plissée, d'une coloration rosée ou rouge jaunâtre, du volume d'une tête d'épingle ou d'une lentille, ayant la consistance du derme normal. Ces éléments sont isolés, ou, bien plus souvent, très rapprochés, formant des séries linéaires correspondant aux orifices des glandes sudoripares. Darier, en effet, estimait que ces petites tumeurs étaient des productions épithéliales dues à un bourgeonnement émané des glandes sudoripares adultes ; Unna et Török pensent qu'elles sont dues à un développement anormal des germes embryonnaires des glandes sudoripares. Il est préférable cependant d'admettre avec Jacquet qu'elles sont développées aux dépens des débris para-épithéliaux erratiques émanés à la période embryonnaire de la face profonde de l'ectoderme ou de ses bourgeons glandulaires.

Cette affection est bénigne, non douloureuse, mais assez désagréable, simulant assez la syphilis. Vraisemblablement innée ou congénitale, elle apparaît sur des sujets jeunes, garçons ou filles ; elle évolue lentement, ne régresse pas, demeure stationnaire et ne subit aucune dégénérescence. Pour obtenir la guérison, il faut détruire l'un après l'autre tous les éléments, par le thermocautère, le galvanocautère, ou mieux l'électrolyse. (Voir *Électricité*.)

Cysticerques du tissu cellulaire. — (Voir *Parasites*.)

D

Dartre. — Ce terme n'est plus employé aujourd'hui. (Voir *Eczéma, Pityriasis, Séborrhée, Lupus,* etc.)

Décoloration de la peau. — (Voir *Pigment* et *Vitiligo*.)

Décoloration des poils. — (Voir *Poils*.)

Defluvium capillorum. — (Voir *Alopécie*.)

Dégénérescence colloïde de la peau. — (Voir *Colloïde miliaire*.)

Delhi (Bouton de). — (Voir *Bouton*.)

Démangeaison. — (Voir *Prurit*.)

Demodex folliculorum. — (Voir *Acné* et *Parasites*.)

Dépilatoires. — (Voir *Poils*.)

Dermalgie ou **Dermatalgie**. — Elle est caractérisée par une douleur de la peau, sans aucune lésion appréciable du tégument ou du système nerveux. C'est une *névrose cutanée*. (Consultez le remarquable article, « Dermalgie », par Arnozan, dans le *Dictionnaire encycl. des sc. méd.*)

Les symptômes purement subjectifs consistent en une sensibilité extrême et en sensations vraiment douloureuses de la peau, qui est, en apparence, absolument normale (cuisson, brûlure, picotements, élancements, secousses électriques, sensation de froid, d'engourdissement, etc.). Ces phénomènes sont ou bien généralisés à tout le tégument ou à un membre entier, ou, plus souvent, localisés à une petite surface ; ils peuvent exister sur toutes les parties du corps, mais plus particulièrement sur les régions pilaires ; ils sont permanents, mais avec des recrudescences et des accalmies, et spontanés ou provoqués par les impressions extérieures (vêtements, mouvements, frottements, air chaud, air-froid, eau, etc.); ils sont généralement plus marqués la nuit. On les observe plus souvent chez la femme que chez l'homme, et surtout à l'âge adulte. La dermalgie a une durée illimitée ; elle disparaît parfois au bout de quelques jours ou de quelques semaines, mais récidive fréquemment. Son étiologie est très obscure. Elle est, ou bien *symptomatique* d'un état général (syphilis, diabète, hystérie, neurasthénie, impaludisme, chloro-anémie, affections médullaires), ou bien *idiopathique*, et, dans ce cas, ses causes sont peu connues. D'après Beau, elle serait d'origine rhumatismale et provoquée surtout par le froid; mais on peut l'observer en dehors du rhumatisme et même de l'état nerveux. L'hérédité est signalée dans plusieurs observations.

TRAITEMENT. — Pour la dermalgie idiopathique, il faut associer le traitement interne au traitement local.

1° TRAITEMENT INTERNE. — Les différents médicaments suivants ont été conseillés : antipyrine, exalgine, salicylate de soude (quand la dermalgie est soupçonnée être d'origine rhumatismale), les injections de cocaïne ou mieux de morphine, les pilules avec :

Sulfate ou valérianate de quinine......................	2 grammes.
Extrait de quinquina............	q. s.

F. S. A.

20 pilules : 2 à 5 par jour.

Ou bien :

Extrait de valériane............	5 grammes.
Camphre....................	1 gramme.
Poudre de valériane...........	q. s.

F. S. A.

40 pilules : 2 à 5 par jour.
Ou bien :

Extrait de stramoine..........	} àâ 0 gr,50
Extrait d'opium...............	
Oxyde de zinc................	8 grammes.

F. S. A.

40 pilules : 2 à 8 par jour.

TRAITEMENT EXTERNE. — Sinapismes, vésicatoires
(BEAU), électrisation, cataplasmes chauds laudanisés ;
applications de teinture d'iode, de teinture de belladone, de menthol ; tous les liniments calmants, baume
tranquille, huile chloroformée ; liniment avec :

Huile de jusquiame............	40 grammes.
Chloroforme..................	5 —
Laudanum de Sydenham.......	5 —

Mêlez, frictionnez trois fois par jour.

Enfin, on peut encore prescrire des bains de vapeur,
des fumigations aromatiques et le massage.

Dans les cas de dermalgie symptomatique, il faut
traiter l'affection causale.

Dermanysses. — (Voir *Parasites.*)

Dermatites. — Le mot dermatite signifiant inflammation de la peau, on comprend qu'il ait été attri-
bué par les différents auteurs à une foule d'affections
cutanées dites inflammatoires. Il semble impossible,
actuellement, de les grouper d'une façon satisfaisante.
Aussi nous contenterons-nous d'examiner les plus connues en renvoyant le lecteur à l'article où elles sont

traitées et de ne décrire ici que celles qui, jusqu'à nouvel ordre, sont désignées sous ce nom par la pluralité des auteurs, à savoir :

A. — La *dermatite herpétiforme de Duhring*.

B. — La *dermatite récidivante de la grossesse* ou *herpes gestationis*.

C. — *Dermatite herpétiforme récidivante infantile*. — *Hydroa des enfants* (UNNA).

Les autres dermatoses désignées par les auteurs sous le nom de *dermatites* sont les suivantes :

Dermatite bulleuse congénitale. — (Voir *Pemphigus*.)

Dermatite contusiforme. — (Voir *Érythème noueux*.)

Dermatite exfoliatrice généralisée. — (Voir *Pityriasis rubra*.)

Dermatite exfoliatrice des enfants à la mamelle. — (Voir *Pityriasis rubra*.)

Dermatite pustuleuse chronique en foyers, à progression excentrique. — (Voir *Impétigo herpétiforme*.)

Dermatite scarlatiniforme généralisée récidivante (VIDAL et LELOIR). — (Voir *Érythème scarlatiniforme*.)

Dermatite polymorphe aiguë. — (Voir *Érythème polymorphe*.)

Dermatites bulleuses. — (Voir *Pemphigus, Dermatite herpétiforme de Duhring et érythèmes*).

A. — **Dermatite herpétiforme de Duhring**. — **Dermatose herpétiforme récidivante de Leloir et Vidal. — Dermatite polymorphe douloureuse chronique à poussées successives de L. Brocq. — Dermatites bulleuses multiformes, idiopathiques, primitives de E. Besnier. — Hydroas de quelques auteurs, dont Unna. — Hydroa prurigineux de T. Fox. — Hydroa bulbeux, pemphigus à petites bulles. — Arthritides bulleuses de Bazin. — Pemphigus prurigineux de Willan et Bateman. — Pemphigus** (KAPOSI), etc.

Il existe un grand nombre de faits bien observés autrefois, mais mieux connus aujourd'hui, grâce aux travaux de Duhring, Brocq, Besnier, Vidal, Hallopeau, Leloir, Unna, T. Fox, etc., constituant un groupe intermédiaire aux érythèmes bulleux et au pemphigus proprement dit, auxquels s'appliquent les nombreuses dénominations susindiquées. De ce groupe devront être distraits plus tard, quand les observations se seront multipliées, différents cas ambigus qui seront rapportés à d'autres dermatoses bulleuses voisines ; mais il est indiscutable qu'il existe une dermatose bien distincte, présentant une série de symptômes bien nets, une évolution à peu près constante, qui mérite une description à part. Nous n'indiquerons que les caractères les plus importants, pour ainsi dire essentiels, de cette affection.

L'éruption que nous verrons être extrèmement polymorphe soit objectivement, soit dans son évolution, est *précédée*, accompagnée ou suivie de phénomènes *douloureux* qui constituent un élément de diagnostic capital. Ce sont des sensations de cuisson, de brûlure, de démangeaison violente, de piqûre, etc., localisées à l'éruption ou généralisées, qui atteignent parfois une intensité extrème, troublent le sommeil, peuvent persister longtemps après l'éruption ou dans l'intervalle des poussées. Souvent la recrudescence de ces phénomènes douloureux indique une poussée nouvelle.

Le polymorphisme de l'éruption est également l'un des caractères principaux de cette dermatite qui débute tantôt par des plaques rouges, de l'urticaire, de l'érythème marginé, papuleux, des vésicules, des bulles se produisant soit d'emblée sur une peau saine d'apparence, soit sur des plaques érythémateuses à contenu tantôt séreux, transparent, tantôt opaque. Tous ces élé-

7

ments éruptifs auxquels succèdent des excoriations, des lésions de grattage, des croûtes, des desquamations fines ou le plus souvent à lambeaux épidermiques étendus, un épaississement plus ou moins marqué du tégument, tous ces éléments éruptifs, dis-je, peuvent s'observer en même temps, disséminés sans ordre, mais souvent il y a prédominance de l'un d'eux, surtout pendant certaines périodes de la maladie (variétés érythémateuses, pustuleuses, bulleuses (hydroa de Bazin), papuleuses, etc.). Dans quelques cas même, on n'observe, durant toute l'évolution de la dermatose, qu'une seule modalité éruptive. Dans ce cas, ce sont surtout des vésicules ou des petites bulles renfermant un liquide incolore ou jaunâtre, ou opaque, parfois légèrement hémorragique; elles sont quelquefois isolées, le plus souvent elles forment des groupes plus ou moins nombreux reposant sur une base rouge assez étendue. Leur nombre sur chaque groupe est variable, ainsi que leur disposition tantôt circulaire, le plus souvent irrégulière. L'évolution de ces vésicules et petites bulles a, d'après Brocq, une durée de cinq à quinze jours. Les unes sèchent très rapidement; les autres augmentent de volume et se transforment en bulles, en phlyctènes plus ou moins volumineuses remplies de liquide purulent, parfois gélatineux, et qui peuvent être le siège d'excroissances végétantes papillomateuses (surtout aux mains et aux pieds). A ces vésicules, pustules, bulles, etc., succèdent, avons-nous dit, des croûtes, des excoriations et surtout une desquamation plus ou moins abondante, au-dessous de laquelle persistent des taches rouges, puis pigmentées, qui peuvent durer très longtemps, mais ne sont pas indélébiles, de sorte que, existant quand survient une nouvelle poussée, elles augmentent encore le polymorphisme de l'éruption. Toutes ces lésions sont généralement superficielles, et, comme le fait observer Brocq, les seules cicatrices observées sont celles qui sont consécutives aux excoriations produites par le grattage ou par les furoncles, assez fréquents dans la dermatite de Duhring, surtout à la suite des poussées éruptives.

Généralement l'éruption, qui est souvent symétrique, débute simultanément par plusieurs points espacés. Quand elle débute par la face dorsale des extrémités, d'après Kaposi, elle annoncerait un érythème polymorphe et non une dermatite ; cela n'est pas absolu. Les régions le plus souvent atteintes au début sont les bras, les jambes, le tronc ; les muqueuses, et surtout la muqueuse buccale, sont également envahies assez souvent. La dermatite herpétiforme a une évolution caractéristique. Elle *procède par poussées successives*, très irrégulières, plus ou moins longues, plus ou moins intenses, pendant lesquelles les malades, quoique généralement anémiés, fatigués par les manifestations douloureuses, conservent un état général relativement satisfaisant. Cependant, dans les cas extrêmes de la fièvre, des complications graves, et parfois même la mort, peuvent survenir (endocardite, érysipèle, septicémie, pneumonie, entérite, néphrite, anurie, urémie, etc.).

Au point de vue de la marche et de la durée, on peut distinguer avec *Brocq* les variétés suivantes : 1° *une variété chronique à poussées successives* fort longue, à grandes attaques durant plusieurs mois séparées ou non par des intervalles de repos, chacune d'elles composée de plusieurs poussées éruptives secondaires subintrantes ; 2° *une variété subaiguë* ou *bénigne* qui est caractérisée tantôt par des attaques successives principales composées de plusieurs poussées secondaires subintrantes de durée variable et séparées l'une de l'autre par des intervalles de calme complet simulant la guérison (*dermatite polymorphe douloureuse subaiguë récidivante*), tantôt par une grande attaque unique composée de plusieurs poussées éruptives successives presque toujours subintrantes et dont la durée totale est de cinq mois à un an et demi (D. polym. douloureuse subaiguë ou bénigne); 3º *une variété grave* indiquée plus haut (L. BROCQ).

D'après Besnier, la récidive n'est pas absolue. De notre côté, nous avons observé deux cas bien nets qui n'ont pas encore été suivis de récidive après cinq et sept ans d'observation.

Les conditions pathogéniques et étiologiques de la dermatite herpétiforme sont à peu près inconnues. Indiquons seulement la possibilité d'une infection, de nature encore indéterminée, l'influence des émotions violentes, la prédisposition créée par un tempérament nerveux, une hérédité nerveuse. Dans quelques cas, l'affection s'est déclarée à la suite d'une intoxication médicamenteuse alimentaire ou autre, puis a continué à évoluer malgré l'élimination de l'agent toxique.

L'affection s'observe chez les enfants, les adultes et les vieillards, avec une fréquence à peu près égale. (Voir plus loin *Dermatite herpétiforme infantile* et *Dermatite récidivante de la grossesse.*)

TRAITEMENT. — Il faut savoir que malheureusement les remèdes employés tant à l'intérieur qu'à l'extérieur donnent des résultats nuls ou à peine appréciables. Et pourtant on a essayé une foule de préparations. Il convient de surveiller rigoureusement l'alimentation des malades, de prescrire les différents médicaments capables de modifier favorablement l'hyperexcitabilité nerveuse, et de calmer les phénomènes douloureux si pénibles, d'indiquer un traitement moral et hygiénique indispensable (suppression des émotions, vie calme, distractions, séjour à la campagne, dans un endroit aéré, sain, loin de la mer ou des pays marécageux et humides), enfin de modifier avec la plus extrême prudence les manifestations cutanées.

1º TRAITEMENT INTERNE. — Il a pour but soit de s'attaquer à la maladie elle-même, soit de calmer le prurit et la dermalgie, soit enfin de modifier l'état général et de combattre les complications. De très nombreux médicaments ont été essayés contre la dermatite de Duhring. L'iodure de potassium (qui est toujours nuisible), la valériane, la strychnine, l'ergotine, la belladone, le sulfate de quinine, les alcalins, le soufre, les ferrugineux, les amers, les diurétiques, les dépuratifs, les laxatifs, le régime lacté (très bon dans quelques cas), l'huile de foie de morue, l'antipyrine, la teinture de cantharides, etc., etc., ont été expérimentés, donnant le plus souvent de mauvais résultats. Toutefois, l'emploi bien surveillé et approprié à chaque cas particulier de l'ergotine, de la belladone, du sulfate de quinine, de la strychnine pourra être tenté. Seul l'*arsenic* semble vraiment dans certains cas avoir une action favorable, donné seul ou associé aux médicaments susindiqués. L. Brocq prescrit l'*arséniate de soude* donné progressivement, rapidement, mais avec prudence, jusqu'à des doses très élevées, de façon à atteindre les limites extrêmes de la tolérance, tout en respectant le bon état du tube digestif. On peut également pratiquer des injections hypodermiques de *liqueur de Fowler* à la dose de une à huit gouttes par jour; E. Besnier conseille de combiner dans quelques cas l'arsenic en injections sous-cutanées avec l'usage intermittent de l'opium ou de la *belladone* (de 4 milligrammes à 3 centigrammes d'extrait par jour).

Contre les douleurs on prescrira les moyens que nous venons d'indiquer; on pourra également essayer les différents hypnotiques, bromure, chloral, sulfonal, antipyrine, exalgine, etc., etc. Malheureusement leur action est incertaine, et souvent ils provoquent une nouvelle poussée cutanée. Dans les cas extrêmes on aura recours aux injections de morphine. Contre la fièvre on donnera du sulfate, du bromhydrate ou du chlorhydrate de quinine.

TRAITEMENT EXTERNE. — Les manifestations cutanées étant essentiellement polymorphes, à chaque variété correspond un traitement différent, du moins quant au mode d'application et aux doses du médicament. D'après Duhring, les préparations moins énergiques conviennent mieux aux formes érythémateuses, d'ailleurs très tenaces, qu'aux formes vésiculeuses et bulleuses. Dans ces derniers cas, il faut d'abord ouvrir les bulles trop tendues avec une fine aiguille aseptisée, puis faire des lotions quotidiennes avec de l'eau boriquée ou additionnée d'une faible quantité de solution alcoolique de salol, puis appliquer une poudre inerte. On peut également faire usage des lotions antiprurigineuses à l'acide phénique, au chloral, à l'alcool camphré, à la cocaïne (en surveiller l'emploi), à l'acide cyanhydrique, avec la décoction de feuilles de coca (4 grammes par litre), avec la décoction de racine d'aulnée, la liqueur alcaline de goudron (DUHRING), etc. Puis, suivant les cas, on pourra employer les différents procédés suivants :

Enveloppement des parties malades dans des compresses de lint imbibées de solution de salicylate de soude, 2 0/0, additionnée de 1 0/0 de bicarbonate de soude (HALLOPEAU, lors des poussées congestives fortes), enveloppement ouaté, enveloppements moites imperméables.

Onctions diverses. — Huile d'amandes douces, huile de foie de morue pure ou légèrement naphtolée (2 0/0), glycérolé d'amidon, liniment oléo-calcaire, pur ou additionné d'acide phénique ou borique en petite quantité, axonge fraîche, vaseline légèrement boriquée.

Pommades diverses. — Pommades soufrée au quart, en frictions énergiques sur la peau (L. DUHRING); pommade au goudron (DUHRING), à l'ichthyol, au naphtol, à la résorcine, à l'extrait fluide de grindelia robusta, au menthol, etc., etc. Tous ces médicaments doivent être prescrits à très petite dose, qu'on augmentera s'il ne se produit pas d'irritation. On pourra y associer un peu de cocaïne ou un cinquantième d'essence de menthe.

Saupoudrages fréquemment renouvelés et abondants avec des poudres inertes.

Les bains *simples* et *tièdes*, les bains continus seuls, rendent quelques services et atténuent les démangeaisons. Mais ils doivent être surveillés par le médecin, et leur emploi doit être interrompu dès qu'ils semblent devenir irritants. Ils ont comme inconvénient de trop ramollir les téguments et de produire parfois une dénudation des plus douloureuses de la peau.

Tous les modes de traitement que nous venons d'indiquer pourront être essayés les uns après les autres. Dans cette affection si longue, si pénible, si récidivante, en effet, chaque cas, chaque période. chaque manifestation cutanée nécessitent, pour ainsi dire, un traitement particulier.

B. **Dermatite herpétiforme récidivante de la grossesse** (LELOIR et VIDAL). — **Herpès gestationis** (MILTON). — **Dermatite polymorphe douloureuse récidivante de la grossesse** (L. BROCQ). — **Hydroa gestationis** (LIVEING). — **Hydroa gravidarum** (UNNA).

Cette affection ne diffère pas objectivement de la dermatite de Duhring ; ce qui la caractérise essentiellement, ce sont les liens étroits qui l'unissent à la grossesse et à l'accouchement.

Elle survient soit dans les quatre ou cinq jours qui suivent l'accouchement, soit plus fréquemment dans les six derniers mois de la grossesse, quelquefois même tout à fait au début de la grossesse ; mais, dans ces cas, il y a presque toujours une rechute ou une recrudescence notable dans les quatre ou cinq jours qui suivent l'accouchement (L. BROCQ), puis décroît et disparaît après avoir duré encore pendant quelques jours ou quelques semaines. Parfois, cependant, elle ne cesse pas et la dermatite herpétiforme classique indépendante de la grossesse s'établit.

Le plus souvent, mais non constamment, l'affection revient de plus en plus intense lors des grossesses suivantes ; quelquefois, il peut y avoir une ou deux grossesses sans éruption.

Les attaques sont, en général, d'autant plus précoces, d'autant plus intenses et prolongées qu'elles se multiplient davantage.

E. Besnier et d'autres observateurs ont signalé des cas, pour ainsi dire paradoxaux, de dermatite herpétiforme commune qui disparaissait chaque fois que la malade était enceinte.

Le TRAITEMENT, est celui de la dermatite herpétiforme mais il doit être dirigé avec une extrême prudence en raison de l'état de grossesse. Il faut, bien entendu, ne pas prescrire d'ergotine tant que l'accouchement n'a pas eu lieu. Il faut également ne pas conseiller les bains continus ni l'arsenic à hautes doses.

Stanley Gule conseille d'ouvrir les bulles et de cautériser les surfaces avec le crayon de nitrate d'argent.

C. **Dermatite herpétifome récidivante infantile. — Hydroa des enfants** (UNNA). — Chez les enfants, la dermatite herpétiforme présente quelques caractères particuliers qui ont été bien indiqués par Unna. Ce sont les suivants [1] :

1° Début dans les premières années de la vie (*quelquefois même les premiers mois*) ;

2° Rechutes continuelles pendant l'enfance ;

3° Maximum des attaques pendant la saison chaude ;

4° La polymorphie peu accentuée de l'exanthème, qui est composé presque uniquement d'érythème papuleux, de vésicules ou de bulles non pustuleuses ;

5° La prédominance des douleurs sur le prurit ;

6° L'acuité des accès ;

7° La dépression constante de l'état général, même avant l'apparition de l'exanthème ;

8° L'affaiblissement lent, spontané, des accès, eu égard à l'étendue, à la durée et au nombre, vers l'époque de la puberté ;

9° La disparition de la maladie ou sa réduction extrême à l'âge adulte ;

1. 'UNNA. — *Comptes rendus du Congrès international de dermatologie et de syphiligraphie.* Paris, 1889, page 185.

10° Probablement la prédilection pour le sexe masculin (9 garçons sur 10 cas).

Dermatobia noxialis. — (Voir *Parasites*.)

Dermatol. — Le dermatol est un gallate basique de bismuth. Il se présente sous la forme d'une poudre jaune safran, très fine, non hygroscopique, ne s'altérant ni à la lumière ni à l'air. Il ressemble beaucoup à l'iodoforme, mais est sans odeur. Il agit comme antiseptique sec énergique. Il est insoluble dans les liquides ordinaires : ses propriétés antiseptiques ne peuvent s'exercer que par contact direct, par exemple par son mélange intime avec le tissu malade ; c'est en le modifiant qu'il arrête le développement des bactéries. Cette propriété siccative, astringente, exerce une influence très favorable sur la guérison des ulcérations cutanées.

Le dermatol n'a aucune action irritante ; il ne semble pas toxique en raison de son insolubilité et de sa stabilité extrême ; il atténue les phénomènes inflammatoires, diminue la sécrétion des plaies, favorise la formation des bourgeons charnus et, par suite, active notablement le processus de guérison. On peut le prescrire dans toutes les ulcérations cutanées, les brûlures, ulcères de jambe, épithéliomes, chancrelle, dans le lupus, certains eczémas humides, etc., etc.

Dermatolymphangiomes. — (Voir *Lymphangiomes.*)

Dermatolysis. — (Voir *Molluscum.*)

Dermatomycoses. — Dermatoses produites par les champignons parasites.

Dermatomyomes. — (Voir *Myomes.*)

Dermatoneuroses. — (Voir *Trophonévrose.*)

Dermatoscléroses. — (Voir *Sclérodermie.*)

Dermatoses simulées. — (Voir *Éruptions arti-ficielles*.)

Dermatozoaires. — (Voir *Parasites*.)

Dermite contusiforme. — (Voir *Érythème noueux*.)

Dermographisme. — (Voir *Autographisme*.)

Desquamatif (*Érythème scarlatiniforme*). — (Voir *Érythèmes*.)

Diabétides. — **Dermatoses diabétiques**. — Les affections cutanées sont relativement très fréquentes dans le diabète. Les unes sont dues à la perturbation générale de l'économie (prurit cutané généralisé, urticaire, acné des cachectiques, astéatose. anidrose, érythèmes, eczéma aigu ou chronique, lichen, furoncles, anthrax, ecthyma ; érythrasma, gangrène diabétique, gangrène diabétique bulleuse serpigineuse de Kaposi, dermite diabétique papillomateuse, etc.). Les autres sont dues à l'irritation constante, et à la macération produites par l'urine chargée de sucre, et sans doute aussi à l'apparition de nombreux champignons trouvant ainsi un milieu de culture très favorable. Elles consti-tuent les *diabétides génitales* qui ont une grande impor-tance clinique et diagnostique (FOURNIER). Chez l'homme, on peut observer une rougeur érythémateuse du gland pénétrant dans l'urèthre, une éruption herpétiforme, de l'eczéma *craquelé*, sombre, violacé, prurigineux du gland, de l'érythème, de l'eczéma, des fissures, des gerçures du prépuce (balano-posthite érythémateuse ou eczé-mateuse), enfin du phimosis caractérisé par un épais-sissement progressif du prépuce qui devient dur. coriace, une diminution et une perte de l'élasticité. enfin un rétrécissement de l'anneau préputial et la pro-duction d'une véritable bague à son extrémité produite par la série des cicatrices des gerçures linéaires.

Parfois il se produit dans le prépuce des petites tumeurs dues à des noyaux de lymphangite chronique ou des végétations souvent volumineuses très tenaces qui sont en rapport avec l'irritation constante provoquée par l'urine.

Chez la femme, les lésions sont parfois bien plus étendues. Prurit intense et érythème de la vulve, du périnée, de l'anus, eczéma aigu, intense, avec cuisson vive, suintement abondant de la vulve et de toute la région périvulvaire, abdomen, face interne des cuisses, etc.; eczéma chronique étendu, tenace, rouge sombre, avec nombreuses lésions de grattage. Parfois inflammation phlegmoneuse diffuse, gangrène.

Traitement. — Il convient d'abord d'instituer un traitement et un régime rigoureux afin de diminuer la quantité de sucre contenue dans l'urine.

La propreté la plus absolue, les lavages très fréquemment répétés avec une solution alcaline (Borate de soude 2 ou 3 0/0); l'isolement de la vulve et du prépuce avec la poudre d'amidon renfermant 10 0/0 de salicylate de bismuth, ou bien la poudre suivante :

(L. BROCQ.)

Poudre de talc................	60 grammes.	
Sous-nitrate de bismuth.... } ââ 19	—	
Oxyde de zinc.............		
Borate de soude.............	2	—

M. S. A.

et de l'ouate antiseptique, seront indiqués dans les cas simples.

S'il existe un eczéma aigu de la région génitale (Voir *Eczéma, Intertrigo, Prurit*), on le traitera comme les eczémas aigus; mais la diabétide eczémateuse est remarquablement tenace. Chez l'homme on pourra combattre les gerçures préputiales à l'aide d'injections intra-préputiales astringentes, et même caustiques (au sublimé, à l'acide phénique, ou au nitrate d'argent à 1 0/0, ou même 1/50). Il est préférable de glisser à l'intérieur du prépuce une pommade souple, au calomel à 1/20, à l'acide salicylique 1/50, ou à l'ichthyol. La diabétide eczémateuse du scrotum, également très rebelle, nécessitera l'emploi d'un suspensoir en caoutchouc et l'application de glycérolé cadique faible ou fort selon la tolérance (Voir *Psoriasis*) ou de glycérolé tartrique. Nous conseillerons aussi de faire une sorte de cuirasse au scrotum avec des bandelettes imbriquées d'emplâtre au naphtol et salicylate de bismuth ou d'oxyde de zinc et d'acide salicylique.

Le phimosis une fois constitué ne peut être guéri que par la circoncision; mais elle ne devra être pratiquée que lorsque le traitement et le régime auront fait disparaître le sucre de l'urine. L'eczéma diabétique de la femme, surtout quand il survient chez un sujet très gras, ayant des plis abdominaux profonds et nombreux, est toujours extrêmement long et difficile à guérir. On devra essayer soit les pansements humides à l'aide de compresses fréquemment renouvelées imprégnées d'acétate de plomb, d'acide borique, de sublimé, soit les pommades à la lanoline et à la vaseline parties égales renfermant les nombreux agents thérapeutiques employés dans le traitement de l'eczéma, soit enfin les poudres inertes. Le prurit sera calmé avec la cocaïne ou mieux le menthol (1 à 2 0/0) incorporés aux pommades prescrites. — Les bains donnent rarement de bons résultats.

Les gangrènes diabétiques seront traitées à l'aide de pansements antiseptiques. Nous recommandons spécialement l'huile phéniquée (1 gramme d'acide phénique cristallisé neigeux dans 10 grammes d'huile, faire dissoudre en chauffant sans ajouter d'alcool). On applique cette huile sur la surface gangrenée, et on recouvre d'ouate antiseptique. Quand l'eschare est détachée, pansement au salol, à l'iodoforme, à l'aristol, au dermatol, à l'iodol.

Pour l'anthrax des diabétiques, dans ces derniers temps MM. Périer et Hallopeau ont retiré de très beaux résultats du traitement suivant :

1° Arroser largement la surface de l'anthrax avec l'huile phéniquée ainsi formulée :

> Huile d'amandes douces........ 20 grammes.
> Acide phénique cristallisé neigeux...................... 2   —

faire dissoudre en chauffant *sans ajouter d'alcool.* — L'huile (comme la glycérine d'ailleurs) a le double avantage de pénétrer facilement dans les orifices cutanés et d'annihiler l'action irritante de l'acide phénique (ou du sublimé) ;

2° Recouvrir de cataplasmes d'amidon tièdes imprégnés de la même huile ;

3° Quand les foyers commencent à s'ouvrir, on en vide le contenu dans la mesure du possible, et l'on verse l'huile dans les petits cratères, le pansement local est renouvelé une à deux fois dans les vingt-quatre heures ;

4° On étend chaque jour une couche du même topique sur les parties voisines, et, s'il survient des petites pustules, on les perce avec des aiguilles qui en sont imprégnées. De la sorte on évite l'apparition de nouveaux anthrax ;

5° Quand l'induration et la rougeur périphériques ont disparu, on cesse l'usage du cataplasme, et l'on applique l'huile sur de l'ouate hydrophile. Ce traitement n'est pas douloureux, et est d'une application très facile.

Douches. — (Voir *Eau*.)

Dragonneau. — (Voir *Parasites*.)

Durillon ou **Callosité**. — *Tyloma, Tylosis calleux*.

On appelle durillon une affection caractérisée par un épaississement circonscrit des couches de l'épiderme corné dont l'étendue, la forme, le siège dépendent de la cause; il est occasionné le plus souvent par une pression prolongée ou des frottements répétés d'un même point de la peau sur une saillie osseuse sous-jacente (bottines mal faites, bandages herniaires, ceintures, corsets, etc. Durillons professionnels des menuisiers, cordonniers, tailleurs, chapeliers, musiciens, etc., etc.), ou quelquefois par l'action réitérée de substances chimiques irritantes. Il peut devenir le siège d'une inflammation aiguë (*durillon forcé*), qui est du domaine de la chirurgie.

TRAITEMENT. — Dans certains cas de durillon professionnel non douloureux servant à protéger le corps papillaire sous-jacent contre les lésions que pourrait déterminer le travail prolongé, il est préférable de le respecter, et de ne le traiter que si le sujet change de profession.

Dans les autres cas, il faut : 1º ramollir les couches épaisses de l'épiderme. Bains prolongés, cataplasmes, emplâtres, topiques variés, collodion de Vigier, etc. (Voir *Cor*) ; 2º les enlever ensuite avec les ongles ou une lame un peu mousse si elles sont suffisamment ramollies, sinon avec un bistouri ou un rasoir; 3º supprimer autant que possible la cause, afin d'éviter les récidives.

Dyschromie. — (Voir *Pigment*.)

Dysidrose. — C'est une affection bien décrite par Tilbury Fox, Thin, Hutchinson (cheiro pompholix), A. Robinson, Bonnet, etc., caractérisée par des vésicules très fines, claires et transparentes, ne faisant au début aucune saillie à la surface cutanée, profondément enchâssées dans la peau, analogues à des petits grains de sagou cuit (T. Fox), mais qui bientôt augmentent de volume, et deviennent nettement saillantes et *dures*. Isolées et discrètes au début, elles ne tardent pas à se réunir en groupes et à devenir confluentes, constituant de grosses vésicules, des bulles et parfois même de véritables phlyctènes renfermant un liquide limpide, clair, incolore, différant nettement de celui des vésicules eczémateuses, généralement acide, quelquefois neutre ou légèrement alcalin selon la période d'évolution de la maladie, ayant avec la sueur de très grandes affinités. Cette éruption, légèrement prurigineuse au début, le devient rapidement beaucoup plus; aussi, par l'action du grattage, les vésicules peuvent-elles se déchirer, mais le plus souvent elles s'affaissent spontanément, lentement, par la simple résorption de leur contenu; il se produit alors une fine desquamation épidermique sans réaction inflammatoire bien marquée, si ce n'est quand le médecin aura prescrit intempestivement des agents irritants qui auront provoqué une dermite eczémateuse, car la dysidrose n'est pas un eczéma.

La dysidrose est remarquable par sa localisation presque exclusive aux mains (surtout dux faces latérales des doigts), aux pieds, parfois à la figure et au cou, jamais au tronc. Elle procède par poussées successives, trois ou quatre, d'une durée moyenne de cinq à six jours chacune. C'est une affection de l'appareil sudoripare qui survient en général l'été ou au printemps chez les sujets hyperidrosiques, arthritiques, dyspeptiques à peau fine et à constitution nerveuse, et particulièrement chez ceux exerçant une profession qui les expose à l'action d'une température élevée (cuisinières, blanchisseuses, ouvriers travaillant dans des usines); mais on peut observer, en dehors de ces conditions spéciales, cette affection qui est assez fréquente et très sujette à récidive.

TRAITEMENT. — Il doit être *aussi peu irritant que possible* et consister en repos absolu des régions atteintes, bains frais, bains de son, bains d'amidon, infusions émollientes, eau de guimauve, infusions de têtes de camomille, et saupoudrages avec des poudres inertes, amidon, talc, oxyde de zinc, etc. — Quand le prurit est violent, on ajoutera une cuillerée à café de vinaigre ou quelques gouttes de créoline pour un verre d'infusion émolliente. Dans les cas plus intenses, quand il existe des bulles plus ou moins volumineuses, il convient de les ouvrir avec une aiguille à scarification bien aseptisée, d'en vider le contenu et de les panser avec du liniment oléocalcaire contenant 1/40 d'acide salicylique, ou avec du glycérolé d'amidon à la glycérine neutre, ou de la vaseline boriquée, ou enfin une pommade à l'oxyde de zinc. R. Crocker préconise les oléates, et particulièrement l'oléate de cuivre. Mais en France les oléates sont généralement mal préparés et rarement prescrits.

Il est très important également de traiter la constitution arthritique ou nerveuse du sujet. Les troubles dyspeptiques seront recherchés et activement soignés ; il faut combattre en outre l'hyperidrose par les moyens appropriés (Voir *Hyperidrose*). Tilbury Fox recommandait les diurétiques et les préparations arsenicales.

Dystrophie des follicules. — (Voir *Kératose pilaire*.)

E

Eau. — L'eau est fréquemment employée dans le traitement des maladies de la peau sous forme de boissons, de bains, de pulvérisations, de douches, d'enveloppement humide, etc.

Nous ne donnerons ici que les formules des différents bains employés en dermatothérapie, ainsi que les principales indications d'hydrothérapie concernant cette thérapeutique spéciale.

A. Bains. — On ne prescrit en général que les bains liquides ou bains proprement dits, qui sont composés d'eau pure ou d'eau contenant en dissolution ou en suspension diverses substances. On les divise d'après leur température en bains :

> Froids.............. au-dessous de 25°.
> Tièdes.............. de 25° à 35°.
> Chauds............. de 35° à 40° et au delà.

d'après la partie immergée en bains :

> Entiers.
> Partiels (demi-bains, pédiluves, bains de siège, etc.).

Lorsque l'eau du bain se renouvelle constamment, il est dit *bain à eau courante* (n'est guère employé que dans les eaux thermales) ; dans le cas contraire, c'est le bain *à eau dormante.*

La durée moyenne d'un bain est de vingt à vingt-cinq minutes ; mais dans certaines affections de la peau, généralement sérieuses, on prescrit des bains prolongés et fréquents, et même des bains dits continus qui nécessitent une organisation particulière et dans lesquels le malade séjourne pendant plusieurs jours, des semaines et même des mois entiers.

Les substances qu'on incorpore aux bains prescrits dans le traitement des maladies de la peau sont très nombreuses.

Voici les différentes formules :

Pour un bain de 300 litres :

1° *Bain d'amidon.* — Amidon, 1 livre. Délayer dans 2 litres d'eau tiède, puis mélanger à 2 litres d'eau très chaude, et enfin verser lentement dans la baignoire en agitant l'eau.

2° *Bain de son.* — Son, 1 à 2 kilos. Faire bouillir dix minutes dans 6 à 8 litres d'eau, passer, et mélanger avec l'eau du bain. On peut aussi mettre le son dans un linge bien ficelé, le mettre dans l'eau du bain, et le presser de temps en temps.

3° *Bain alcalin.* — 250 à 300 grammes de sous-carbonate de soude.

4° *Bain de Vichy.* — Bicarbonate de soude, 500 grammes.

5° *Bain sulfureux.* — Trisulfure de potassium solide, 50 à 100 grammes.

Concasser, enfermer dans un flacon de verre, dissoudre au moment du bain dans un litre d'eau chaude, à part.

6° *Bain de Barèges ;*

Hydrosulfure de soude cristallisé.. }
Chlorure de sodium cristallisé..... } àà 60 gr.
Carbonate de soude desséché...... 30 gr.

Dissoudre dans un litre d'eau.

Les bains sulfureux doivent être pris dans des pièces particulières peintes au blanc de zinc, dans des baignoires de bois, de zinc ou de tôle émaillée. La sulfurine (trisulfure de potassium dont on a retiré l'acide sulfhydrique) présente l'avantage des deux préparations précédentes sans avoir leurs inconvénients.

7° *Bain de Pennès :*

Bromure de potassium......... 1 gramme.
Carbonate de soude........... 300 grammes.
 — de chaux........... 1 gramme.
Phosphate de soude.......... 8 grammes.
Sulfate de soude............. 5 —
 — de fer................. 3 —
 — d'alumine............. 1 gramme.
Huile essentielle de lavande.... }
 — de thym....... } àà 1 —
 — de romarin.... }
Teinture de staphisaigre ...... 50 grammes.

8° *Bain de sel.* — Sel gris, 5 kilos.

9° *Bain de mer artificiel :*

Sel marin................. 8 kilogrammes.
Sulfate de soude cristallisé... 3 kgr,500
Hydrochlorate de chaux..... 0 kgr,700
Hydrochlorate de magnésie... 2 kilogrammes.

ou bien :

Chlorure de sodium........ 7,500 grammes.
 — de magnésium.... 2,515 —
 — de calcium...... 515 —
 — de potassium.... 60 —
Sulfate de soude.......... 2,525 —
Iodure de potassium... ... }
Bromure de potassium..... } àà 0gr,15
Sulfhydrate d'ammoniaque.. V gouttes.

M

10° *Bain de sublimé :*

  Bichlorure de mercure.. ...... 20 grammes.

Dissoudre dans :

  Alcool à 90°................. 50 grammes.

ajouter :

  Eau distillée................. 200 grammes.

Mettre dans une baignoire de bois ou de fonte émaillée.

11° *Bain iodé :*

  Iode......... .... 10 grammes.
  Iodure de potassium.......... 20   —
  Eau 250   —

Dissoudre. Verser dans une baignoire de bois ou de fonte émaillée.

12° *Bain gélatineux :*

  Colle de Flandre............. 500 grammes.
  Eau chaude................. 10 litres.

Dissoudre et verser dans un bain.

13° *Bain gélatino-sulfureux :*

  Polysulfure de potassium...... 50 grammes.
  Gélatine concassée........... 250   —

Dissoudre à chaud la gélatine concassée, puis le sel.

14° *Bain de glycérine :*

  Glycérine............. 500 grammes à 1 kilo.

15° *Bain aromatique. — Bain de tilleul. — Bain de camomille, etc.*

Faire infuser 500 grammes à 1 kilogramme pendant une heure dans 10 litres d'eau bouillante, passer et verser dans le bain.

16° *Bain savonneux :*

Savon blanc du commerce.... 1 kilogramme.

Dissoudre à chaud dans 5 litres d'eau.

17° *Bain vinaigré.* — 1 litre de vinaigre dans un bain de son ou d'amidon.

18° *Bain arsenical.*

Arséniate de soude.......... 5 à 10 grammes.

19° *Bains d'eaux minérales, naturelles ou artificielles.* — Les formules varient avec les très nombreuses eaux minérales où sont envoyés les malades atteints de dermatoses.

B. — HYDROTHÉRAPIE. — *Douches.*

Les douches sont assez fréquemment prescrites dans certaines dermatoses, particulièrement dans les névro-dermites. Il faut bien savoir cependant que le médecin ne doit prescrire les douches qu'avec une grande prudence, et ne pas insister s'il constate une aggravation de la dermatose.

On divise les douches :

D'après leur température en : { chaude. / tiède. / froide. / écossaise. / alternative.

D'après leur application en : { générale. / locale.

D'après les formes du jet en : { douche en jet. / douche en pluie. / douche en cercles. / douche en colonnes. / douche en promenade.

Douche chaude. — 30 à 35°, excitante quand elle est courte, sédative lorsqu'elle est prolongée.

Douche tiède. — 20 à 30°, assez employée en dermatologie.

Douche froide. — 9° centigrades, tonique et sédative,
très courte, dix à trente secondes au plus. L'eau doit
avoir une certaine pression, c'est-à-dire être projetée
avec force.

Douche écossaise. — Douche chaude à 30°, portée
progressivement à 35°, 40° et 45° et suivie d'un jet froid
très court.

Douche alternative. — Eau chaude suivie de douche
froide pendant un nombre égal de secondes et en
répétant deux ou trois fois de suite cette alternance.

Douche en jet ou en lance, est la plus usitée. Le
malade est à 2 mètres environ de l'opérateur qui est
placé sur une tribune élevée de deux marches, et envoie
un jet d'eau sur la partie postérieure du corps, puis sur
la poitrine et les membres en terminant par les pieds.

Douche en pluie. — Large pomme d'arrosoir placée à
$2^m,50$ du sol. Le malade a la tête couverte d'un bonnet
de caoutchouc ou de toile cirée. Il doit pencher le haut
du corps en avant pour recevoir la douche sur le
tronc et non sur le vertex.

Douche en colonne. — C'est la douche en pluie avec
une lance au lieu d'une pomme d'arrosoir.

Douche en cercle ou en poussière. — Peu usitée en
dermatologie, en raison de l'excitation trop grande qu'elle
produit.

Douche en promenade. — Cylindre creux de $4^m,50$ de
long percé de nombreux trous, situé à $2^m,50$ du sol,
sous lequel le malade se promène.

Douches locales. — Ascendante, périnéale, vaginale,
rectale, etc., etc. — *Pulvérisations* chaudes, tièdes ou
froides, etc.

L'enveloppement dans le drap mouillé peut remplacer les douches, mais n'en a pas les avantages.

Le malade doit marcher avant la douche, faire des mouvements pendant la douche, s'habiller rapidement et faire après la douche un exercice actif (marche rapide, escrime, gymnastique, massage), pour activer la réaction.

L'eau employée peut être chargée de produits médicamenteux très variés (douche saline, sulfureuse, de Barèges, alcaline, etc.).

Ecchymose. — (Voir *Purpura*.)

Ecthyma. — On désigne sous ce nom une lésion cutanée caractérisée par une pustule large, étalée, arrondie, reposant sur une base dure, enflammée, donnant lieu à la formation de croûtes brunâtres dont la chute laisse après elle des cicatrices plus ou moins apparentes (Leloir et Vidal). — Pour ces deux auteurs, l'ecthyma est une dermatose spéciale, *sui generis*, *auto-inoculable et inoculable*. Pour Hébra, Kaposi, Radcliffe Crocker, etc., au contraire, l'ecthyma n'est pas une dermatose indépendante, mais bien une lésion cutanée pustuleuse secondaire à l'eczéma, à l'impétigo, à la phthiriase, à la gale, à l'urticaire, au prurigo de Hébra, etc., etc. Mais, ce qui semble bien confirmer l'opinion de MM. Leloir et Vidal, c'est que la pustule d'ecthyma inoculée ou auto-inoculée reproduit une vraie pustule d'ecthyma offrant tous les caractères de la pustule génératrice, suivant identiquement la même marche ; cette pustule d'inoculation peut également reproduire d'autres pustules d'ecthyma jusqu'à quatre et cinq générations successives. (*Traité descriptif des maladies de la peau*, 1891, 3e fascicule.)

L'ecthyma s'observe surtout sur les sujets anémiés,

débilités, cachectiques. Il est d'autant plus intense que les facteurs débilitants sont plus nombreux. — Enfance, vieillesse, alimentation défectueuse, diarrhée, épuisement, misère, alcoolisme, scrofulo-tuberculose, syphilis, diabète, albuminurie. — Convalescences des maladies graves, fièvre typhoïde, variole, etc.

On a signalé un ecthyma spécial des raffineurs et des sujets en rapports fréquents avec les chevaux.

Enfin, il n'est pas rare de constater l'existence de nombreux éléments d'ecthyma chez les sujets lymphatiques, cachectiques, débilités, atteints de phthiriase ou de gale. Aussi faut-il toujours, en présence d'un ecthyma, rechercher s'il n'existe pas de parasites.

Cliniquement, MM. Leloir et Vidal réduisent les très nombreuses espèces d'ecthyma décrites par les anciens auteurs à deux variétés principales.

A. — *L'ecthyma simple, vulgaire, à ulcération superficielle*. — La pustule parfaitement caractérisée, adulte, arrondie, bombée, remplie de sérosité purulente, à bords rouges indurés, à fond ulcéré, grisâtre, sanieux, arrive à son apogée à la fin du quatrième jour ; puis elle se dessèche, se recouvre d'une croûte brunâtre plus ou moins épaisse, qui se soulève par ses bords et tombe du seizième au vingtième jour laissant comme trace indélébile une cicatrice superficielle plus ou moins pigmentée. Quelquefois plus rapide, l'évolution est dans quelques cas plus lente, les pustules pouvant atteindre une dimension assez considérable, celle d'une pièce de 2 ou même de 5 francs, par exemple. Ces pustules sont le plus souvent multiples, disposées irrégulièrement, pouvant occuper toutes les régions du corps, mais surtout les membres inférieurs, particulièrement les fesses, le dos, les organes génitaux, la verge, où elles peuvent simuler un chancre syphilitique ; elles se développent sans fièvre, généralement. Mais parfois, quand l'éruption est abondante, il existe du malaise, un léger mouvement de fièvre, qui s'accentuent quand surviennent des complications telles que adénites, lymphangites, phlébites, phlegmons, etc.

B. — *Ecthyma à ulcération profonde.* — *Ecthyma térébrant, gangreneux.* — *Rupia escharotica.* — *Pemphigus gangreneux Bazin.* — Il comprend l'*Ecthyma infantile ou ulcéreux des nouveau-nés*, et l'ecthyma cachectique. Les pustules, semblables au début à celles que nous venons de décrire, prennent bientôt une coloration livide, grisâtre, brunâtre ; elles se rompent et l'ulcération produite s'étend en largeur et surtout en profondeur ; le fond en est sanieux, grisâtre, les bords sont arrondis, taillés à pic ; autour existe une aréole rouge violacée, livide. Ces ulcérations, qui siègent surtout aux cuisses, aux fesses, dans les régions dorsale, sacrée, inguinale et abdominale plus particulièrement exposées chez les enfants à la malpropreté, mais peuvent s'observer sur toutes les régions du corps, restent assez longtemps stationnaires, peuvent devenir gangreneuses, ou bourgeonnent, et guérissent, mais en laissant toujours une cicatrice plus ou moins déprimée. Le pronostic en est grave chez les enfants surtout et aussi chez les vieillards, car l'ecthyma térébrant indique une débilitation très grande, un état cachectique très accentué (athrepsie, syphilis grave, diabète, etc.).

Traitement. — L'ecthyma, avons-nous dit, est *auto-inoculable et inoculable.* En effet, on a trouvé dans les pustules d'ecthyma de nombreux micrococci (monococci, diplococci, staphylococci, streptococci). Ehlers aurait

découvert dans l'ecthyma infantile le bacille pyocya-
nique. Le traitement local consiste donc à faire usage
des antiseptiques pour guérir la lésion, et à empêcher
les auto-inoculations en isolant les éléments et en
supprimant le grattage. Au début, on prescrira des
bains amidonnés locaux ou généraux, des applications
de vaseline boriquée et des saupoudrages avec de la
poudre d'amidon et d'oxyde de zinc. Quand les croûtes
seront formées on les fera tomber soit avec des cataplasmes de fécule de pomme de terre tièdes arrosés
d'eau légèrement phéniquée, soit avec un bain amidonné
ou mieux sulfureux, si l'âge et l'état du sujet le permettent, soit avec des douches de vapeur, soit avec des
toiles de caoutchouc.

Puis on lavera les plaies avec une solution antiseptique : Eau phéniquée à 5 p. 100 ou 200. — Solution de sublimé à 1 p. 1 000 ou 2 000. — Solution de
chloral à 1 p. 200. — Solution de créoline ou de lysol à
2 p. 100, etc. — On applique ensuite une pommade au
calomel 1/20, ou au naphtol 1/20, ou au soufre, ou à la
résorcine, *ou mieux*, on recouvre exactement chaque
élément avec un petit fragment d'emplâtre de Vigo, ou
rouge de Vidal, ou au calomel, ou à l'oxyde de zinc et
à l'acide salicylique, etc. Cet emplâtre est renouvelé
toutes les vingt-quatre heures. Quand on le retire, on
fait un léger lavage antiseptique. Si la guérison se fait
attendre ou si la plaie a mauvais aspect, on peut la
cautériser avec une solution de nitrate d'argent, ou
d'acide phénique, ou d'hypochlorite de soude, ou bien
avec de la glycérine iodée ou de la teinture d'iode, ou
mieux encore on saupoudre la plaie avec de l'iodoforme,
ou de l'iodol, ou du salol, de l'aristol, ou du dermatol,
et on remet un fragment d'emplâtre.

Quand il y a menace de gangrène, le vin aromatique, la solution de chlorure de chaux, l'onguent Canet, le styrax pur ou mélangé à l'iodoforme ou à l'aristol (L. Brocq), seront particulièrement indiqués.

Il est très important de rechercher la cause probable de l'ecthyma, particulièrement, avons-nous dit, les poux et la gale, et de s'efforcer de les guérir le plus rapidement possible.

Enfin il faudra restaurer la santé générale par tous les moyens les plus actifs (régime tonique, réconfortant, hygiène sévère, propreté absolue, bains sulfureux, fortifiants, huile de foie de morue, quinquina, fer, etc. Repos absolu quand l'ecthyma occupera surtout les membres inférieurs).

Eczéma ou mieux **Eczémas**. — On ne saurait actuellement donner une définition de l'eczéma; alors qu'autrefois les auteurs faisaient de l'eczéma une affection cutanée spéciale, comprenant une foule de lésions bien distinctes, dermatose dartreuse pour les uns, dermatose exsudative pour les autres, catarrhe de la peau pour certains, les dermatologistes actuels sont à peu près unanimes à reconnaître que ce qu'on désigne sous le nom d'eczéma constitue un vaste groupe artificiel et confus qui doit être l'objet d'une revision complète, qu'il existe des *éruptions* dites *eczémateuses* des plus fréquentes, des mieux connues, dues à des causes très variées; de là la nécessité absolue, chaque fois que le médecin emploie le terme d'eczéma, d'ajouter un qualificatif précis, relatif à la localisation, au siège, à l'étendue, à la forme, à la nature présumée, à l'objectivité de la lésion cutanée.

Eczéma aigu, chronique, limité, généralisé, primitif, secondaire, rubrum, papuleux, vésiculeux, croûteux,

*séborrhéique, corné, acnéique, lichénoïde, sec, humide,
dysidrosique, pilaire, impétigineux, infantile, sénile,
diabétique, goutteux, du cuir chevelu, de la face, palpébral, orbiculaire, des fosses nasales, des oreilles, récidivant pilaire de la lèvre supérieure, des muqueuses, anal,
scrotal, vulvaire, lingual, du mamelon, des plis, intertrigineux, variqueux, pédiculaire, pthiriasique, acarien, des
ongles,* etc., etc.

On le voit, les variétés d'éruptions eczémateuses sont
infinies; une revision sévère s'impose; mais dans ce
traité nous ne pouvons nous laisser entraîner dans la
discussion de la constitution d'un cadre nosologique et
nosographique qui renfermerait les seules lésions cutanées susceptibles d'être étiquetées « eczémas ». Nous
procéderons par élimination et renverrons le lecteur
aux articles *Éruptions artificielles, Dysidrose, Impétigo,
Intertrigo, Lichen, Parasites, Trichophytie, Diabétides,*
etc., pour les éruptions eczématiques désignées par
certains auteurs sous le nom d'eczéma artificiel, impétigineux, intertrigineux, dysidrosique, lichénoïde,
parasitaire, marginé, diabétique, etc.

Les autres éruptions eczémateuses qui, bien que très
nombreuses, semblent constituer jusqu'à nouvel ordre
un genre dermatologique assez précis quoiqu'ayant une
origine souvent très dissemblable (voir plus loin *Étiologie générale*) peuvent cliniquement se présenter sous
deux formes distinctes, que l'on retrouve du reste dans
les descriptions des anciens auteurs : 1° les eczémas
aigus; 2° les eczémas chroniques. Hâtons-nous d'ajouter
que les eczémas dits chroniques sont beaucoup plus
fréquents et sont tantôt dus au passage de l'état aigu à
l'état chronique, tantôt chroniques d'emblée.

A ces deux formes, nous ajouterons une troisième très

fréquente, très intéressante, mise en lumière par Unna, et actuellement encore sujette à discussion : c'est l'*Eczéma séborrhéique,* dont la nature parasitaire semble très probable. (Voir *Séborrhée.*)

Enfin les éruptions eczémateuses présentent des particularités très importantes suivant leur siège, leur étendue, leur cause probable, l'âge du sujet, etc. Aussi ne donnerons-nous pas une description d'ensemble des eczémas, mais nous nous contenterons, à propos des variétés les plus importantes, d'indiquer leurs principaux caractères.

En résumé, les lésions cutanées qui méritent bien d'être rangées, selon nous, dans le cadre actuel, mais non définitif, des eczémas proprement dits, sont caractérisées objectivement par l'inflammation dermo-épidermique (rougeur, tuméfaction de la peau, suintement, vésiculation, éruption souvent polymorphe, croûtes, desquamation, prurit, etc.). Leur étiologie est des plus complexes : Hébra, Kaposi et leurs élèves considèrent l'eczéma comme une dermite inflammatoire provoquée par toutes les irritations extérieures chimiques ou physiques. Les auteurs français au contraire, ainsi que beaucoup d'autres dermatologistes, tout en admettant nettement l'influence des agents irritants venus du dehors, quelle que soit leur nature, parasites, microbes, chaleur, froid, traumatismes, liquides organiques, médicaments, etc., etc., estiment que dans la grande majorité des cas la lésion eczémateuse est due à une condition individuelle spéciale, héréditaire ou acquise, à un état général particulier, à une dyscrasie liée à un état pathologique un trouble fonctionnel quelconques, qu'il importe toujours de rechercher quand on se trouve en présence d'un eczémateux. Pour Unna enfin, et cette opinion semble réelle dans un certain nombre de cas bien déterminés, mais ne peut s'appliquer à la majorité des cas, l'eczéma est une affection inflammatoire, cliniquement et anatomiquement, affection dans laquelle des *micro-organismes* jouent un très grand rôle, soit qu'ils provoquent directement, soit qu'ils ne déterminent que des modifications secondaires; « mais, pour que l'eczéma se produise, il faut que l'épiderme et ses annexes soient un bon terrain de culture, et cette condition comprend tout ce que l'on a rangé parmi les causes *prédisposantes* et *excitantes* ». Cette théorie mixte très séduisante d'Unna sera peut-être confirmée plus tard; mais actuellement le micro-organisme est encore à trouver; alors même qu'on le découvrirait, il s'agirait de savoir s'il est réellement pathogène, ou si au contraire ce n'est pas un parasite banal qui devient nuisible quand il rencontre certaines conditions spéciales. Aussi nous pensons qu'il convient actuellement de conclure que l'eczéma, abstraction faite des dermites eczématiques artificielles, est tantôt une *maladie réelle* caractérisée par la manifestation cutanée d'un état général particulier quel que soit le nom que l'on donne à ce trouble général de l'organisme (diathèse, dyscrasie, ralentissement de la nutrition, etc.), tantôt une *lésion cutanée bien déterminée,* provoquée par un agent irritant, parasitaire ou autre, mais survenant toujours dans des conditions individuelles particulières, héréditaires ou acquises.

Aussi le traitement des eczémateux, contrairement à la doctrine de l'École de Vienne, comporte-t-il deux indications capitales :

1° *Traitement* général des eczémateux;

2° *Traitement* local.

Mais d'abord se pose une question des plus intéressantes : Faut-il toujours traiter l'eczéma?

Certainement oui, il faut toujours *traiter* un eczéma, et par traiter, je veux dire surveiller médicalement la lésion cutanée, empêcher, si c'est possible, son extension rapide, calmer le prurit et en même temps traiter l'état général constitutionnel du sujet. Mais il nous paraît indiscutable qu'il faut, dans bien des cas que nous allons spécifier, agir avec la plus grande circonspection, et parfois même s'opposer à l'extinction trop rapide, à la suppression brusque de l'eczéma.

Il est certain que, quand on se trouve en présence d'un eczéma aigu ou même chronique survenant sur un sujet adulte sain ou ne présentant qu'une tare constitutionnelle légère, sans grande importance, il faut instituer un traitement actif, et s'efforcer de faire disparaître au plus vite l'éruption.

Mais il n'en est pas toujours ainsi, et dans bien des cas le médecin se trouve en présence d'eczémas qui semblent dus à l'élimination par la peau de substances toxiques excrémentitielles désassimilées. La peau représente alors un *champ émonctorial, une surface de dérivation ou de révulsion* (E. Besnier), qu'il serait imprudent de supprimer. Les anciens médecins, partisans de la théorie humorale, avaient peut-être exagéré la fréquence de ces eczémas qu'il importe sinon de respecter du moins de ne pas combattre trop activement ; mais des faits chimiques fort nombreux confirment cette théorie, quoi qu'en pensent Kaposi et quelques-uns de ses élèves.

C'est ainsi que *chez les enfants*, et surtout dans la *première enfance*, l'eczéma doit toujours être traité avec les plus grands ménagements, surtout quand il est très étendu et quand l'état de l'estomac, de l'intestin, des bronches et du cerveau n'est pas *absolument* parfait. Il ne faut jamais employer de topiques trop énergiques ou toxiques, ne soigner l'eczéma que par fractions cutanées. Notre ami le Dr Gaucher [1] a fort bien décrit à notre sens les indications de ce traitement : « Il faut procéder avec douceur pour habituer l'organisme à la suppression de l'émonctoire cutané, et donner le temps aux principes toxiques de prendre peu à peu une autre voie d'élimination, celle de l'intestin ou du rein. Il est même nécessaire de provoquer cette substitution d'émonctoire en administrant des purgatifs et des diurétiques dont le meilleur est le lait. » — Il conviendra également d'agir de même chez les adultes et les sujets âgés eczémateux atteints d'emphysème, d'asthme, de bronchite chronique, de dilatation des bronches, de tuberculose pulmonaire ou dont les lésions cutanées occuperont le tronc, ou bien chez ceux atteints de lésions rénales ou hépatiques ou gastro-intestinales, quelle que soit la localisation de l'eczéma, ou enfin et surtout chez les sujets dits *cérébraux*, c'est-à-dire atteints d'une affection cérébrale, mentale, ou y étant prédisposés héréditairement, dont l'eczéma occupera particulièrement le cuir chevelu.

Chez tous ces eczémateux, le traitement devra toujours être très réservé, et suspendu, s'il survient une aggravation de la maladie organique. Ces réserves s'appliquent encore plus aux eczémateux diathésiques présentant des *alternances morbides*. Il n'est pas rare en effet d'observer des sujets atteints de rhinite, de

1. E. GAUCHER. — Communication au 1er Congrès international de Dermatologie. *Comptes rendus*, Paris, 1889, page 538 et suivantes. Pathogénie et métastases de l'eczéma, particulièrement chez les enfants.

laryngite, de bronchite, d'asthme, de dyspepsie, de
gastralgie, de diarrhée, de rhumatisme, de goutte, de
névralgies, de troubles cérébraux variés, qui constatent
la diminution ou la disparition de ces troubles quand
apparaît une poussée eczémateuse, et leur réapparition
quand l'eczéma a été supprimé.

Il faut bien se garder de croire que ces faits sont
absolus, et qu'il en est toujours ainsi : mais il n'en est
pas moins certain qu'il faut toujours, en présence d'un
sujet atteint d'eczéma, et surtout d'eczéma ancien plus
ou moins étendu, faire un examen complet de tous ses
organes, de toutes ses fonctions, bien connaître son état
pathologique antérieur et n'instituer le traitement
approprié à chaque cas et toujours surveillé avec soin
qu'en toute connaissance de cause. — D'ailleurs l'eczéma,
quand il n'est pas étendu, quand il siège sur une région
couverte, quand il n'est pas prurigineux, constitue une
affection parfaitement compatible avec la vie commune
et bien plus tolérable souvent que les autres affections
avec lesquelles il est susceptible d'alterner dans certains
cas.

1° **Traitement général, régime et hygiène des eczémateux**. — Depuis la plus haute antiquité, et malgré
l'opinion de Hébra, Kaposi, etc., on a constaté l'efficacité
du régime alimentaire et de l'hygiène pour combattre les
eczémas. Mais on ne saurait indiquer une ligne de con-
duite constante absolue ; il faut un régime rationnel et
spécial à chaque individu ; car ce qui convient à l'un
peut avoir chez un autre les plus fâcheuses consé-
quences ; et il faut se méfier des prescriptions fixes, des
formules diététiques routinières.

Il semble donc difficile d'indiquer le régime aliment-
taire systématique à prescrire aux eczémateux : il varie

suivant les pays, les races, l'âge, le tempérament, les habitudes, les professions, le genre de vie, les aptitudes individuelles des malades. Cependant on peut dire qu'en général les excitants divers doivent être exclus de l'alimentation des eczémateux et particulièrement les liqueurs fortes, l'alcool, le vin pur, les poissons de mer, les coquillages, les crustacés, les salaisons, le gibier faisandé, la charcuterie, le porc salé, les fromages fermentés, les épices, en un mot tous les aliments qui sont d'une digestion difficile : c'est en effet le bon fonctionnement des voies digestives et aussi des autres organes qu'il s'agit d'obtenir, et pour cela il ne suffit pas de proscrire de l'alimentation tel ou tel aliment, mais il faut encore déterminer d'une manière précise pour chaque sujet ce qui est utile ou nuisible à sa constitution. Le Dr Schweninger, qui a fait sur la diététique en général des travaux si remarquables, a vu des eczémas anciens, rebelles, disparaître d'une manière surprenante, alors qu'ils avaient résisté pendant des années au traitement local et général, sous l'influence d'un simple changement de régime, par exemple en donnant des aliments solides au lieu d'aliments liquides, ou bien en séparant les aliments liquides des aliments solides, ou bien en prescrivant des repas très peu copieux, mais répétés très souvent, ou bien en ne conseillant qu'un seul mets à chaque repas, mais en changeant chaque fois, ou bien en changeant l'heure des repas, ou bien encore en conseillant une quantité de liquide aussi considérable que possible à doses fractionnées, mais souvent répétées, enfin par une foule de moyens insignifiants en apparence qui naturellement varieront suivant les individus.

Chez les enfants eczémateux surtout, l'alimentation

joue un rôle très important : il faut, si l'enfant est nourri au sein, surveiller l'alimentation de la nourrice, et prescrire avec le plus grand soin des tétées à intervalles réguliers. S'il est élevé au biberon, la même régularité dans les repas s'impose : il faut donner du lait d'excellente qualité, autant que possible de la même vache, pur ou coupé, suivant les indications, d'un peu d'eau de chaux ou d'eau minérale alcaline (Vichy, Vals). On évitera surtout de donner de bonne heure à l'enfant autre chose que du lait : la viande est particulièrement mauvaise dans les eczémas de l'enfance.

Chez tous les eczémateux, il faudra obtenir la régularité des garde-robes, moins cependant, si c'est possible, par des médicaments (laxatifs doux, poudre laxative de Vichy, rhubarbe, podophylle, tamar indien, cascara sagrada, huile de ricin, thé purgatif, eau de Rubinat, de Montmirail, de Carabana, de Villacabras, etc.) que par des substances qui rentrent dans les aliments et les boissons (fruits frais, lait, compotes, pruneaux, légumes verts cuits, jus de citron, miel, etc., etc.). En outre on examinera fréquemment les urines afin de constater le bon fonctionnement de l'émonctoire rénal. Enfin on conseillera le repos, la tranquillité d'esprit, la réglementation du sommeil, l'exercice modéré, la vie à la campagne, en un mot tout ce qui constitue une bonne hygiène.

Le TRAITEMENT GÉNÉRAL de l'eczéma est celui des eczémateux, c'est-à-dire qu'il varie pour ainsi dire avec chaque cas, suivant la constitution, l'âge, les conditions pathologiques du sujet : il dépend, en un mot, de l'examen approfondi du malade, et aussi de l'espèce particulière d'eczéma. Il n'existe pas de médicament interne spécifique de l'eczéma, ce qui s'explique aisément par la multiplicité des causes productrices des lésions eczémateuses. On a conseillé les alcalins, les sulfureux, le fer, les arsenicaux, l'ergotine, l'huile de foie de morue, enfin toute la série des eaux minérales.

En réalité, ces agents médicamenteux s'adressent à la constitution du sujet, à l'état diathésique (arthritisme, névropathie, scrofule, etc.).

Les *alcalins* sont très employés, ils conviennent surtout aux arthritiques francs, c'est-à-dire aux sujets atteints de goutte, de gravelle, d'asthme, de rhumatisme, de coliques hépatiques, de dyspepsie, de crises congestives variées, de diabète, d'obésité, d'hyperidrose, de migraines, etc.

On peut les prescrire sous toutes les formes, leur énumération serait fastidieuse. On prescrira surtout le bicarbonate de soude (à doses élevées), le benzoate de soude, le salicylate de soude (aux rhumatisants), le benzoate et le salicylate de lithine (aux sujets atteints de lithiase rénale ou biliaire), etc. Bazin prescrivait le sirop suivant :

> Bicarbonate de soude........ 10 grammes.
> Sirop de fumeterre........... 300   —

Une cuillerée à soupe avant chacun des deux principaux repas.

L. Brocq modifie ce sirop de la façon suivante :

> Benzoate de soude......... 2 à 5 grammes.
> Bicarbonate de soude....... 12   —
> Sirop de fumeterre........ ⎫
> Sirop de gentiane......... ⎬ àà 150 grammes.
> Sirop de saponaire........ ⎭

F. S. A. **Dissolution à froid.**

De 2 à 4 cuillerées à soupe par jour.

On peut remplacer ce sirop par des cachets médicamenteux renfermant en outre des alcalins, des médicaments destinés à produire l'antisepsie gastro-intestinale :

Bicarbonate de soude....... 15 grammes.
Magnésie calcinée.......... ⎫
Craie préparée............. ⎬ ãã 5 grammes.
Benzo-naphtol.............. ⎭ 15 —

F. S. A. 40 cachets médicamenteux.

En prendre un avant chaque repas.

On conseillera en outre de boire aux repas l'une des
eaux minérales alcalines que nous indiquerons plus loin,
et qui varieront suivant les cas.

Les sulfureux s'adressent surtout aux jeunes eczémateux lymphatiques et anémiques et dans les cas
d'eczéma séborrhéique. Eaux minérales sulfureuses.

Opiat de soufre :

Soufre sublimé et lavé.............. 0gr,50
Miel......................... ⎫
Racine de réglisse pulvérisée.. ⎬ ãã   q. s.

M. 2 cuillerées à café par jour.

Électuaire de soufre :

Soufre sublimé et lavé....... ... 30 grammes.
Nitrate de potasse............ 15 —
Miel blanc.................... 90 —

M. 2 cuillerées à café par jour.

Pilules de sulfure de fer :

Sulfure de fer............... ⎫
Extrait de gentiane.. .... ⎬ ãã 5 grammes.
Poudre de gentiane......... ⎭

F. S. A. 50 pilules, 2 à 4 par jour.

Iodure de soufre (DEVERGIE), à la dose de 5 à 10 centigrammes par jour (peu employé).

On peut remplacer le soufre par l'ichthyol, soit en

solution, soit en capsules ; mais ce médicament a l'inconvénient de provoquer des nausées et des renvois des plus désagréables. Dans quelques cas cependant il stimule notablement l'appétit.

Le *fer*, sous ses différentes formes, est conseillé aux eczémateux lymphatiques et surtout anémiques, de même l'huile de foie de morue qui est très employée surtout chez les enfants : il faut qu'elle soit prescrite à doses relativement élevées.

L'*arsenic*, on le sait, est prescrit souvent sans discernement dans toutes les dermatoses, et particulièrement dans l'eczéma. Or, il est susceptible *dans bien des cas* d'eczéma aigu, ou même chronique avec poussée subaiguë, de provoquer une irritation cutanée manifeste. On ne doit donc le conseiller qu'avec *prudence et en surveillant bien les malades,* dans les cas d'eczéma sec, squameux, tenace, s'accompagnant d'un épaississement marqué de la peau : on peut alors le *prescrire à doses croissantes, jusqu'à ce qu'il y ait réelle intolérance.* Les préparations arsenicales généralement employées sont les suivantes : Liqueurs de Fowler et de Pearson ; Solution d'arséniate de soude (L. BROCQ).

Arséniate de soude............	10 centigrammes.
Eau distillée de laurier-cerise..	50 grammes.
Eau distillée.................	200 —

M. S. A.

De 1 à 4 cuillerées à café par jour, avant chaque repas. Chaque cuillerée à café contient 2 milligrammes d'arséniate de soude.

Ou bien, chez les arthritiques (L. BROCQ) :

Arséniate de soude........	2 centigrammes.
Benzoate de soude........	2 à 5 grammes.
Bicarbonate de soude.... .	10 —

Sirop de fumeterre........ }
Sirop d'écorces d'oranges } ââ 200 grammes.
  amères............... }
F. S. A. Dissolution à froid.

De deux à quatre cuillerées à soupe par jour. Chaque cuillerée contient 1 milligramme d'arséniate de soude. Ces doses, croyons-nous, doivent être dépassées. On peut encore prescrire la mixture ferro-vineuse et arsenicale de Wilson, dont voici la formule (KAPOSI) :

Solution d'acide arsénieux dans
  l'acide chlorhydrique, Liquor
  arsenici chloridi. — Liqueur de
  Pearson..................... 10 grammes.
Sirop simple.................. 10   —
Vin ferrugineux............... 60   —
Eau distillée.................. 80   —

Une cuillerée à bouche chaque jour.
Ou bien les pilules suivantes :

Fer citro-ammoniacal........... 5 grammes.
Arsenic blanc.................. 0gr,04.
Extrait et poudre de racine de
  gentiane.................... q. s.

Pour faire 50 pilules, 2 à 8 pilules par jour.

Ces derniers médicaments ainsi que l'arséniate de fer sont indiqués surtout pour les eczémateux anémiques. Quand l'estomac sera intolérant, on pourra recourir aux injections arsenicales hypodermiques.

Liqueur de Fowler................. 1 partie.
Eau distillée................ .... 2 parties.
1 seringue.

Liqueur de Fowler.......... 10 grammes.
Eau distillée............... }
Glycérine.................. } ââ 5 grammes.
1/2 seringue.

Arséniate de soude.......... 0gr,05 à 0gr,10.
Eau distillée................ 10 grammes.
1/4 ou 1/2 seringue.

Les autres médications internes conseillées aux eczémateux sont nombreuses, et, comme les précédentes, ont surtout pour but de modifier la constitution du sujet; quelques-unes s'attaquent à certaines manifestations symptomatiques de l'eczéma (prurit, inflammation, etc.) : signalons particulièrement l'*ergotine* (E. BESNIER), dans quelques cas d'eczémas variqueux, dans les formes congestives, dans les eczémas généralisés, — le sulfoichthyolate de soude (eczémas séborrhéiques), le tartrate d'antimoine (M. MORRIS), le bromhydrate de quinine (dans les eczémas aigus à récidives fréquentes), enfin toute la série des médicaments dits sédatifs du système nerveux quand il existe un prurit très intense, et surtout quand le malade est très nerveux. Mais il faut les prescrire avec prudence, la plupart d'entre eux (opium, chloral, bromure, antipyrine) étant susceptibles de provoquer des dermites violentes chez les sujets prédisposés. — Vidal et Brocq recommandent spécialement l'*asa fœtida* (en pilules ou en suppositoires, asa fœtida 1 gramme, beurre de cacao 5 grammes), la *valériane* et les *valérianates*, le musc, le castoréum.

Pour terminer, nous signalerons la série illimitée des médicaments (tisanes, sirops, pilules), dits *dépuratifs*, *amers*, qui jouissent pour la plupart d'une grande vogue dans le public. On ne saurait méconnaître leur action bienfaisante dans certains cas, due à ce qu'ils facilitent alors l'élimination des produits excrémentitiels et des toxines qui, accumulés dans l'organisme, favorisent parfois l'apparition ou la persistance de certains eczémas.

De la même façon agiraient les sétons, les vésicatoires, les cautères qu'on appliquait autrefois pour tirer au dehors les « humeurs peccantes ». Il est évident que les vieilles doctrines humorales semblent trouver aujourd'hui un appui dans les théories modernes des auto-intoxications ; n'a-t-on pas tout récemment découvert dans l'urine une ptomaïne spéciale à l'eczéma (l'eczémine)? Quoi qu'il en soit, nous citerons, parmi les plus répandus de ces *dépuratifs*, la pensée sauvage, la douce-amère, la gentiane, le houblon, la bardane, la patience, la salsepareille, la saponaire, la fumeterre, etc., etc., Devergie conseillait le rob dépuratif suivant :

Patience.................		
Bardane.............. ··	} àâ 100 grammes.	
Saponaire..... ·..........		
Gaïac...................		
Sené.....................	25	—
Sucre et miel.............	àâ 500	—
Eau	1500	—

F. S. A.

Reste la question des *eaux minérales*. Et d'abord nous devons déclarer qu'il n'en existe aucune qui puisse prétendre guérir les eczémas réellement ; certaines peuvent donner d'excellents résultats, qui ne seront pas constants et resteront subordonnés à chaque cas particulier. D'une façon générale, les eaux minérales agissent soit directement en modifiant favorablement la manifestation cutanée, soit indirectement en s'attaquant à la constitution du sujet, en l'améliorant, et conséquemment en retardant ou supprimant les récidives. Les premières sont rares, et n'ont une action réelle que dans un nombre de cas restreint ; en effet, ainsi que le conseille M. E. Besnier, il faut considérer comme une contre-indication essentielle, sauf de rares exceptions, la *période ascensionnelle* de l'eczéma. Les eaux qui jouissent de la meilleure réputation à cet égard sont celles d'Uriage (sulfosalines), de Royat (alcalines), de Luchon, de Cauterets, d'Enghien (sulfureuses), de Sail-les-Bains (Loire) (alcalines et *silicatées*), de la Bourboule (arsenicales), etc. Les secondes sont beaucoup plus nombreuses : ce sont toutes celles en effet qui sont susceptibles de combattre l'état diathésique ou l'état pathologique accidentel du sujet, et l'on pourrait énumérer toutes les eaux minérales préconisées contre l'arthritisme et ses nombreuses manifestations, le lymphatisme, la scrofule, l'anémie, la chlorose, le nervosisme, etc. En outre de celles indiquées plus haut, nous citerons encore Vichy, Vals, Pougues, Contrexéville, Vittel, Évian, Salies-de-Béarn, Briscousse, Biarritz, Plombières, Luxeuil, Néris, Bagnères, Martigny, Salins, Ax, etc., et toute la série des eaux purgatives. Quant au traitement hydrominéral à suivre à la station thermale, il devra être dirigé par le médecin de cette station, qui connaît exactement la composition et les indications des différentes sources.

Traitement local. — Il constitue, d'après Hébra et Kaposi, le seul traitement véritable de l'eczéma. Nous avons vu qu'à notre sens, au contraire, il devait, dans bien des cas, céder le pas au traitement général, au régime, à l'hygiène. Ce n'est que dans les eczémas dits de cause externe, qui sont bien plus des dermites que des eczémas au sens propre du mot, que le traitement local est seul indiqué, et encore faut-il ajouter que même dans ces cas les lésions eczématiques sont presque toujours sous la dépendance d'un état particulier de l'organisme qu'il convient de rechercher et de traiter, ne serait-ce qu'une simple intolérance alimentaire ou médicamenteuse qui serait passée inaperçue.

Les modes de traitement, plus ou moins systématiques, les agents médicamenteux préconisés contre les eczémas sont innombrables. Beaucoup d'entre eux non seulement ne guérissent pas la dermatose, mais encore provoquent des poussées inflammatoires parfois très sérieuses. De toutes les maladies de la peau, les eczémas sont certainement les plus difficiles à traiter, et celles qui occasionnent les plus grands mécomptes aux médecins. Aussi conseillons-nous d'une façon générale d'éviter toutes les médications irritantes, — « D'abord ne pas nuire au malade », — de n'employer que des moyens calmants, émollients, surtout dans les eczémas aigus ou irritables, de ne recourir aux agents énergiques qui dans des mains exercées donnent souvent de très bons résultats que si l'on a affaire à des eczémas rebelles, chroniques, s'accompagnant d'un épaississement notable de la peau.

Le traitement local des eczémas en général varie suivant qu'il s'agit d'un eczéma aigu ou chronique en état d'activité, ou bien d'un eczéma chronique, rebelle, torpide ; il varie également suivant le siège de l'eczéma.

Nous indiquerons successivement :

1º Le traitement des eczémas en période d'activité ;

2º Le traitement des eczémas chroniques, rebelles, torpides, etc. ;

3º Le traitement particulier des eczémas spéciaux, relativement à l'âge du sujet, à la localisation de l'éruption, etc.

Quant à l'eczéma séborrhéique, il semble difficile de séparer son étude de celle de la séborrhée en général. (Voir *Séborrhée*.)

1° Traitement local des eczémas aigus ou des eczémas chroniques en période d'activité, d'irritation, soit spontanée, soit provoquée.

(Eczéma aigu vulgaire. — Eczéma rubrum généralisé. — Eczéma chronique irrité ou en période d'activité. — Eczéma suintant vésiculeux. — Eczéma enflammé des plis. — Eczéma impétigineux, etc.)

Il faut d'abord écarter toutes les causes d'irritation, d'inflammation, de prurit (médicaments irritants, frottement du linge, des vêtements ou des bandages, chaleur, froid, liquides organiques, sueur, urine, matière sébacée, etc.), mettre la région atteinte dans les meilleures conditions d'asepsie, et prescrire le repos complet de cette région, dans la situation la plus favorable à la libre circulation du sang (élévation des membres supérieurs).

Puis on pratiquera le pansement de la lésion eczémateuse ; on aura recours pour cela à l'un des trois procédés suivants, en ayant soin de choisir d'abord celui qui semble le mieux approprié au cas présent, et de le remplacer par un autre ou de l'alterner avec les deux autres, suivant les résultats obtenus. — 1° Poudres inertes. — 2° Enveloppements humides. — 3° Corps gras. (E. Besnier.)

1° Poudres inertes. — Elles sont particulièrement indiquées dans les cas d'eczéma très étendu, très irritable, occupant les plis, irrité par les réactions organiques (vulve, aisselle, espaces interdigitaux, plis sous-mammaires, aines (intertrigo), repli rétro-articulaire, etc.). Les plus employées sont les suivantes :

Amidon, quand l'eczéma est très étendu ; il ne faut pas craindre alors de l'appliquer en très grande quantité. — Poudres de lycopode, d'arrow-root, de talc de

Venise, de kaolin, de riz, pures ou associées entre elles ou à d'autres poudres, telles que : oxyde de zinc, sous-nitrate de bismuth, acide borique, magnésie carbonatée, dermatol, etc., etc.

Exemple :

Poudre d'amidon...............	100	grammes.
Talc pulvérisé.................	20	—
Oxyde de zinc.................	5	—
Poudre d'iris de Florence......	5	—

M. S. A.

Quand le prurit est très vif, on peut incorporer à cette poudre un peu de camphre pulvérisé.

Ou bien (KAPOSI) :

Oxyde de zinc..............	} ââ 5 grammes.	
Sous-nitrate de bismuth....		
Poudre de talc de Venise....	50	—
Céruse....................	2 gr, 50	

M. S. A.

Après avoir saupoudré les parties malades avec l'une de ces poudres, il faut les recouvrir, surtout quand l'eczéma siège dans les plis cutanés, avec de la toile très fine, de la mousseline, de la batiste, imprégnées de poudre et fréquemment renouvelées.

2° *Enveloppements humides.* — Ils se font à l'aide de cataplasmes, de compresses imprégnées d'un liquide émollient et aseptique quelconque ou de toiles imperméables. Quant aux bains proprement dits, ils sont en général et *dans la très grande majorité des cas fort mal supportés* par les eczémateux. Toutefois, quand l'eczéma est généralisé, très douloureux, très prurigineux, comme tout mode de pansement est très difficile, on peut essayer un grand bain d'amidon ou de son, ou d'eau de tilleul, de camomille ou de glycérine ; mais ce bain doit être très court, dix ou quinze minutes environ, et *tiède*, à 30° ou 32° environ. Au sortir du bain, on saupoudre largement les surfaces malades avec l'une des poudres indiquées. Kaposi recommande d'essayer dans les cas d'eczémas très intenses et généralisés les bains continus tels qu'ils sont donnés à Vienne.

Les *cataplasmes* rendent de très grands services dans le traitement des eczémas aigus. Ils doivent être préparés par ébullition avec de la fécule de pomme de terre, d'amidon ou de graine de lin déshuilée, et de l'eau renfermant 2 à 5 pour 100 de bicarbonate de soude et 1 pour 100 d'acide borique. On étale la pâte bien préparée en masse peu épaisse sur une toile usée très fine ou sur de la mousseline, on laisse tiédir, on applique le cataplasme refroidi sur la surface malade, on le recouvre de taffetas gommé ou d'une toile imperméable fine pour empêcher son évaporation, et on maintient le tout avec un bandage bien appliqué, mais non compressif.

Dès qu'une odeur aigrelette se détache du cataplasme, c'est-à-dire au bout de deux, trois à quatre heures il faut le retirer, et en appliquer un autre.

Quand les cataplasmes ne donnent pas de bons résultats, ou ne peuvent être appliqués soit à cause de la localisation de l'eczéma, soit parce que le malade indigent ne peut les faire ou pour toute autre raison, on peut les remplacer par le moyen suivant. On trempe une compresse de toile fine pliée en quatre ou en huit, ou de la mousseline, ou de la tarlatane également pliée en huit doubles soigneusement antiseptisée dans une eau émolliente quelconque (eau de son, d'amidon, de guimauve, décoction de racine d'aunée ou d'hélénine, de sureau, de têtes de camomille), additionnée de bicarbonate de soude et d'acide borique dans les proportions susindiquées, on les presse, et, quand elles sont bien étanchées, on les applique avec grand soin sur la région malade, et on les recouvre d'une toile imperméable fine, puis on les maintient à l'aide d'un bandage.

Ce mode de pansement doit être, comme les cataplasmes, renouvelé très fréquemment. Comme eux également, il peut être mal supporté ou impraticable malgré sa simplicité : on peut alors le remplacer par l'enveloppement des régions malades avec *des toiles imperméables très fines* appliquées directement sur les lésions eczémateuses ; elles s'opposent à l'évaporation et constituent pour ainsi dire un bain permanent ; il faut les enlever matin et soir, les bien laver et essuyer, puis les remettre en place. On emploie surtout la toile de caoutchouc *très fine* et non épaisse, comme, ainsi que le fait observer le docteur E. Besnier, beaucoup de médecins font usage avec une persistance malheureuse. Avec cette toile de caoutchouc, on peut fabriquer des masques, des bonnets, des bandelettes, des suspensoirs, des gants, etc., qui peuvent s'appliquer très exactement sur chaque région. Il est bon de conseiller au malade d'en avoir deux, de façon que l'une soit nettoyée très complètement et sèche pendant que l'autre est en place. Les toiles de caoutchouc rendent de très grands services dans un certain nombre d'eczémas aigus localisés, mais elles sont assez souvent mal supportées par les malades.

Ces différents modes de pansement par l'enveloppement humide, outre qu'ils calment l'irritation cutanée, diminuent souvent le prurit et font tomber les croûtes : quand la surface malade est ainsi détergée, on peut n'avoir plus recours qu'aux applications pulvérulentes,

mais souvent il faut agir plus activement, soit en raison
de l'intensité des lésions, de leur ténacité, soit à cause
des phénomènes douloureux qui persistent : il faut
alors, si on veut s'en tenir au traitement humide, appliquer *les compresses* suivant le mode que nous avons
indiqué plus haut, des compresses imbibées de liquides
un peu plus énergiques, tels que : infusions ou
décoctions émollientes et boriquées renfermant en
petite quantité de l'alcool, ou de l'acide salicylique ou
de l'ichthyol, ou de la créoline, ou de l'acétate d'alumine (10 à 15 0/0), ou du thymol (1/1000), etc , etc.
On pourra également avoir recours aux pulvérisations
chaudes. Quand ces moyens auront échoué, on prescrira :

3º *Les corps gras* (huiles, glycérolés, pommades). —
Ils doivent être employés avec la plus extrème réserve,
car souvent non seulement ils ne guérissent pas l'eczéma
aigu, mais encore l'aggravent. En tout cas, il ne faut
prescrire que des corps gras très frais, très bien préparés, ne renfermant aucune substance irritante, par
exemple l'axonge fraîche, le liniment oléo-calcaire, pur
ou additionné de très faibles quantités de laudanum,
d'acide borique ou de bicarbonate de soude, le glycérolé
d'amidon à la glycérine neutre, le cold-cream bien
fraîchement préparé, la pâte de zinc, l'huile d'amandes
douces, etc. Il ne faut pas mettre ces corps gras directement sur la surface malade, mais en recouvrir des
linges très fins qu'on appliquera ensuite, et qu'on recouvrira d'une fine toile imperméable. Ces pansements
seront renouvelés très fréquemment.

Tels sont les différents traitements employés contre
l'eczéma à sa période aiguë. Nous ne saurions trop répé-
ter qu'il faut agir avec une grande prudence, supprimer

un mode de traitement dès qu'il semble produire de l'irritation, en essayer un autre, quitte à reprendre le premier plus tard, quand l'état aigu sera calmé, sans que toutefois on puisse considérer la lésion observée comme un eczéma chronique dont nous indiquerons plus loin le traitement. On pourra essayer les différentes pommades suivantes, en tâtonnant, en commençant par les plus anodines, en les supprimant si elles irritent et en revenant aux procédés de douceur (douches, cataplasmes, enveloppements humides, corps gras simples).

1° Pommade avec :

> Lanoline.................. } àà 25 grammes.
> Vaseline..................
> Oxyde de zinc........... de 5 à 20 gr.

Faire une pâte bien souple.

2° Onguent diachylon de Hébra (assez irritant) :

> Emplâtre diachylon simple } àà 100 grammes.
> Vaseline ....

Faites fondre et mêlez.

3° Crème de glycérine de Kaposi :

> Amidon pur................ 10 grammes.
> Glycérine................. 40 —

Faites cuire et mêlez.

4° Onguent d'E. Wilson :

> Benjoin pulvérisé........... 6 grammes.
> Axonge fraîche............. 160 —

Faites digérer, passez et ajoutez :

> Oxyde de zinc.............. 25 grammes.

5° (Hardy) :

Cold-cream...................	30 grammes.
Glycérine....................	8 —
Oxyde de zinc...............	2 —
Teinture de benjoin...........	XV gouttes.

M. S. A.

6° (E. Besnier) (quand l'état aigu est à peu près calmé) :

Acide salicylique.............	de 50 cent. à 2 gr.
Oxyde de zinc................	} ãã 24 grammes.
Poudre d'amidon...........	
Lanoline..................	de 30 à 40 gr.
Vaseline..................	de 20 à 30 gr.

Pour 100 grammes.

7° L. Brocq :

Acide borique pulvérisé......	de 2 à 6 grammes.
Vaseline ou axonge fraîche..	30 —
Baume du Pérou.............	0gr,50

M. S. A.

Quand l'eczéma est très prurigineux, on incorpore *l'essence de menthe* à une dose qui varie de un quarantième à un centième.

8° Autres formules :

Calomel, 1/40.
Tannin, 1/20.
Bicarbonate de soude, 2 à 5 p. 20.
Sous-nitrate de bismuth, 2 à 4 p. 20.
Précipité blanc, 1/40.
Précipité jaune, 1 à 2 p. 40, etc., etc. (Voir plus loin *Eczémas chroniques.*)

Nous recommandons d'employer de préférence, comme excipient, l'axonge benzoïnée très fraîche, associée ou non à la lanoline.

La vaseline, en général, est mal supportée par les eczémateux. Quelle que soit la pommade prescrite, il

est toujours préférable de l'appliquer sur un linge très
fin qui recouvrira la surface malade ; on fera le pansement le soir, et, dans quelques cas, il sera bon d'appliquer sur la pommade une poudre inerte, de façon à
faire comme une pâte ; le matin, on enlève le pansement, on lave avec une des solutions émollientes susindiquées tièdes, on essuie très doucement ; s'il existe
des croûtelles, on applique un cataplasme ; dans le cas
contraire, on saupoudre avec une des poudres et on
renouvelle dans la journée cette application pulvérulente. Quand la période irritable sera calmée, on aura
recours aux traitements que nous allons indiquer ;
mais il faut que le praticien sache bien qu'il devra
savoir attendre, et n'employer les remèdes actifs que
lorsqu'il sera bien certain de ne pas provoquer une
nouvelle poussée inflammatoire.

2° *Traitement local des eczémas chroniques.* — (Eczémas rebelles, anciens, squameux, lamelleux, craquelés,
fendillés, lichénoïdes, psoriasiformes, pityriasiformes,
— Eczémas séborrhéiques chroniques, etc.).

Il semble fort difficile d'indiquer le traitement précis
des eczémas chroniques, chaque cas présentant, pour
ainsi dire, une individualité propre. Certains eczémas
chroniques succèdent à des eczémas aigus et subissent,
pendant leur évolution, des poussées aiguës ; d'autres
sont chroniques d'emblée : les uns sont très irritables,
d'autres, au contraire, torpides, ne subissent aucune
modification, malgré l'emploi des agents médicamenteux les plus énergiques. Parfois, ils sont à peine douloureux et, d'autres fois, extrêmement prurigineux. Leur
aspect, leur localisation, leur étendue, leur durée sont des
plus variables. Ils sont des plus récidivants, et, parfois,
semblent guéris complètement et reparaissent brusque-

ment ou peu à peu, sans cause appréciable. Aussi, ne pouvant donner toutes les indications nécessaires au traitement de *tous* les eczémas, indiquerons-nous seulement la marche à suivre quand on se trouve en présence d'un eczéma chronique, ainsi que les modes de traitement les plus usités : nous conseillerons d'agir comme dans les eczémas aigus, c'est-à-dire de ne pas se décourager, de bien examiner le cas en présence duquel on se trouve, et de modifier, d'associer ou d'employer successivement les différents modes de traitement indiqués ci-dessous.

Il faut d'abord mettre les surfaces malades dans les meilleures conditions possibles de propreté absolue et d'antisepsie. Il sera bon, parfois, de commencer par les méthodes de douceur que nous avons indiquées à propos des éruptions eczémateuses aiguës. Puis, on tâtera la susceptibilité cutanée du sujet en prescrivant d'abord des médicaments peu irritants, de façon à pouvoir progressivement employer les topiques les plus énergiques.

Les médicaments *les plus en usage* dans le traitement des eczémas chroniques sont les *sulfureux*, les *mercuriaux*, les *huiles empyreumatiques* (goudron, huile de cade, huile de bouleau), *les agents réducteurs* (naphtol, résorcine, acide salicylique, acides pyrogallique et chrysophanique), les préparations renfermant du *plomb;* enfin, les *cathérétiques* (nitrate d'argent, chlorure de zinc, sulfate de cuivre, etc.).

Tous ces médicaments s'emploient sous forme de pommades à excipients variés, de *pâtes*, de *colles*, de *gélatines*, de *traumaticines*, d'*emplâtres*, d'*épithèmes*, de *collodions*. (Voir ces mots.) Les formules qui ont été données par les auteurs sont innombrables, chacun pouvant les combiner à sa façon. Nous conseillerons de prescrire de préférence des pommades quand les surfaces malades seront très étendues, et particulièrement à base de lanoline, quand l'eczéma sera sec, fissuré ; des colles et des gélatines, suivant les formules d'Unna, quand l'eczéma aura une tendance à suinter légèrement ; des emplâtres et des épithèmes quand les surfaces malades seront peu étendues.

Dans ces derniers temps, on a fabriqué des emplâtres caoutchoutés perforés, pouvant renfermer tous les agents médicamenteux employés dans le traitement des eczémas, se conservant très longtemps, s'appliquant très exactement, se détachant très aisément, qui sont susceptibles de rendre de grands services dans le traitement des dermatoses en général, des eczémas en particulier.

Les huiles empyreumatiques (goudron, huile de cade, huile de bouleau), en pommades, emplâtres ou glycérolés, sont prescrits avec succès dans les eczémas chroniques anciens, étendus, s'accompagnant d'un épaississement marqué du tégument. Elles se prescrivent aux mêmes doses que dans le *psoriasis*. (Voir ce mot.) Elles provoquent une irritation plus ou moins marquée du placard eczématique qu'il faut calmer par les émollients, puis on recommence une nouvelle application, et ainsi de suite. — Ce traitement demande donc à être surveillé activement ; de plus, son odeur en rend parfois l'application difficile ; enfin, dans quelques cas, il provoque des folliculites, dites cadiques, qui en nécessitent la suspension.

Les agents réducteurs les plus employés sont le naphtol, l'acide salicylique, l'acide pyrogallique, l'acide chrysophanique, la résorcine.

L'acide salicylique 1 à 5 0/0, le naphtol 5 à 15 0/0,

la résorcine 3 à 6 0/0, sont fréquemment prescrits soit isolés, soit associés, sous forme de pommades, de pâtes ou d'emplâtres ; ils agissent particulièrement dans les eczémas secs, squameux, tenaces, prurigineux, lichénoïdes.

Pommade avec :

Lanoline	40 grammes.
Axonge	25 —
Huile d'amandes douces	5 —
Oxyde de zinc	20 —
Résorcine	5 —
Acide salicylique	5 —

F. S. A. Une pâte bien souple.

On peut ajouter de l'essence de menthe, 20 à 30 gouttes, ou mieux du menthol, 2 à 4 0/0, ou du chlorhydrate de cocaïne, quand le prurit est très violent.

Pick, de Prague, recommande *l'emplâtre salicylé* (10 à 20 0/0 d'acide salicylique pour 100 parties d'emplâtre de savon), qui colle très bien et qui, maintenu appliqué avec des tricots, agit par macération et diminue l'inflammation et l'infiltration ; cet emplâtre peut rester en place de un à plusieurs jours dans les cas où c'est nécessaire.

L'acide pyrogallique en pommade, suivant les formules indiquées à l'article « Psoriasis, » c'est-à-dire au 10e ou au 20e, employé seul ou associé à l'ichthyol, à la résorcine, à l'acide salicylique et même à l'acide chrysophanique, constitue, d'après M. le Dr E. Besnier, l'agent essentiel de la *médication de vitesse*, de la médication intensive de l'eczéma et produit des résultats remarquables dans les formes sèches, psoriasiformes, cornées, lichénoïdes, etc. Mais cette médication doit être rigoureusement surveillée par le médecin, pour peu que les surfaces eczématiques aient quelque étendue. Il en est de même pour la chrysarobine.

Les *mercuriaux* sont également recommandés. Il est certain que, si l'on adopte la théorie d'Unna, qui veut que les eczémas chroniques soient tous parasitaires, les mercuriaux agissant comme antiseptiques et parasiticides puissants, doivent être particulièrement indiqués. La pommade au calomel, très simple dans sa composition, donne, en effet, des résultats excellents dans les eczémas chroniques vulgaires peu invétérés, ne s'accompagnant pas d'une infiltration trop profonde du tégument. De même les pommades au précipité blanc, au précipité jaune, 1 p. 30, l'onguent citrin, l'emplâtre de Vigo, le turbith (2 à 3 0/0), etc.

Les *préparations soufrées* les plus en usage sont les pommades et pâtes au soufre précipité (Voir *Traitement de l'acné*), la pommade de Wilkinson modifiée, qui contient du soufre, du goudron, du savon et de l'axonge, les liniments soufrés, etc.

On peut associer le soufre à la résorcine, à l'acide salicylique. L'ichthyol, le thyol, qui renferment beaucoup de soufre, ont été particulièrement vantés dans le traitement des eczémas, surtout quand il existe de la rougeur, de la démangeaison et un peu de suintement. On les emploie sous forme de lotions, de pommades, d'emplâtres, de vernis à la dose de 5 à 20 0/0. — Unna fait usage de la préparation suivante :

> Litharge...................... 10 grammes.
> Chauffer avec vinaigre........ 30   —

jusqu'à réduction à 30 grammes. — Ajouter :

> Huile d'olive................)
> Axonge .... } ãã 10 grammes.
> Ichthyol.....................)

Malheureusement l'odeur de l'ichthyol est très désagréable, ce qui en restreint l'emploi.

Les médicaments dits cathérétiques, nitrate d'argent, chlorure de zinc, sulfate de cuivre, acides acétique, pyroligneux, chlorhydrique, sont indiqués, quand il existe des callosités épaisses que les pommades ne peuvent ni entamer, ni ramollir, ou bien quand on se trouve en présence d'eczémas rebelles, torpides, prurigineux, occupant certains plis et s'y cantonnant. Mais il faut manier ces agents très irritants avec une circonspection extrême. On emploie surtout le nitrate d'argent en solution au centième ou au cinquantième, ou même au vingtième. Kaposi recommande dans ces cas l'application du *savon noir*, que l'on étale sur de la flanelle et qu'on laisse en place pendant douze à vingt-quatre heures. On peut encore faire des badigeonnages avec de la teinture d'iode, du perchlorure de fer ou du permanganate de potasse à 1 0/0.

Signalons pour terminer les différents procédés suivants : pommade au tannin à 1 pour 20 ou pour 40. Onguent styrax, — le baume du Pérou, — le glycérolé tartrique, — *l'huile de foie de morue, en emplâtre*, — la pommade à l'acide phénique (1 p. 50), la crème de potasse (KAPOSI).

Glycérine......................	40 grammes.
Huile de rose.................	⎫
Huile de fleur d'oranger........	⎬ àà 2 gouttes.
Solution de carbonate de potasse.	2gr,50 à 20 grammes.

M. S. A.

Les compresses imbibées de liqueur de Burow renouvelées toutes les deux heures.

Faire dissoudre 100 grammes d'acétate de plomb cristallisé dans 300 grammes d'eau. — Mélanger cette solution à une autre solution de 66 grammes de sulfate d'alumine et de potasse, **12** grammes de sulfate de soude dans 500 grammes d'eau. — Agiter le mélange, laisser reposer pendant deux jours à une basse température et filtrer (LETZEL).

Les bains sulfureux (pour les sujets lymphatiques), les bains de vapeur, peuvent être essayés, mais ne seront pas continués s'ils provoquent de l'irritation. — Dans ces derniers temps, on a préconisé les bains électriques et les courants continus et interrompus dans le traitement des eczémas rebelles et très prurigineux. Cette méthode toute nouvelle n'a pas encore fait ses preuves : nous en dirons autant du traitement des eczémas rebelles d'origine trophonévrotique probable indiqué par quelques auteurs anglais, qui consiste dans l'emploi des révulsifs (pointes de feu, vésicatoires, cautères), appliqués sur la colonne vertébrale.

Telles sont les médications les plus employées dans le traitement des eczémas chroniques. Nous aurions pu allonger outre mesure cette énumération. En résumé, nous dirons qu'il ne peut y avoir de règle absolue dans le traitement de ces affections, car ce qui réussit dans un cas échouera dans un autre cas en apparence identique. Il faut avoir traité bien des eczémas pour se rendre compte de l'action des différents modes de traitement, et connaître la marche à suivre dans certains cas déterminés. « Pour l'eczéma comme pour la plupart des maladies de la peau, le traitement local ne peut pas plus s'apprendre dans un livre que la pratique de la chirurgie, de l'oculistique ou de toute autre branche de la thérapeutique externe. » (E. BESNIER.)

Ces considérations s'appliquent également, bien entendu, au traitement des différentes variétés d'eczémas suivant les régions.

Mais d'abord nous dirons quelques mots de l'eczéma des vieillards et des enfants.

Eczémas des vieillards. — La sénilité prédispose aux affections cutanées, aux eczémas particulièrement : les modifications que subissent les téguments, l'atrophie de leurs couches superficielles, la diminution de leurs sécrétions normales, jointes aux lésions organiques fréquentes, aux assimilations défectueuses sont des causes fréquentes d'eczéma. On peut observer toutes les variétés de lésions eczémateuses chez les vieillards : elles sont particulièrement rebelles, tenaces, prurigineuses : parfois elles sont très irritables, prennent une extension considérable, se généralisent et constituent alors une des variétés de dermatites exfoliatrices secondaires, ou de pityriasis subra que nous avons étudiés (Voir *Dermatites, Pityriasis,* — *Erythrodermies e.rfoliantes secondaires.*)

Le traitement général doit être surveillé plus activement encore que le traitement local : il importe en outre de se poser nettement la question de l'intervention active ou simplement de l'expectation armée. D'une façon générale, il faudra éviter autant que possible tous les agents médicamenteux trop énergiques, et s'en tenir aux moyens calmants que nous avons indiqués à propos des eczémas aigus. Le symptôme qui nécessitera particulièrement l'intervention du médecin sera le prurit, si tenace chez les vieillards, qu'il faudra combattre par les moyens appropriés (Voir *Prurit, Prurit sénile*).

Eczémas des enfants. — Nous avons déjà signalé la fréquence des eczémas de l'enfance, ainsi que les précautions très grandes que nécessite leur traitement. Il convient d'abord de s'opposer autant que possible à la production des croûtes laiteuses, amas séborrhéique qui favorisera plus tard l'apparition de l'eczéma sur la face. Pour cela, on conseillera les lavages fréquents savonneux de la tête des enfants prédisposés (Voir *Séborrhée*).

L'alimentation sera surveillée et réglée avec soin. Les enfants eczémateux étant pour la plupart lymphatiques, on prescrira l'huile de foie de morue, le sirop iodo-tannique, le sirop d'iodure de fer, les préparations arsenicales à faibles doses. Quant au traitement local, il sera aussi émollient que possible, cataplasmes, lotions émollientes, caoutchouc, applications pulvérulentes, pommades ne renfermant que des médicaments peu irritants : toutefois, quand l'enfant âgé de plus de quinze à dix-huit mois présentera certaines formes d'eczémas, des plis tenaces, on emploiera avec succès des pommades assez irritantes, telles que celles à l'ichthyol, au soufre, au calomel, et surtout le glycérolé cadique faible. Le traitement des formes impétigineuses est celui de l'*impétigo* (Voir ce mot).

Les eczémas de l'enfance doivent toujours faire craindre l'apparition prochaine du *prurigo de Hébra* (Voir ce mot) : aussi faut-il toujours les surveiller avec grand soin.

Traitement des eczémas suivant les régions. — 1° **Eczémas des régions pilaires.** A. **Eczémas du cuir chevelu.** — Ils sont des plus fréquents, très rebelles, et sont généralement séborrhéiques (Voir *Séborrhée*).

Chez les hommes et chez les enfants des deux sexes, il faut commencer par couper les cheveux aux ciseaux. Quant aux femmes, elles ne devront se résoudre à cette opération si désagréable pour elles que lorsque l'eczéma ancien, tenace, croûteux, aura résisté aux traitements suivis jusqu'alors. D'ailleurs, on les consolera en leur disant que les cheveux repousseront assez rapidement, et à peu près aussi abondants qu'avant la maladie. On ramollira ensuite les croûtes avec des douches de vapeur associées au bonnet de caoutchouc, ou bien avec de l'huile d'olive, de l'huile d'amande douce, de l'huile de foie de morue (dont l'odeur si désagréable rend l'usage à peu près impossible), ou enfin avec le mélange suivant (KAPOSI) :

Acide phénique...	1 gramme.
Baume du Pérou............ ...	2 grammes.

Ou bien :

Naphtol......................	1 gramme.
Huile d'olive................ ...	100 grammes.

M. S. A.

Les croûtes ramollies sont enlevées, puis on lave la tête soit avec de l'eau savonneuse chaude, soit avec une décoction émolliente quand l'irritation cutanée est vive, soit enfin avec la décoction de bois de Panama. On applique ensuite les corps gras que nous avons énumérés, anodins quand l'eczéma est aigu, énergiques quand l'eczéma est chronique. Le cuir chevelu en effet supporte fort bien les topiques très actifs. Ceux qui semblent donner les meilleurs résultats sont les pommades au soufre, au calomel, à l'ichthyol, à l'huile de cade. Lassar recommande la pâte suivante :

Oxyde de zinc...	25 grammes.
Amidon	25 —
Vaseline pure	50 —
Acide salicylique	1 gramme.

M. S. A.

Cette pâte a l'inconvénient d'agglutiner considérablement les cheveux et d'en activer la chute. Nous préférons les pommades à base d'axonge fraîche benzoïnée. Ces pommades sont appliquées le soir. La nuit, le malade met un bonnet en toile imperméable. Le matin il prend une douche de vapeur, essuie bien sa tête, et, s'il peut rester chez lui, remet de la pommade. Tous les six à huit jours il se lave la tête à l'eau savonneuse chaude. Dans les cas rebelles anciens, on pourra essayer les badigeonnages tous les quatre à cinq jours avec l'acide lactique, ou l'acide acétique pur au huitième ou au quart. Dans les cas très aigus, on se contentera au début d'enveloppements humides et d'applications pulvérulentes.

B. *Eczémas de la barbe.* — Ils sont relativement fréquents, des plus tenaces, très récidivants, ont une durée très longue et sont souvent confondus avec les folliculites et les acnés pilaires (Voir ces deux mots) sous le terme général et vague de sycosis. L'eczéma de la barbe, qui se complique assez souvent de folliculites, est caractérisé par de la rougeur, du suintement, des croûtes jaunâtres, et au bout d'un certain temps par de l'épaississement généralement peu marqué du tégument et une desquamation fine, abondante.

Il faut d'abord couper la barbe très ras aux ciseaux, puis enlever les croûtes à l'aide de douches pulvérisées, de cataplasmes de fécule, ou d'applications de caoutchouc.

M. E. Besnier conseille ensuite l'épilation régulière par séries répétée pendant plusieurs semaines, quelquefois même plusieurs mois, associée aux applications émollientes; quand l'affection est en bonne voie, il prescrit l'onguent diachylon de Hébra, la pommade au goudron, au soufre ou à l'ichthyol, l'huile de cade, enfin les badigeonnages avec une solution de nitrate d'argent à 1 0/0.

Mais souvent les malades ne veulent pas se soumettre à l'épilation. Dans ces cas, on emploiera alternativement les émollients et les irritants (pommades au soufre, à l'ichthyol, à la résorcine, au calomel, au turbith, à l'acide salicylique, glycérolé cadique, emplâtre rouge de Vidal, etc.), les premiers ayant pour effet de calmer l'irritation plus ou moins vive produite par les seconds. L. Brocq recommande de mettre les émollients (cataplasmes de fécule, bandelettes de tarlatane imbibées d'eau émolliente, etc.), la nuit, et les topiques irritants le jour.

Les douches de vapeur seront, quel que soit le traitement employé, renouvelées deux fois par jour.

Quand il existe un épaississement très marqué de la peau, on pourra, suivant le conseil de M. le Dr E. Vidal, pratiquer des scarifications linéaires quadrillées, ou faire des ponctions avec les aiguilles à scarifier.

C. *Eczémas de la lèvre supérieure. — Eczéma récidivant pilaire de la lèvre supérieure de E. Besnier et Kinzelbach. Impétigo sycosiforme de Devergie.* — Cet eczéma est essentiellement récidivant; il est lié très souvent à un coryza chronique ou à un eczéma chronique des fosses narines provoquant un écoulement des plus irritants : il est caractérisé par de la rougeur, des vésicules, des vésico-pustules se desséchant formant croûtes, et agglutinant les poils, des démangeaisons parfois très vives, enfin un épaississement, une induration marqués de la lèvre. Il est limité de chaque côté par une ligne verticale passant dans le sillon naso-génien; il s'observe particulièrement chez les sujets arthritiques et lymphatiques.

Le traitement le plus efficace consiste dans les douches de vapeur ou les cataplasmes de fécule précédant l'*épi lation*, qui se fait assez rapidement et sans grande douleur, en raison du peu d'étendue de la lésion et de l'infiltration tégumentaire. Le lendemain de l'épilation, il existe de nombreuses petites vésico-pustules qui sont rapidement modifiées par les cataplasmes de fécule, maintenus en place par une bandelette de caoutchouc fin fixée par deux cordons non élastiques derrière la tête. Au bout de quelque temps, le traitement consiste uniquement en douches de vapeur renouvelées deux ou trois fois par jour et en application simple de la bandelette de caoutchouc fixée comme nous venons de l'indiquer.

Si après l'épilation la rougeur persiste on appliquera les différents topiques employés dans le traitement des eczémas chroniques. Il faut avoir soin de les appliquer plutôt sur une bande de toile fine fixée que sur la peau elle-même. Quand il existe une induration accentuée de la lèvre, on pratiquera des scarifications profondes, linéaires, renouvelées plusieurs fois.

D. *Eczéma du bord palpébral.* — Il s'observe surtout chez les lymphatiques et les strumeux, et est caractérisé par de la rougeur, de l'épaississement, du prurit du bord libre des paupières qui, parfois tuméfiées, sont recouvertes de fines croûtelles jaunâtres; il entraîne, quand il n'est pas convenablement traité, la chute, l'atrophie ou la déviation des cils, et quelquefois de la conjonctivite eczémateuse, de l'ectropion, de l'entropion, etc., etc. Il est très récidivant et il y a d'autant plus intérêt à le traiter qu'il est parfois le point de départ d'une nouvelle poussée d'eczéma facial.

Le traitement consiste dans les lavages fréquents avec de l'eau de camomille ou de laitue, ou de mélilot, ou avec une infusion de thé légère, faiblement boriquées et chaudes, et mieux, une solution de sublimé à

0,05 à 0,25 pour 500 d'eau tiède. Si l'irritation est vive, on mettra, la nuit, un cataplasme de fécule de riz bien aseptique. Plus tard, on appliquera soit avec un fragment de papier roulé, soit avec un petit pinceau, sur le bord libre des paupières en faisant fermer légèrement les yeux, et seulement quand la période aiguë sera terminée, une pommade d'abord peu irritante, par exemple, axonge fraîche ou pommade à l'oxyde de zinc, ou à l'ichthyol, ou à l'acide borique, ou au calomel au au quarantième, puis plus active :

L. Brocq

Précipité jaune (oxyde jaune d'Hg)............	0gr,50 à 1 gramme.
Vaseline pure	20 grammes.

M. S. A.

Acétate de plomb..............	0gr,25.
Axonge benzoïnée	25 grammes.

M. S. A.

Précipité blanc................	) ââ 0gr,10.
Huile de bouleau..............	)
Vaseline blanche	8 grammes.

M. S. A.

Axonge benzoïnée	20 grammes.
Calomel	1 gramme.

Dr de Wecker

Oxyde rouge d'hydrargyre.....	0gr,50.
Sous-acétate de plomb liquide :	5 grammes.
Huile d'amande douce.........	10 —
Axonge fraîche...............	30 —

M. S. A.

On tâchera d'obtenir autant que possible, pendant toute la durée du traitement, le repos de l'organe par l'occlusion, surtout pendant la période d'acuité, ainsi que l'antisepsie des paupières et de la conjonctive, cet eczéma étant très souvent séborrhéique et probablement alors parasitaire (Trousseau).

11

2º **Eczémas de la face**. — Les eczémas de la face, en général, présentent peu de particularités. Ils sont le plus souvent croûteux, impétigineux. Dans ce cas, il convient d'enlever les croûtes à l'aide de douches, de pulvérisations tièdes, de ne pas se servir de savon irritant, et d'appliquer un masque de toile caoutchoutée fine. Quand on prescrira des pommades, il faudra recommander d'éviter d'en mettre dans les yeux; on ne fera jamais usage des pommades renfermant de l'acide pyrogallique ou de la chrysarobine. On examinera le cuir chevelu, les eczémas de la face étant souvent secondaires à ceux du cuir chevelu. On emploiera de préférence les pâtes à l'oxyde de zinc et au calomel, ou au turbith, ou à l'acide salicylique, ou aux différentes préparations soufrées. L'eczéma impétigineux de l'adulte est bien modifié, d'après E. Vidal, par la préparation suivante, qu'on applique la nuit de préférence :

Glycérolé d'amidon............	30 grammes.
Huile de cade vraie............	5 —
Précipité rouge...............	1 gramme.

M. S. A.

a. Eczéma des narines. — Eczéma des fosses narines. — Eczéma narinaire. — Il est quelquefois primitif, le plus souvent secondaire à un coryza aigu ou chronique; il est très tenace et peut occasionner tantôt un eczéma chronique hypertrophique de la lèvre supérieure, surtout chez les jeunes sujets strumeux, tantôt et plus rarement une complication décrite par Vérité sous le nom d'œdème chronique, gélatineux, hypertrophique des paupières et de la base du nez.

Les différents traitements à prescrire sont les suivants :

Kaposi recommande de mettre dans la cavité des narines des tampons imbibés d'huile, ou d'onguent émollient ou du mélange suivant :

Eau distillée...............)
Glycérine..................) àà 10 grammes.
Sulfate de zinc............ 0gr,15.

M. S. A.

et de cautériser avec une solution de nitrate d'argent les fissures parfois si tenaces.

Le Dr E. Besnier conseille les lotions avec une solution de sulfate de cuivre à 1/1000 ou avec l'eau de Saint-Christau qui est ferro-cuivreuse, puis de mettre dans les fosses narines des boulettes de coton imbibées de l'un des mélanges suivants :

Huile d'olive................)
Emplâtre diachylon.........) parties égales.

Ou bien :

Acide salicylique............ 0gr,10.
Huile d'amande douce....... 100 grammes.

On peut encore appliquer dans les narines, après avoir fait des lavages à l'eau boriquée chaude ou créolinée, un tampon bién imprégné de pommade au calomel, ou au turbith minéral, au tannin, aux précipités jaune ou blanc à 1/20, à l'acide salicylique à 1/60, etc. Si le prurit est vif, on incorporera à la pommade du chlorhydrate de cocaïne 1/60, ou de l'essence de menthe ou du menthol.

Neumann conseille l'emploi des suppositoires à l'oxyde de zinc 0gr,15 et au beurre de cacao 1 gramme, auxquels on peut ajouter une faible quantité d'agent médicamenteux plus actif.

Quand l'irritation est entretenue par une folliculite,

on épilera les vibrices ou bien on les détruira avec l'électrolyse.

b. Eczéma des oreilles. — Il est fréquent et souvent persiste fort longtemps, alors que l'eczéma primitivement étendu à toute la face ou au cuir chevelu a disparu ; il se cantonne alors dans les nombreux replis de l'oreille, souvent dans le pli rétro-auriculaire, où il se complique de fissures parfois très douloureuses ; d'autres fois, il envahit le conduit auditif, provoquant par l'accumulation des squames et par l'irritation du tympan des bourdonnements très pénibles ou une surdité très accentuée.

La première indication est de débarrasser le conduit auditif à l'aide d'injections copieuses et renouvelées d'eau émolliente boriquée ou très faiblement phéniquée 1/500, puis de calmer l'irritation aiguë à l'aide des différents procédés que nous avons indiqués.

L'eczéma chronique sera traité par les pulvérisations tièdes, les cataplasmes de fécule, puis les différents topiques. Les lésions eczémateuses du conduit auditif devront être soignées avec prudence. On introduira des tampons imprégnés de glycérine, de glycérolé d'amidon, d'eau boriquée, d'eau phéniquée au deux centième, d'une solution de cocaïne au centième ou au soixantième, quand les douleurs seront vives, d'une solution d'acide lactique à 1 p. 20, d'huile salolée à 1 p. 100 ou mentholée, etc. On peut encore avoir recours aux insufflations pulvérulentes (acide borique, calomel, sousnitrate de bismuth) suivies au bout d'un certain temps d'injections tièdes. Dans les cas rebelles, on pourra recourir aux injections de nitrate d'argent en solution au cinquantième ou au centième.

c. Eczémas des lèvres. — Ils sont assez fréquents

et très rebelles à cause du mouvement incessant des lèvres, et de leur irritation par la salive, les aliments ou les sécrétions nasales. Nous avons signalé plus haut l'eczéma pilaire de la lèvre supérieure chez l'adulte. Nous traitons ici *l'eczéma limité à la portion rouge de la partie cutanée des lèvres*, ainsi que *l'eczéma orbiculaire*.

Le premier désigné autrefois sous le nom de psoriasis des lèvres (BATEMAN), de pityriasis des lèvres est bien distinct de la *perlèche* (voir *ce mot*), affection commissurale parasitaire. — Il s'observe sur les deux lèvres, avec prédominance à la lèvre inférieure, et est très étroitement lié à la séborrhée du visage ou du cuir chevelu; il est caractérisé par de la rougeur vive, et tantôt du suintement et des croûtes, tantôt le plus souvent par un état sec, une desquamation lamellaire épaisse, jaunâtre, adhérente, des gerçures, des crevasses fort pénibles; sa marche est essentiellement chronique avec alternatives d'amélioration et d'aggravation. Cet eczéma peut exister chez des sujets de tout âge, mais surtout, comme le fait observer M. le Dr E. Besnier, chez des femmes à nervosité accentuée.

L'eczéma orbiculaire, moins rare et aussi tenace, s'observe surtout dans la seconde enfance, chez les femmes de préférence; il est caractérisé par des lésions eczémateuses suintantes ou sèches, fendillées, craquelées, occupant à la fois le bord rouge des lèvres et la peau avoisinante, se localisant aux commissures où il constitue des fissures, des rhagades rayonnant en éventail, très douloureuses et très persistantes.

Ces deux variétés étant fort souvent de nature séborrhéique, il convient de leur attribuer le traitement des eczémas séborrhéiques. En outre, il faut combattre la nervosité des sujets par les moyens appropriés.

L'eczéma localisé à la portion exposée de la surface rouge des lèvres est plus particulièrement difficile à traiter. On recommandera d'appliquer une ou deux fois par jour une couche protectrice de traumaticine de bonne qualité, ou bien d'employer de l'huile de cade coupée au tiers, au quart, de l'huile de bouleau, du savon mou de potasse, du ratanhia ou du borax en pommade, etc. (E. Besnier).

Brocq recommande les deux pommades suivantes :

Tannin..................	0ᵍʳ,50 à 1 gramme.
Huile de bouleau........	2 gouttes.
Beurre de cacao.........	10 grammes.
Huile de ricin..........	3 —
Essence de badiane.....	5 gouttes.

M. S. A.

Ou bien :

Huile d'amandes douces.......	125 grammes.
Blanc de baleine.............	25 —
Cire blanche.................	25 —
Racine d'orcanette...........	25 —
Essence d'amandes amères....	4 —

M. S. A.

Ces deux préparations modifient les gerçures rebelles. On peut employer également des pommades à base de lanoline qui agissent favorablement contre les gerçures. Malheureusement le goût en est souvent fort désagréable.

L'eczéma orbiculaire sera traité avec succès par le caoutchouc, dont les dimensions dépasseront légèrement celles de la bouche fermée. Aux deux extrémités on fera un trou par lequel passeront deux cordons non élastiques destinés à être noués derrière la tête. Puis avec des ciseaux on fera une simple incision transversale, sans enlever du tissu. Par l'ouverture ainsi pratiquée, le

malade pourra aisément respirer et passer la langue.
Ce petit appareil sera porté la nuit et aussi, quand ce
sera possible, le jour. Il agit très rapidement. Mais
quand les lésions eczémateuses sont épaisses, rebelles,
il faut en même temps les modifier à l'aide de topiques
énergiques. Pommades à la lanoline renfermant :

> Acide salicylique, 5 0/0;
> Acide tartrique, 5 0/0 ;
> Calomel, 5 0/0 ;
> Ichthyol, 10 0/0;
> Naphtol, 10 à 15 0/0 ;
> Résorcine, 5 à 10 0/0;
> Glycérolé cadique faible et même fort.

On peut également prescrire les traumaticines ou
les vernis médicamenteux. Dans les cas très rebelles, on
pratiquera des cautérisations avec une solution de
nitrate d'argent à 1/50 ou même 1/30, ou avec une
solution concentrée de potasse (KAPOSI) ou avec de
l'acide lactique à 1/2 ou même pur.

3° **Eczémas du sein et du mamelon**. — Il peut s'observer très rarement chez l'homme, et est très fréquent
chez la femme. On l'observe soit chez les femmes enceintes, les accouchées et les nourrices, soit quand il
existe de la galactorrhée, soit avec la gale ou à sa suite.
Il est remarquablement tenace, rebelle et récidivant, et
peut se compliquer de folliculites et de mastite. (Voir
Maladie de Paget.)

Il faut d'abord faire tomber les croûtes, souvent
épaisses, par les moyens que nous avons indiqués à
propos des eczémas aigus. Kaposi emploie les compresses enduites de savon noir. Ce moyen nous semble
un peu trop énergique. Puis, comme ces eczémas sont
très tenaces et très tolérants, on peut employer les
topiques énergiques, tels que l'huile de cade pure,

l'acide pyrogallique au dixième, l'acide salicylique, le
goudron, l'ichthyol, la résorcine à doses assez élevées,
le collodion additionné de sublimé (0ᵍʳ,50 de sublimé
pour 50 de collodion), la solution de potasse caustique
ou d'acide acétique ou de nitrate d'argent (Kaposi).

Si ces moyens provoquent une irritation vive, on aura
de nouveau recours aux procédés de douceur, douches
de vapeurs, cataplasmes, bouts de sein en caoutchouc,
applications pulvérulentes, compresses imbibées d'acide
borique et recouvertes d'une toile imperméable, etc.

4º **Eczéma des parties génitales chez l'homme et chez
la femme.** — Ils sont extrèmement fréquents et des plus
pénibles. Tout ce que nous avons dit à propos du traitement des lésions eczémateuses aiguës et chroniques
s'applique aux eczémas génitaux, avec quelques particularités qu'il importe de connaître.

Hommes. — L'eczéma occupe le plus souvent le scrotum,
qui, au bout d'un certain temps, s'hypertrophie plus ou
moins, s'épaissit, s'excorie, devient rouge, squameux;
ses replis, ses dépressions, sont plus marqués, le prurit
est intense, surtout la nuit. Du scrotum il s'étend à la
face interne des cuisses, à la verge, au gland, au prépuce, au périnée, à l'anus, à la région périanale, et
remonte vers le sacrum dans le sillon interfessier, au
niveau duquel il existe souvent ainsi que dans l'anus,
et même jusque dans le rectum, des fissures, des
rhagades fort douloureuses.

Ainsi que le fait observer le Dʳ E. Besnier, beaucoup
d'eczémas du scrotum et de la verge sont dus au contact
de l'urine diabétique (Voir *Diabétides*) ou toxique : d'où
l'indication absolue d'examiner l'urine et de la modifier
autant que possible par les moyens appropriés. Puis on
emploiera les différents topiques en tâtant la suscep-

tibilité du sujet : enveloppements, pommades, poudres, etc. Mais pour les maintenir en place on conseillera
l'emploi d'un *suspensoir* en caoutchouc laminé très fin,
ou mieux en toile caoutchoutée très fine. Ce suspensoir
devra être assez lâche, et toujours maintenu dans un
état de propreté absolue par des lavages fréquents à
l'eau froide. Quand l'eczéma occupera également la face
interne des cuisses, on pourra adapter aux bords du
suspensoir des bandes de toile de caoutchouc fine, fixées
par des cordons à la partie postéro-supérieure des
cuisses.

Ce qu'il importe de calmer surtout, c'est le prurit, qui
est souvent atroce, principalement quand les lésions
occupent le scrotum et l'anus, au point de provoquer
parfois un état de dépression nerveuse grave, des idées
de suicide, etc. On mettra alors en usage toute la série
des médicaments antiprurigineux, isolés ou associés
aux topiques ou aux lotions (Voir *Prurigo* et *Prurit*).
Nous conseillerons les moyens suivants :

1º **Lavages** soir et matin avec une solution aussi
chaude que possible renfermant de l'acide phénique,
ou du sublimé, ou du vinaigre, ou de la créoline, ou du
chlorhydrate de cocaïne, ou de l'acide cyanhydrique,
ou du chloral, ou du sous-acétate de plomb, ou du
chlorhydrate d'ammoniaque. Tous ces médicaments
pourront être employés isolés ou associés en tenant
bien compte des incompatibilités médicamenteuses.
Dans les cas particulièrement intolérants, on prescrira
un bain de siège chaud et prolongé.

2º Après le lavage, le soir on laissera sécher sans
essuyer, puis on appliquera la pommade dont on aura
fait choix en y incorporant au préalable un des agents
médicamenteux antiprurigineux que nous venons d'in-

diquer ; nous ajouterons à cette série la morphine, le menthol, l'essence de menthe.

3° On saupoudrera par-dessus la pommade avec une poudre (oxyde de zinc, talc, salicylate de bismuth, sousnitrate de bismuth purs ou associés, avec ou sans camphre, acide salicylique, salicylate de soude, etc.). On mettra une toile fine et usée, et on recouvrira le tout avec le suspensoir en caoutchouc.

4° Le matin, lavage comme la veille au soir, puis application pulvérulente seule et suspensoir. — S'il est nécessaire de continuer pendant le jour l'application médicamenteuse, on peut avoir recours aux emplàtres médicamenteux, on taille des bandelettes et on fait sur le scrotum un pansement imbriqué. S'il existe sur le scrotum des ulcérations rebelles, des excoriations de grattage, on les cautérisera légèrement et fréquemment (nitrate d'argent, acide lactique, baume du Pérou, teinture de benjoin, etc.). Enfin, dans les cas qui résisteront à tous les traitements, on pratiquera des scarifications linéaires quadrillées avec l'aiguille à scarifier, ou même avec l'aiguille électro-caustique.

Quand l'eczéma occupe surtout l'*anus* et le périnée, on procédera de la même manière en remplaçant le suspensoir par une plaque anale de toile caoutchoutée qu'il est facile d'ailleurs de réunir à un suspensoir. Si l'irritation est vive, on appliquera la nuit, pendant quelque temps, des cataplasmes de fécule froids. Si l'eczéma remonte dans le rectum et s'accompagne de fissures douloureuses, on prescrira des purgatifs huileux de façon à s'opposer à la constipation, des lavements émollients, et surtout des lavements boriqués à f 0/0 après chaque garde-robe pour entretenir l'asepsie locale. On conseillera également des *suppositoires* calmants à l'opium, à la belladone, à la cocaïne, au menthol, etc.

<pre>
Beurre de cacao............   3 grammes.
Oxyde de zinc..............   0gr,30.
Extrait aqueux d'opium......   0gr,05.
Chlorhydrate de cocaïne.....)
            ou   } 0gr,03 à 0gr,05.
Extrait de belladone........)
            F. S. A.
</pre>

Un suppositoire (KAPOSI).

FEMMES. — L'eczéma des parties génitales de la femme est dû le plus souvent à un trouble de l'urination, d'où l'indication de soustraire autant que possible les parties malades au contact de l'urine (tampons, lavages très fréquents antiseptiques), et de modifier la composition de l'urine. Il provient assez fréquemment aussi de la propagation à la vulve d'un eczéma vaginal, et peut-être entretenu par un écoulement leucorrhéique persistant. Il occupe surtout les grandes lèvres et plus rarement les petites lèvres et l'orifice vulvaire; il peut comme l'eczéma scrotal gagner la face interne des cuisses, le podex, le périnée, l'anus, le sillon interfessier, etc. Il est généralement extrèmement prurigineux.

Le traitement de l'eczéma anal est le même chez la femme que chez l'homme. L'eczéma vulvaire également nécessite l'emploi des mêmes agents médicamenteux que l'eczéma scrotal; mais il est extrèmement tenace, étant constamment irrité par les hémorragies menstruelles, les liquides vaginaux et l'urine. On conseillera d'introduire dans le vagin des cataplasmes antiseptiques spécialement préparés et enroulés ou des tampons glycérinés ou de l'ouate hydrophile trempée dans une solution boriquée et étanche; localement les lavages chauds répétés deux fois par jour, les suppositoires (voir plus haut), les pommades antiprurigineuses, les cataplasmes, les douches de vapeur, les applications pulvérulentes, les bains de siège, les cautérisations quand il existera des fissures rebelles, provoqueront la guérison de ces eczémas si rebelles quand on aura soin de les continuer tout le temps nécessaire et de prescrire en même temps l'hygiène, le régime et le traitement général appropriés à l'état de la malade. (Voir *Prurit vulvaire*.)

5° **Eczéma des mains et des pieds.** — Les dermites professionnelles des mains, pas plus que la dysidrose des mains et des pieds (Voir *Dysidrose*), et les kératodermies palmaires et plantaires (Voir *Kératodermie*), ne sont des eczémas proprement dits. Mais elles provoquent souvent chez les sujets prédisposés des poussées eczémateuses, de sorte que ces affections peuvent exister en même temps sur un même malade.

Les eczémas des mains et des pieds sont assez fréquents, et souvent tenaces en raison de leur localisation sur des régions découvertes ou exposées à des causes d'irritations multiples. Ils s'accompagnent assez souvent de lésions unguéales (Voir plus bas). Nous n'indiquerons ici que les quelques particularités de traitement spéciales aux eczémas proprement dits :

Les eczémas aigus des mains et des doigts seront traités par les émollients, les maniluves à l'eau aseptique, les applications pulvérulentes. Les eczémas chroniques seront modifiés favorablement par les enveloppements humides et particulièrement le gant de toile caoutchoutée fine, ou de caoutchouc non vulcanisé, souple, fin. Quand il existera au niveau des extrémités digitales des crevasses peu profondes douloureuses, on appliquera soit des pommades à base de lanoline (à l'acide salicylique surtout), soit des emplâtres (Vigo, au calomel, à l'ichthyol, à l'acide salicylique, à la résorcine, etc.).

Si la peau des faces palmaires ou plantaires est notablement épaissie, s'il existe en un mot un degré plus ou moins accentué de kératodermie palmaire ou plantaire, *secondaire*, le traitement sera celui des *kératodermies palmaires et plantaires* (Voir *Kératoses*).

Nous répéterons ici ce que nous dirons à propos de ces kératodermies que le meilleur mode de pansement des eczémas avec épaississement tégumentaire consiste dans l'emploi des emplâtres spécialement préparés.

L'eczéma aux pieds se localise parfois dans les espaces interdigitaux ; il est alors très persistant et très prurigineux : il faudra avoir soin d'isoler les faces latérales des orteils à l'aide de linges fins ou de tampons d'ouate bien imprégnés d'une poudre isolante. Dans les cas tenaces, on pourra faire quelques badigeonnages avec une solution caustique : le glycérolé cadique réussit bien dans quelques cas.

6° **Eczéma des ongles**. — Les ongles chez les sujets atteints d'eczéma chronique sont souvent altérés, présentent des encoches, des striations, des saillies, des enfoncements, etc. Ces altérations qui se retrouvent dans la plupart des dermatoses chroniques, ne sont que des dystrophies unguéales non pathognomoniques indiquant un trouble général plus ou moins intense de la nutrition.

L'*eczéma vrai* des ongles, qu'il ne faut pas confondre avec les onyxis et perionyxis qu'on observe souvent dans les dermites professionnelles simulant l'eczéma, est relativement rare : le Dr E. Besnier en distingue deux variétés : 1° l'*eczéma perionyxique*, *eczéma cutané périunguéal* caractérisé par des lésions unguéales subaiguës, des érosions, un décollement partiel, latéral, une déformation sans épaississement de l'ongle ; 2° l'*eczéma unguéal proprement dit*. Il présente les caractères suivants [1] : Début soit par une tuméfaction du bord libre de la racine avec douleur et rougeur plus ou moins vive, soit par le développement de taches hyalines et claires sous les parties supérieures du limbe, soit par des petits soulèvements de l'ongle vers la racine et la lunule aboutissant à la production de petites ponctuations caractéristiques, soit par la déformation hippocratique de l'ongle.

A une période plus avancée, production de taches blanches, irrégulières sous l'ongle, puis soulèvements formant des bosselures, des cannelures, des stries, des sillons ; en même temps, le bord libre de l'ongle se soulève ainsi que les bords latéraux sous la poussée d'une masse squameuse et noirâtre qui s'élève du lit unguéal. La marche est lente, chronique. Les lésions sont souvent symétriques : la guérison peut être complète sans aucune trace, ou plus souvent est suivie de déformations plus ou moins accentuées, et même de destruction complète si l'affection date de l'enfance.

Le *traitement* est long, difficile et souvent peu efficace. Au début, on peut enrayer l'évolution de l'affection à l'aide de pansements renouvelés toutes les vingt-quatre heures faits avec des bandelettes imbriquées d'emplâtre *salicylé*, ou résorciné, ou même d'emplâtre de Vigo, faisant occlusion complète. On peut mettre

----

1. H. LEVRIER, *Contribution à l'étude de l'eczéma des ongles.* Thèse de Bordeaux, mai 1890.

en outre, pour avoir une occlusion encore plus absolue, un doigt de caoutchouc. On peut encore appliquer de la pommade à l'huile de cade ou à l'acide pyrogallique ou la pommade suivante (L. Brocq) :

Acide salicylique..............	1 gramme.
Glycérine.....................	3 grammes.
Huile de foie de morue.........	10 —
Cire blanche..................	5 —

M. S. A.

Si l'ongle est notablement déformé, rugueux, on devra au préalable racler à l'aide d'une curette toute la substance unguéale susceptible de se détacher, puis faire un badigeonnage avec une solution assez concentrée d'acide salicylique dans l'alcool (1 pour 5 ou pour 10), badigeonnage qui précédera chaque pansement à l'emplâtre ou à la pommade.

Quand les lésions seront douloureuses, résisteront à tous les traitements, occuperont surtout les ongles des orteils, gênant la marche, on pourra pratiquer l'avulsion de l'ongle, avec anesthésie préalable, de façon à pouvoir ensuite agir directement sur la matrice unguéale.

Eczéma séborrhéique. — (Voir *Séborrhée* et *Traitement général et local de l'Eczéma*.)

Eczéma marginé. — (Voir *Trichophytie des parties glabres*.)

Électricité. — **Électrolyse**. — Diverses pratiques électriques sont usitées dans le traitement des affections de la peau ; les unes datent d'une époque suffisamment éloignée, pour avoir subi la sanction de nombreuses expériences ; il est donc possible actuellement d'émettre une opinion appuyée de documents relativement à la valeur et aux indications de ce premier ordre d'applications, qui dérivent toutes du *pouvoir électro-lytique* du courant galvanique ; les autres, au contraire, sont d'un emploi tout récent et, malgré ce qu'ont de séduisant les résultats publiés, ils sont trop nouveaux et en trop petit nombre pour qu'on puisse les considérer comme absolument acquis, et il me semblerait prématuré de porter un jugement sur la valeur thérapeutique, dans les affections cutanées de l'*électrolyse intersti-tielle*.

Je parlerai donc tout d'abord de l'*électrolyse*, dont je vais rappeler la théorie physique en quelques lignes. On sait que tout courant galvanique qui traverse une solution saline la décompose, l'acide du sel se porte au pôle positif, la base au pôle négatif. Or, le corps humain peut être considéré comme un tissu spongieux imprégné de solutions salines nombreuses, chlorures, phosphates, etc. Il n'est donc pas surprenant que, si on fait circuler au travers d'une région quelconque, du bras, par exemple, un courant de pile, on observe le transport des acides à l'un des pôles, des bases à l'autre, et, comme conséquence physiologique, cautérisation acide au niveau du positif, cautérisation basique au négatif. Ce phénomène bien observé et décrit par Ciniselli et Tripier est le point de départ des applications thérapeutiques de l'*électrolyse*. On le met à profit dans le traitement des *plaques sclérodermiques*, des *condylomes*, des *cicatrices vicieuses, dans l'épilation.* Dans tous les cas, le manuel opératoire consiste à appliquer sur une région quelconque dite indifférente une large plaque d'étain recouverte d'agaric et de peau de chamois, humectée d'eau, et reliée au pôle *positif* d'une batterie électrique, tandis qu'au pôle négatif sont reliées une ou plusieurs aiguilles en acier qu'on enfonce dans le bulbe du poil,

s'il s'agit d'épilation, ou qu'on introduit sous le tégument à une profondeur variable s'il s'agit de détruire
un condylome ou de modifier une plaque scléroder-
mique (Voir l'article *Poils* (avulsion des) et la méthode
de Brocq).

C'est encore sur les phénomènes électrolytiques que
repose la cure des *nævi*. Le Dr Larat a fort nettement
indiqué la technique opératoire. L'instrumentation se
compose : 1º d'une batterie d'une vingtaine d'éléments
et d'un type quelconque, mais pourvus d'un collecteur
et d'un galvanomètre ; 2º d'une plaque rectangulaire
d'étain garnie d'amadou et de peau de chamois de la
dimension de la main environ ; 3º d'une série d'aiguilles
en acier pour les électrolyses négatives, en or pour les
électrolyses positives ; les unes nues, les autres enduites
d'un vernis isolant — jusqu'à 1 ou 2 centimètres de
la pointe ; 4º d'un manche spécial destiné à maintenir solidement ces aiguilles dans la main de l'opérateur.
Ce manche est relié par un fil conducteur à l'un des
pôles de la batterie, tandis que la plaque bien imbibée
d'eau est reliée à l'autre pôle.

La plaque est appliquée sur une partie quelconque
du corps, le bras ou la jambe, et maintenue à l'aide
d'un lien. Une aiguille convenablement choisie d'après
la profondeur à laquelle on veut pénétrer et qui dépend
de la saillie du nævus est fixée au porte-aiguilles
d'autre part. Les choses ainsi disposées, l'aiguille est
enfoncée perpendiculairement à la peau pour les nævi
profonds ; parallèlement à la peau, au contraire, pour
les nævi superficiels en nappe. Le pôle positif est
représenté par l'aiguille toutes les fois qu'on s'adresse
à des tumeurs érectiles ou des nævi vasculaires. L'aiguille étant en place, la manette du collecteur est

progressivement poussée jusqu'à atteindre 10, 15 et même 30 milliampères, suivant le cas, *l'intensité du courant doit être d'autant plus élevée que la partie active de l'aiguille est placée plus profondément*. En ayant cette règle présente à l'esprit, on évite les eschares cutanées et les cicatrices consécutives. On laisse passer le courant à cette intensité durant deux, trois ou quatre minutes, puis on ramène avec précaution le galvanomètre au zéro. Le premier effet constaté est un durcissement du nœvus, parfois même une augmentation de son volume. Au bout de quelques jours, cinq ou six en moyenne, cette augmentation de volume fait place à une rétraction plus ou moins accentuée. Ce n'est que quand on a pu apprécier le degré de cette rétraction qu'il convient de réitérer l'application électrolytique. Ce qui revient à dire qu'en moyenne l'intervalle entre les séances doit être de quatre ou cinq jours. En une seule séance, on peut faire quatre ou cinq piqûres. Un nombre plus considérable amène parfois une inflammation trop vive.

En ce qui concerne les nœvi pigmentaires ou les nœvi vasculaires, après la disparition de l'élément principal, j'applique non plus une, mais cinq ou six aiguilles montées sur un bouchon et reliées au négatif de la batterie, et, les choses d'autre part disposées comme ci-dessus, je laisse passer un faible courant de un ou deux milliampères durant cinq minutes. La peau rougit fortement et l'action trophique devient prédominante dans les cas favorables.

Telles sont les quelques considérations pratiques qu'on peut actuellement formuler à propos de l'électrolyse des nœvi et du traitement des diverses dermatoses. Depuis trois années, un électricien distingué, le Dr Gautier, a étudié une méthode qui diffère de l'électrolyse simple sur un point important et à laquelle il a donné le nom d'*Électrolyse interstitielle*.

M. Gautier, au lieu d'employer des aiguilles inaltérables d'or et de platine quand il se sert du pôle positif, utilise au contraire des aiguilles attaquables par le courant.

Selon la nature du métal employé, il se produit à l'état naissant un sel qui imprègne les tissus dans une zone assez étendue et qui vient ajouter son action à l'action propre du courant. De cette façon, M. Gautier a pu traiter et guérir un certain nombre de lésions cutanées pour lesquelles l'électrolyse simple s'était montrée insuffisante. L'auteur de la méthode utilise surtout les produits de décomposition du cuivre et des sels iodurés (iodure de potassium); quand une aiguille de cuivre est plongée dans l'épaisseur des tissus et reliée au pôle positif, il se produit une réaction complexe et comme produit ultime de l'oxychlorure de cuivre, sel à la fois astringent, antihémorragique et antiseptique. Ces qualités, par suite de sa production à l'état naissant, sont singulièrement exaltées. Le procédé d'électrolyse au moyen d'aiguilles de cuivre pur a donné de bons résultats dans le lupus; un cas d'actinomycose, traité en collaboration avec M. Parier et présenté à la Société de dermatologie, a guéri sans cicatrice; deux cas d'acné chéloïdienne sont actuellement, paraît-il, complètement guéris.

Une ulcération épithéliomateuse a été également cicatrisée sans récidive au bout d'un an et demi, mais, quoique le diagnostic épithélioma ait été porté par M. Péan, il y a des réserves à faire au point de vue de son exactitude.

Il y a donc là une série de faits nouveaux, intéressants.

mais qui demandent de nouvelles recherches et la con-
firmation de l'expérience et du temps.

J'en dirai autant pour l'emploi des courants alternatifs généralisés proposés par MM. Larat et Gautier
dans certaines affections cutanées qui semblaient jusqu'à présent bien en dehors de la thérapeutique électrique. Le traitement de MM. Larat et Gautier a pour
base ce fait démontré par le D^r d'Arsonval que l'emploi
des courants alternatifs augmente le taux nutritif
de l'être en expérience. C'est ainsi que la capacité
respiratoire du sang varie du simple au double et que le
taux de l'urée en vingt-quatre heures s'élève de 40
ou 50 °/₀.

Il était donc rationnel de tenter par ce procédé de
modifier la nutrition des malades chez lesquels la manifestation cutanée n'est évidemment que l'indice d'un
trouble nutritif plus profond : tels l'eczéma, le psoriasis,
le vitiligo, le prurigo, etc. Jusqu'à présent les seuls résultats probants semblent avoir été obtenus dans l'eczéma.
— Il paraîtrait que les eczémateux se trouvent presque constamment améliorés par les bains à courants
alternatifs. — Le petit nombre des cas et leur publica-
tion trop récente ne nous permettent pas d'en dire plus
long à ce sujet.

Eléphantiasis des Arabes. — *Pachydermie*. —
Dhà-el-Fil (pied d'éléphant, Razès). — Sous ce nom on
décrit un *groupe d'affections* fréquentes, surtout dans les
pays tropicaux, mais s'observant également dans nos
pays, ayant pour caractère commun un épaississement
plus ou moins considérable du derme et du tissu cellulaire sous-cutané occupant dans la grande majorité des
cas le membre inférieur qui peut atteindre des dimensions colossales.

L'éléphantiasis en effet ne constitue pas à vrai dire une entité morbide distincte, mais bien plutôt un syndrome commun à plusieurs maladies ; aussi plusieurs auteurs proposent-ils de supprimer l'éléphantiasis de la terminologie dermatologique. Nous pensons que jusqu'à nouvel ordre, ne serait-ce qu'en raison de son ancienneté, il convient de le conserver pour exprimer l'augmentation considérable de volume d'un membre qui peut être dû à de nombreux états morbides distincts.

1º Eléphantiasis des tropiques ; endémique des régions tropicales, particulièrement de l'Inde, Ceylan, Indo-Chine, Chine, Japon, archipels de l'Océanie. Égypte, *Afrique*, Antilles, Brésil, Mexique. Lewis, Wucherer, *Patrick Manson*, Lancereaux, ont montré que cet éléphantiasis était dû dans la grande majorité des cas à la stase et aux obstructions lymphatiques par un hématozoaire spécial à ces pays, la *filaire du sang de l'homme*, qui produit tantôt la chylurie, tantôt une lymphorrhée, tantôt une hydrocèle chyleuse, tantôt un lympho-scrotum, tantôt un épanchement laiteux des séreuses, tantôt enfin un éléphantiasis. Aussi Leloir et Vidal proposent-ils de rattacher cet éléphantiasis à la *filariose*. Mais, de même que la filaire ne provoque pas fatalement l'éléphantiasis des régions tropicales, de même cet éléphantiasis peut survenir en dehors de la filariose (Kaposi, Besnier, Sabouraud, etc.), de sorte que, ainsi que le font remarquer E. Besnier et Doyon, « ou bien le filariose n'est qu'une des *causes*, la plus fréquente si l'on veut dans certaines régions, de l'éléphantiasis, qui agit sans spécificité, et à la manière des irritants d'un autre ordre, — ou bien elle ne serait chez les sujets atteints d'éléphantiasis qu'une coïncidence, ou seulement favorisée dans sa production ou dans sa localisation par l'éléphantiasis préexistant ».

2° Éléphantiasis nostras, sporadique, des pays tempérés. — Dans ce groupe on a réuni, il est vrai, les lésions éléphantiasiques liées à des affections distinctes (œdèmes chroniques, hypertrophies dermiques, *lymphatiques*, dus à des eczémas chroniques, à des ulcères de jambe, à des érysipèles à répétition, à des phlébites, à la phlegmatia alba dolens, à des lésions scrofulo-tuberculeuses (lupus éléphantiasique), à des lésions syphilitiques, à des lésions osseuses, etc., etc.). Mais, malgré cette diversité d'origine, les caractères objectifs cliniques de l'éléphantiasis demeurent assez nets, assez tranchés ; le traitement comporte des indications relativement précises, aussi croyons-nous devoir conserver l'éléphantiasis autant que syndrome, et en indiquer en quelques mots la symptomatologie et les conditions étiologiques, et en plus de détails le traitement. Récemment même notre collègue et ami Sabouraud, s'appuyant sur des observations cliniques et bactériologiques, a tenté de démontrer que le plus grand nombre et peut-être la totalité des éléphantiasis nostras (et sans doute aussi endémiques) idiopathiques ou symptomatiques devaient être rangés parmi les maladies jadis distinctes et aujourd'hui réunies comme en rapport d'effet à cause, et dues au streptocoque de Fehleisen (*Ann. de Derm. et de Syph.*, 1892, page 592).

La description suivante s'applique également à l'éléphantiasis nostras et des pays chauds : toutefois, dans ce dernier cas, les symptômes sont généralement beaucoup plus accentués. L'hypertrophie en particulier peut atteindre un degré considérable.

L'affection occupe le plus souvent les membres infé-

rieurs, rarement les deux à la fois, et particulièrement
la jambe et le pied : plus rarement elle gagne la cuisse.
jusqu'au pli fessier. Fréquemment elle atteint le scrotum,
le pénis, le prépuce, les seins. les grandes et les petites
lèvres, le clitoris ; quant aux membres supérieurs, aux
oreilles, front, lèvres, joues, nez, langue, etc., ils ne sont
envahis que *très* exceptionnellement.

La lésion constituée présente les caractères suivants :
le pied, la jambe, ont perdu leur forme et leur modelé,
sont considérablement augmentés de volume et quelquefois même d'une façon monstrueuse : ils sont souvent séparés l'un de l'autre par une sorte d'étrangle-
ment au niveau des malléoles. Cependant les muscles
sont intacts. les fonctions du membre sont à peu près
conservées et ne sont entravées que par le développement et le poids atteints. Le derme, le tissu cellulaire
sous-cutané, sont donc seuls envahis, et la peau apparaît dure, rigide, tendue, brune, pigmentée, ou violacée,
jaunâtre, tantôt lisse, tantôt bosselée, papillomateuse.
surtout dans les espaces interdigitaux, tantôt luisante.
œdématiée, mais non ulcérée, tantôt fissurée. ulcérée et laissant écouler un suintement fétide, jaunâtre,
purulent, pouvant se concréter en croûtes plus ou moins
épaisses. Très souvent on observe en même temps sur
le trajet des vaisseaux lymphatiques du membre malade
des traînées rouges, dures, saillantes. aboutissant aux
ganglions, qui sont eux-mêmes volumineux, douloureux
à la pression.

C'est qu'il existe en effet une *lymphangite chronique.*
qui précède souvent l'éléphantiasis et qui. lorsque l'affection est confirmée, reparaît fréquemment procédant par
poussées successives séparées par des intervalles plus ou
moins prolongés. Les poussées de lymphangite qui sont un

des caractères essentiels et caractéristiques de l'éléphantiasis, constituent de véritables *crises* ou *accès éléphantiasiques* graves ou bénignes survenant brusquement, parfois précédées d'un frisson, souvent violent, prolongé : la peau est rouge, chaude, érysipélatoïde, marbrée ; il y a de la fièvre plus ou moins intense, type rémittent ou intermittent, pseudo-continu, de la céphalalgie, des vomissements, de l'anorexie. Tous ces phénomènes durent plus ou moins longtemps, cinq à dix jours, puis tout rentre dans l'ordre, mais on constate alors que le volume du membre a de nouveau augmenté. D'autres fois, ces crises moins violentes, presque apyrétiques, surviennent après un léger traumatisme, une écorchure du membre, simulant une poussée d'eczéma ou d'érysipèle, ou un phlegmon ; elles sont dues le plus souvent à une lymphodermite, quelquefois à une périphlébite variqueuse ; elles peuvent, très rarement il est vrai, se compliquer d'eschares ou de phlegmon.

Après un intervalle quelquefois très rapproché, d'autres fois très éloigné, une nouvelle crise plus ou moins violente survient, quelquefois cependant si légère, qu'elle pourait passer inaperçue ; nous avons vu que d'après Sabouraud cette marche paroxystique si nette de la maladie, ces accès éléphantiasiques faisaient prévoir la nature parasitaire de l'éléphantiasis, confirmée par l'examen bactériologique et l'anatomie pathologique : on constate en effet de la lymphangite chronique (JEANSELME) et le streptocoque de Fehleisen, le microbe aux pullulations récidivantes de l'érysipèle à répétition.

L'éléphantiasis, avons-nous dit, peut occuper les organes génitaux et surtout le scrotum, susceptible d'atteindre un volume considérable, et les grandes et petites lèvres. L'hypertrophie éléphantiasique des oreilles, des joues, des paupières, de la lèvre supérieure, etc., est due à des érysipèles à répétition, à des tumeurs de la peau (nævus, molluscum, angiomes, papillomes, éléphantiasis télangiectode (de WIRCHOW), etc., et n'est qu'un pseudo-éléphantiasis.

L'*éléphantiasis des Arabes* peut s'observer dans tous les pays et dans toutes les races, mais surtout dans les contrées marécageuses, chaudes, humides, où il règne alors endémiquement avec ou sans filariose. Il peut survenir à tout âge, parfois dès l'enfance, le plus souvent entre vingt-cinq et quarante-cinq ans, chez les hommes un peu plus souvent que chez les femmes, dans la race noire et surtout créole plus fréquemment que dans la race blanche, enfin dans toutes les conditions sociales, mais bien plus dans les populations malheureuses, ayant une mauvaise hygiène, dénuées de ressources, travaillant trop, affaiblies par la misère ou par les maladies débilitantes, scrofulo-tuberculose, syphilis, fièvres paludéennes, etc.

Les causes occasionnelles jouent un rôle très important dans la production de l'éléphantiasis. Ce sont toutes celles susceptibles de provoquer l'irritation du système lymphatique et de favoriser la répétition de cette irritation et la stase lymphatique. Parmi les premières nous signalerons l'eczéma, les piqûres, les contusions, les lymphangites, les érysipèles, les lésions syphilitiques et tuberculeuses de la peau, etc.; parmi les secondes, les *varices*, la phlébite, les cicatrices, les adénopathies chroniques simples ou néoplasiques, en un mot toutes les affections entraînant un obstacle sérieux au cours de la lymphe ou du sang veineux. (Voir *Lymphangiectasie, Lymphangiomes*). Nous nous sommes expliqués plus haut sur le rôle pathogénétique de la filaire du sang.

Traitement. — Il n'existe pas de traitement interne de l'éléphantiasis; mais, comme il est le résultat d'une série d'affections causales, il importe de *combattre ces affections par tous les moyens appropriés*. En outre, on prescrira une *hygiène sévère* et des *mesures prophylactiques* susceptibles de diminuer notablement le nombre des éléphantiasis, surtout quand elles sont pratiquées dès les premières crises : alimentation réconfortante, propreté absolue, toniques, sulfate de quinine. Éviter les refroidissements, surtout le soir. Porter de la flanelle. Quitter, si c'est possible, les pays où règne l'éléphantiasis endémique. Protéger la région atteinte contre toutes les causes d'irritation, et asepsie absolue de cette région. Éviter autant que possible la station debout prolongée, les fatigues, etc.

Quand l'éléphantiasis est constitué, il convient de traiter : 1° les accès éléphantiasiques; 2° les lésions hypertrophiques.

1° Les *accès éléphantiasiques* exigent d'abord le repos au lit absolu, le membre un peu élevé et protégé par un cerceau. On prescrira en outre les antiphlogistiques si les phénomènes inflammatoires sont très marqués, les purgatifs ou les vomitifs si les voies digestives sont fort embarrassées, le sulfate de quinine ou les autres antipyrétiques, selon les caractères de la fièvre, le salicylate de soude, enfin, si les douleurs sont vives; on recouvrira le membre de cataplasmes de fécule tièdes arrosés d'eau blanche ou d'alcool, faits avec de l'eau boriquée et fréquemment renouvelés ou bien de compresses de tarlatane imprégnées d'eau boriquée ou d'alcool camphré, ou d'eau blanche, ou d'eau de son, ou

d'une solution de salicylate de soude à 25 0/00, etc.
Quelques auteurs recommandent encore des applications d'onguent mercuriel belladoné, ou des badigeonnages avec du collodion en dépassant les limites des lésions.

2° *Traitement de l'éléphantiasis confirmé, en dehors des crises.* — De très nombreux moyens ont été indiqués. Nous signalerons les plus employés et par ordre d'importance :

1° *Compression*. — Le moyen le plus efficace et par lequel on doit toujours commencer est incontestablement la compression méthodique et régulière à l'aide d'une bande de flanelle, ou mieux, de caoutchouc élastique, appliquée sur une couche d'ouate épaisse régulièrement disposée, et maintenue par une bande de toile : il faut éviter absolument en effet d'appliquer le caoutchouc sur la peau même, dans la crainte de provoquer des inflammations parfois sérieuses.

La compression doit être assez grande, mais pas trop ; la bande sera enlevée tous les matins et appliquée plus ou moins serrée, selon la tolérance du malade. Il est inutile d'ajouter que la compression devra avoir été précédée de la mise en état du membre, c'est-à-dire que les lésions préexistantes, eczéma, dermolymphangite, ulcères variqueux auront été soignés par les moyens appropriés, que le malade devra garder le repos au lit, la jambe posée sur un coussin. En même temps que la compression on aura recours au *massage*, qui, pratiqué avec soin et régulièrement, active les fonctions de la peau et contribue notablement à l'amélioration, ainsi qu'aux bains sulfureux, et surtout aux *douches* sulfureuses *chaudes*.

2° *Électrisation*. — Elle peut être employée soit seule.

soit *de préférence associée* à la compression, et d'après Silva Araujo, Moncorvo, Beard, etc., donnerait des résultats surprenants :

On doit employer les courants continus, la faradisation et l'électrolyse (Voir *Électricité*), qui agissent en ramollissant les tissus hypertrophiés, en favorisant la résorption de ces tissus ainsi ramollis, et en modifiant d'une façon très salutaire l'innervation des régions atteintes. Quand on emploie l'électricité galvanique, on doit mettre le pôle positif sur les tissus sains, à une certaine distance, et le pôle négatif sur les parties malades. La durée de la séance varie entre cinq et trente minutes.

3° *Procédés chirurgicaux* applicables seulement dans les cas tout à fait exceptionnels, et souvent dangereux, et ne mettant pas à l'abri des récidives.

a) Compression digitale de l'artère principale.

b) Ligature de l'artère principale (CARNOCHAN, de New-York).

c) Ablation de la partie malade. — N'est applicable que dans les éléphantiasis localisés (grandes lèvres, petites lèvres, scrotum, prépuce), etc. L'amputation du membre est en effet aussi grave que possible.

d) Scarifications linéaires, ignipuncture, incisions plus ou moins profondes. — Ces différents procédés peuvent être mis en usage dans les éléphantiasis peu irritables, débutant, ayant une évolution lente et particulièrement siégeant aux organes génitaux, au scrotum. Mais il faut savoir qu'ils peuvent provoquer des poussées de lymphangite, de pseudo-érysipèle ou même d'érysipèle, et que, ne s'attaquant pas à la cause même de l'éléphantiasis, ils peuvent tout au plus produire une amélioration passagère.

4° *Vésicatoires. Caustiques.* — Ne doivent jamais être prescrits, car ils sont inutiles et dangereux.

En résumé, il faut savoir que le traitement de l'éléphantiasis est des plus ingrats, en raison de la maladie elle-même, et aussi de l'indocilité, de l'état social, misérable le plus souvent, des malades qui ne se mettent pas suffisamment à l'abri des causes productrices de crises éléphantiasiques, lesquelles, avons-nous dit, sont le plus souvent suivies d'une aggravation de la lésion. Tant que le membre aura conservé des dimensions relativement raisonnables, l'hygiène, la propreté, la compression ouatée et élastique modérée, le massage, les douches de vapeur, l'électrisation bien pratiquée, la médication tonique, le traitement de la syphilis ou de la scrofulo-tuberculose quand le sujet en présentera des manifestations, l'iodure de potassium, le bromure de potassium, l'arsenic, les alcalins, suivant les indications générales fournies par le malade, rendront l'affection relativement très supportable.

Malheureusement on ne peut espérer une guérison radicale, à moins que la doctrine nouvelle relative à la parasitologie de l'éléphantiasis ne soit confirmée et que l'on trouve des moyens de protection active contre l'envahissement du streptocoque pathogène.

Emplâtres. — Les emplâtres prennent une place de plus en plus grande dans la pratique courante. Leur composition a été profondément modifiée. Leurs excipients ont été changés et on y a incorporé les médicaments les plus divers. Préparés autrefois exclusivement avec de l'emplâtre simple ou de l'emplâtre diachylon, ils se conservaient mal. Aujourd'hui, Unna et Beiersdorff, à Hambourg; MM. Vigier, Cavaillès, Portes, etc., en France, les préparent avec des masses emplastiques constituées par de la gutta-percha, de la gomme élastique, de la vaseline, de la lanoline dans lesquelles on incorpore le médicament en très forte proportion et qu'on étend sur des tissus très souples, mousselines, soies, batistes, toile caoutchoutée fine perforée, etc. On obtient ainsi une très grande variété d'emplâtres très actifs, qui se conservent longtemps et ne provoquent pas d'irritation. (Voir *Épithèmes*.)

Engelures. — *Erythème pernio, gelures*. — Les engelures sont trop connues pour qu'il y ait lieu de les décrire: on devrait logiquement les ranger dans le cadre de l'érythème multiforme, dont elles constituent une variété (érythème multiforme à frigore, érythémateux, papuleux, bulleux, etc.). Pratiquement nous les diviserons en *engelures* érythémateuses simples *non ulcérées* et *engelures ulcérées*. Quant à la congélation avec eschares qui peut envahir des membres entiers, elle ressort du domaine de la chirurgie.

Nous n'insisterons pas sur les localisations des engelures (mains, pieds, joues, nez, oreilles, où elles peuvent simuler le lupus érythémateux), sur leurs complications (douleur, prurit considérable, eczéma, lymphangite, escharification, cicatrices et déformations), enfin sur leur étiologie (froid, froid humide, influence très grande mais non constante du tempérament lymphatique, fréquence plus grande pendant la seconde enfance, l'adolescence et la vieillesse). Nous nous étendrons beaucoup plus sur le TRAITEMENT si ingrat des engelures. Il comprend trois indications : 1° traitement général; 2° traitement local; 3° prophylaxie.

1° TRAITEMENT GÉNÉRAL. — Les toniques, quinquina, fer, huile de foie de morue, les sirops antiscorbutique,

iodo-tannique, d'iodure de fer, les préparations sulfureuses, les hypophosphites, la kola, les inhalations
d'oxygène, les bains de mer joints à l'exercice, la gymnastique, la marche, en un mot une hygiène appropriée ont pour but de modifier la constitution du sujet.
On a en outre un peu empiriquement conseillé le *sulfate
de quinine* à doses faibles, mais prolongées (E. BESNIER)
même quand le malade ne présente pas de symptômes
d'impaludisme, et particulièrement dans les engelures
à forme asphyxique du nez et des oreilles, ainsi que
les pilules suivantes (L. BROCQ) :

    Sulfate de quinine.)
    Ergotine ....) àà 5 centigrammes.
    Poudre de feuilles de digitale. 5 milligrammes.
    Extrait de belladone........ 1 milligramme

pour une pilule.

Deux à quatre par jour suivant l'âge du sujet.

2° TRAITEMENT LOCAL. — Les remèdes populaires ou
scientifiques préconisés contre les engelures sont innombrables. Nous n'avons pas la prétention de les énumérer
tous; d'ailleurs, il n'en existe malheureusement aucun
qui ait une action réellement efficace dans tous les cas;
le plus souvent ils ne sont que des calmants; il est donc
nécessaire de les changer fréquemment.

Quand les engelures ne sont pas ulcérées, il faut soir et
matin laver les régions atteintes avec de l'eau très
chaude, ou bien les décoctions de feuilles de noyer ou
de céleri, ou de feuilles d'eucalyptus, 5 grammes pour
1 litre d'eau (E. BESNIER).

Ces lotions faites, on essuie, puis on applique une des
pommades, un des liquides ou collodions suivants :

A. Pommades.

KAPOSI

Camphre en poudre............	1 gramme.
Craie blanche	40 grammes.
Huile de lin	80 —
Baume du Pérou.............	1gr,50.

F. S. A.

Alun calciné.................	2gr,50.
Axonge.....................	15 grammes.
Pommade rosat..............	2 —
Iodure de potassium..........	1 —
Laudanum de Rousseau.......	1gr,50.

F. S. A.

Térébenthine..............	
Cire jaune........	ââ 10 grammes.
Pétrole..................	

F. S. A.

Nitrate d'argent...............	0gr,10
Pommade rosat	10 grammes.

F. S. A.

Sozoiodol....................	2 grammes.
Onguent simple	20 —

F. S. A.

N. B. — L'onguent simple a la formule suivante :

Cire blanche...................	5 grammes.
Axonge benzoïnée..............	7gr,50
Huile d'amande douce..........	7gr,50

La lanoline est un excellent excipient.

Pommades avec :

BROCQ

Acide phénique...........	1 gramme.
Onguent de plomb........	ââ 20 grammes.
Lanoline.................	
Huile d'amande douce......	10 —
Essence de lavande........	XX gouttes.

F. S. A.

MONIN
(pour les engelures du nez).

Beurre de cacao..................	40 grammes.
Huile d'amande douce..........	10 —
Acide citrique..................	0ᵍʳ,50
Précipité blanc.................	0ᵍʳ,30
Teinture de musc..............	X gouttes.

F. S. A.

Lanoline.....................	40 grammes.
Sous-borate de soude..........	10 —

F. S. A.

Lanoline	40 grammes.
Sous-acétate de plomb...... 5 à 10	—

B. *Lotions*. — Alcool camphré, eau de Cologne, extrait de Saturne à 1/10, suc de citron, solution de nitrate d'argent à 1/150, baume du Pérou à 1/5, lait virginal, solution de créoline à 1/100.

MÉLANGE DE LIEBREICH

Alun........................	} ââ	5 grammes.
Borax......................		

Dissoudre dans

Eau de roses..............	300 —

MARJOLIN

Mixture avec :

Baume du Pérou.............	5 grammes.
Alcool.....................	125 —
Acide chlorhydrique..........	4 —
Teinture de benjoin..........	15 —

F. S. A.

MONIN

Glycérine pure...............	30 grammes.
Teinture d'iode...............	1 gramme.
Teinture d'opium.............	1 —

F. S. A.

Camphre....................	4 grammes.
Essence de térébenthine........	30 —

F. S. A.

Faites dissoudre.

BROCQ

Alcool camphré	50 grammes.
Alcoolat de Fioravanti	25 —
Teinture de cantharides	2 à 5 —

E. BESNIER

Glycérine.....................	50 grammes.
Eau de roses	50 —
Tannin.......................	0gr,10.

F. S. A.

On a conseillé encore la neige, la levure de bière, l'urine ! etc., etc.

Après avoir appliqué ces divers liquides, il convient de saupoudrer avec de l'amidon ou mieux avec la poudre suivante :

Salicylate de bismuth..........	10 grammes.
Amidon.....................	90 —

Mêlez.

C. *Collodions.* — Collodion simple. Collodion renfermant 1/20 d'iodoforme, 1/40 d'iode métalloïdique (BILLROTH), 1/40 d'acide salycilique, etc.

Quand les engelures sont *ulcérées*, il faut les envelopper dans des compresses imprégnées de décoction de feuilles de noyer ou d'eucalyptus, et les panser fréquemment avec du vin aromatique, de l'alcool camphré, de la liqueur de Van Swieten, une solution faible de chlorure de chaux, de la liqueur de Labarraque, de la pyrothonide, ou avec une des pommades suivantes : onguent styrax, onguent canet, liniment oléo-calcaire renfermant 1 à 2 0/0 d'acide phénique.

Pommades avec :

BROCQ

Axonge.....................	15 grammes.
Lycopode...................	} àà 0gr,50
Tannin.....................	

F. S. A.

Cire jaune...................... 15 grammes.
Huile de lin.................... 30   —
Teinture de benjoin 8   —
Glycérine 14   —
Essence de lavande............ q. s.
F. S. A.

Acide borique.................. 1 gramme.
Chlorhydrate de morphine ou de
   cocaïne 0gr,10
Oxyde de zinc......... .... 1 gramme.
Lanoline ou vaseline pure........ 15 grammes.

DEVERGIE

Axonge...................... 30 grammes.
Créosote...................... 8 gouttes.
Sous-acétate de plomb.......... 8   —
Laudanum de Sydenham........ 10   —
F. S. A.

KNÆRLZER

Opium .... 5 grammes.
Camphre...................... 2 gr, 50 c.
Carbonate d'ammoniaque........ 5 grammes.
Acétate de plomb.............. 10   —
Axonge 60   —

On peut encore employer avec avantage l'emplâtre
de Vigo, l'emplâtre à l'oxyde de zinc d'Unna, l'emplâtre rouge de Vidal ; quand il y a tendance à la végé-
tation de la plaie, Kaposi recommande de cautériser
légèrement avec le nitrate d'argent.

Prophylaxie. — Il est très difficile de prévenir les
engelures ; néanmoins les sujets prédisposés devront,
en outre des indications que nous avons données au
traitement général, prendre, dès le commencement de
l'hiver et même un peu avant, des précautions très
grandes contre le froid. Ils porteront des vêtements
chauds, des gants et des chaussures larges et bien
faites ; ils auront soin d'interposer entre les orteils des
fragments de coton hydrophile renouvelés chaque

jour ; ils éviteront les brusques changements de température, la chaleur vive des cheminées, les chaufferettes ; enfin ils devront soir et matin tremper leurs mains dans l'eau aussi chaude que possible ou dans la décoction chaude de feuilles de noyer, puis faire une application légère de teinture d'iode, ou mieux, frictionner activement les régions prédisposées avec de l'alcool camphré, et saupoudrer ensuite avec : poudre d'amidon, 90 parties ; salicylate de bismuth, 10 parties. Nous avons vu plusieurs fois les engelures ne plus se reproduire après une ou plusieurs saisons de bains de mer suivies de maniluves et pédiluves prolongés et répétés d'eau saturée de sel marin.

Éphélides. — (Voir *Pigment.*)

Éphidrose. — (Voir *Sueur* et *Sudoripares.*)

Épilation. — (Voir *Favus* et *Trichophytie.*)

Épiphytes. — (Voir *Parasites.*)

Épithéliome. — *Cancer épithélial. — Cancroïde. — Cancer des ramoneurs. — Cancer cellulaire plat. — Noli me tangere. — Chancre malin. — Ulcus rodens. — Ulcère chancreux. — Cancer cutané. — Cancer faux. — Rodent ulcer,* etc.

Nous ne traiterons ici un peu longuement, en raison de l'importance pratique de la question, que l'épithéliomatose *cutanée,* éliminant celle des muqueuses.

Cliniquement nous distinguerons deux variétés : l'une *superficielle,* qui comprend de nombreuses formes sans doute distinctes ; l'autre plus rare, *profonde,* c'est-à-dire *débutant* par la couche profonde de la peau. Entre ces deux variétés se placent des variétés *mixtes,* quand les lésions s'étendent de la superficie vers la profondeur ou réciproquement.

1° *Épithéliome superficiel.* — Il renferme des formes

nombreuses ; avec E. Besnier nous distinguerons deux formes principales :

A. *L'épithéliome perlé.* — B. *L'épithéliome multiforme.*

A. *L'épithéliome perlé* est la forme le plus fréquemment observée ; il apparaît généralement sur une peau primitivement saine, mais un peu sèche en raison de l'âge du sujet, qui a le plus souvent atteint la cinquantaine, sous forme d'une petite élevure, granuleuse, dure, superficielle, ayant le volume d'une forte tête d'épingle, rosée, brillante, *perlée* ; elle a, au début, une évolution des plus lentes, s'étend par ses bords. D'abord isolée, elle se réunit à d'autres éléments semblables, et finit par constituer une très petite plaque arrondie, très légèrement surélevée. Ainsi constituée, elle ne tarde pas à s'excorier, à se crevasser spontanément ou à la suite de grattage, et à se recouvrir d'une croûtelle brunâtre. Elle peut demeurer ainsi à l'état stationnaire pendant fort longtemps, plusieurs années parfois, puis la croûte se détache et l'ulcération apparaît irrégulière, à bords peu mobiles, taillés à pic, à fond rougeâtre finement granuleux, crevassé, sécrétant une sérosité visqueuse, peu abondante, qui en se desséchant le recouvre comme d'un vernis (KAPOSI). Mais à la périphérie de l'ulcération on retrouve généralement une ou plusieurs des granulations perlées, blanches, lisses, nacrées, fines, caractéristiques de cette forme d'épithéliome que l'on peut aisément énucléer à l'aide d'une petite curette (corpuscules, globes cancroïdaux, globes nacrés, globes épidermiques de Lebert, etc.).

Très souvent, au centre de l'ulcération apparaît un noyau cicatriciel qui peut gagner l'un des bords, constituant alors une bride cicatricielle rendant l'ulcération irrégulière, allongée ; comme de son côté elle peut s'étendre par l'un de ses bords pendant que la cicatrice l'envahit, il en résulte dans certains cas une plaie *serpigineuse*, présentant des parties en activité, d'autres bridées, cicatricielles, rétractées, etc.

D'autres fois, l'épithéliome s'étend par la périphérie (*Épith. excentrique*), ou bien il gagne en profondeur (*Épith. rongeant, ulcérant, rodent ulcer des Anglais*), ou bien enfin il reste superficiel, mais s'étend en éventail, en demi-cercles, en anneaux autour du foyer central cicatrisé. (*Epithéliome perlé plan, syphiloïde, lupoïde*, etc.)

L'épithéliome superficiel est généralement bénin, ne détermine aucune altération de l'état général, aucun engorgement ganglionnaire, et n'a d'autre effet que la destruction de la peau, des cartilages sous-jacents, les cicatrices et les rétractions des parties atteintes. Mais, quand il gagne en profondeur, le pronostic est beaucoup plus sérieux.

B. *Épithéliome superficiel multiforme.* — Au lieu de débuter par les perles caractéristiques qui viennent d'être décrites, l'épithéliome peut présenter divers modes de début très variés.

Souvent sur un bouton, une verrue, un poireau, un simple papillome, une excroissance, spontanément, ou à la suite d'une irritation quelconque apparaît une excoriation centrale qui se recouvre d'une croûte ; puis l'élément papillomateux augmente de volume, de consistance, devient douloureux, saignant facilement, l'ulcération s'agrandit, et l'ulcère cancroïdal (ulcère chancreux des anciens auteurs) est constitué, présentant les symptômes indiqués plus haut (*Epithéliome papillaire, Épithéliome verruqueux*).

D'autres fois, l'épithéliome débute par l'*acné sébacée concrète :* cette forme s'observe surtout chez les sujets âgés, à la face, et se caractérise par des croûtes jaunâtres, épaisses, adhérentes, grasses, séborrhéiques, tantôt uniques, le plus souvent multiples, quatre, cinq et plus ; quand on arrache ces croûtes, il se produit une hémorragie légère ; on constate, en outre, que ces croûtes pénètrent dans les orifices folliculaires dilatés. Une nouvelle croûte se produit épaisse, et lentement la lésion s'étale, progresse, ou bien cicatrise en un point et apparaît en un autre ; puis les bords s'étendent, deviennent nettement perlés, et l'ulcération revêt tous les caractères de l'ulcère cancroïdal. (*Épith. acnéique, séborrhéique*).

D'autres fois enfin, la lésion initiale est semblable à une hyperkératose simple (*Épith. hyperkératosique*), à une desquamation épidermique pityriasique ou psoriasique (*Épith. papyracé*), à une fissure, une rhagade (*Épith. rhagadique*), à une plaque d'eczéma (*Épith. eczématoïde, comme dans la maladie de Paget.* Voir ce mot), etc., etc.

2° *Épithéliome profond.* — On désigne ainsi l'épithéliome qui *débute* par des petites nodosités dures plus ou moins volumineuses, disséminées dans la profondeur de la peau, évoluant assez rapidement et gagnant la superficie au niveau de laquelle elles s'ulcèrent. Il est très rare, occupe surtout les muqueuses, et est du domaine de la chirurgie.

Bien moins rares sont les épithéliomes *mixtes*, c'est-à-dire ceux qui deviennent si rapidement profonds que leur première période de superficialité a pour ainsi dire passé inaperçue. A cette forme appartiennent les épithéliomes *térébrants*, phagédéniques, mutilants, à évolution parfois extrêmement maligne et rapide.

Les différents types d'épithéliomes qui viennent d'être indiqués peuvent se développer et persister souvent isolément : on peut également les trouver réunis ou combinés sur le même sujet. Leur *siège* de prédilection est la *face* (nez, parties avoisinantes du nez, paupières, lèvre supérieure, front, surtout). Après la face, les régions les plus atteintes sont les parties génitales, gland, verge, grandes lèvres, vulve (*Épithéliomatose vulvaire. Vulvite épithéliale, Cancroïde du gland*, etc.), puis le mamelon (Voir *Maladie de Paget*), l'ombilic, les membres supérieurs et inférieurs. Il est très fréquent sur les muqueuses.

Les causes véritables de l'épithéliome sont inconnues. Depuis ces dernières années, on tend à admettre la nature parasitaire du cancer mais la question est loin d'être résolue. Les conditions d'apparition de l'épithéliome sont mieux connues.

Cette affection s'observe presque toujours, mais non constamment, après quarante ans ; elle est plus fréquente chez l'homme que chez la femme ; quelquefois elle est héréditaire ; si le cancer, est une affection parasitaire, l'hérédité alors s'exerce dans les mêmes conditions que pour la tuberculose par exemple.

Un certain nombre de lésions cutanées, telles que les verrues, les papillomes, les cicatrices, les ulcérations, le lupus, la syphilis, l'acné, le psoriasis, l'eczéma chronique, les nævi, etc., créent pour ainsi dire un terrain favorable à l'implantation, à l'inoculation de l'épithéliome, sans que l'on soit autorisé à dire qu'elles subissent la transformation, la dégénérescence épithéliale. De même, les irritations cutanées, répétées et variées, professionnelles, médicamenteuses ou autres

(cancer des ramoneurs), ainsi que les traumatismes,
jouent le rôle de cause adjuvante, et favorisent le développement de l'épithéliome.

Traitement (des épithéliomes superficiels qui, seuls,
intéressent les dermatologistes). — *Quand un épithéliome superficiel est traité dès le début, à temps, il peut
être aisément détruit; mais il faut alors agir activement,
énergiquement, et ne pas se contenter d'employer des agents
banals d'irritation, sans discernement, car ils ont le plus
souvent pour résultat d'activer le processus épithéliomateux. — Les épithéliomes graves sont dus le plus souvent
à la pusillanimité des malades, à la temporisation du
médecin, ou à un traitement inopportun.*

*Les épithéliomes superficiels de la face du type sébor-
rhéique, acnéique,* si fréquents chez les sujets âgés,
seront traités dès le début par des applications de
savon mou de potasse le soir; le matin, on lave avec
du coton imprégné d'alcool saturé d'acide borique,
d'éther ou de chloroforme. Puis on applique pour la
journée un fragment d'emplâtre de Vigo. Quand les
taches, les croûtes, ont disparu, pour éviter leur réapparition, il faut recommander au malade les plus
grands soins de propreté de la peau du visage, les
savonnages quotidiens à l'eau chaude suffisent généralement (E. Besnier et Doyon).

Quand les éléments épithéliomateux superficiels sont
nettement caractérisés, mais n'ont pas encore pris un
développement considérable, il faut procéder à leur
destruction par l'un des trois procédés suivants :

*Cautérisation chimique. — Cautérisation ignée. —
Rugination.*

1° *Cautérisation chimique.* —Un très grand nombre de
caustiques ont été préconisés contre les épithéliomes

superficiels. Mais il sera généralement préférable de ne les appliquer qu'après une cautérisation, ignée ou une rugination (voir ci-dessous) et après avoir fait tomber les croûtes à l'aide d'un cataplasme, d'une onction grasse ou d'une pulvérisation. Les uns sont anodins. Ce sont tous ceux employés contre les verrues (voir ce mot) : Vinaigre, acide acétique cristallisant, teinture de thuya occidentalis au dixième, acide lactique (Arnozan), phénique, pyrogallique, chlorhydrique, etc.

Les autres sont plus efficaces : citons en première ligne la *pâte du frère Come* ou le *mélange de Manec*, qui ont à peu près la même formule, à savoir :

Acide arsénieux................. 2 parties.
Sulfure de mercure (cinabre)..... 6 —
Éponge calcinée................. 12 —

Pulvérisez, puis délayez dans l'eau jusqu'à consistance de pâte. On applique cette pâte sur l'épithéliome préalablement décapé, puis on recouvre d'une petite boulette de coton hydrophile, maintenue fixée par du collodion élastique ; on attend la chute et la cicatrisation spontanées qui surviennent en général au bout d'un espace de temps qui varie entre dix jours et trois ou quatre semaines. E. Besnier recommande de n'employer ce caustique excellent que dans le cas d'un épithéliome superficiel peu étendu et non ulcéré.

Les autres caustiques dont on peut préconiser l'emploi sont les suivants : la pâte de Vienne, le chlorure de zinc déliquescent en pâte ou en crayon, la potasse caustique en pâte, le bromure de potassium, le nitrate de plomb en poudre, le nitrate acide de mercure, l'acide nitrique, le chlorate de potasse en poudre ou en solution (L. Brocq), le jéquirity, l'éthylate de soude, la pyoktanine en poudre, les emplâtres à l'acide pyro-

gallique au dixième, ou mieux, à la résorcine (excellent
d'après C. Boeck et Unna), etc. Kaposi recommande
encore la pâte suivante, qui ne doit être appliquée que
sur des surfaces très restreintes :

> Créosote..................... 20 grammes.
> Arsenic blanc .... 0gr,30.
> Opium pur.................... 0gr,15.
>   M. S. A.

Tous ces divers caustiques peuvent être utilisés dans
les épithéliomes ulcérés. Comme ils sont fort douloureux, il est bon de faire au préalable un badigeonnage
avec une solution de chlorhydrate de cocaïne au quin-
zième, qui calme momentanément seulement la douleur ; ils pourront également être employés, mais à
doses moins fortes, après une cautérisation énergique
au thermo ou au galvano-cautère.

2º *Cautérisation ignée*. — Elle constitue le meilleur
mode de traitement dans les épithéliomes superficiels
perlés, légèrement papillomateux, verruqueux, acnéiques, hyperkératosiques, etc. Elle doit être pratiquée largement en plusieurs séances quand les éléments
sont multiples et étendus ; il faut avoir soin de bien
tendre la peau de façon à voir tous les petits éléments
perlés isolés autour de la plaque principale et les cautériser afin de ne pas les voir devenir le siège d'un
foyer de repullulation. On se servira du thermo-cautère ou mieux de l'électro-cautère en suivant exactement toutes les lignes que nous avons tracées à l'article
« Lupus » (voir ce mot). Après la cautérisation, si l'épithéliome n'est pas étendu, il suffit de laisser la croûte
se former ; le plus souvent, il est préférable de pratiquer un pansement avec une poudre antiseptique ou
légèrement caustique (sous-nitrate de bismuth, aris-

tol, *dermatol* excellent), et de recouvrir avec un fragment d'emplâtre de Vigo ou à l'aristol, ou à la résorcine faible, ou à la résorcine et à l'acide salicylique ou au salol, ou même dans les cas simples avec l'emplâtre de plomb. L. Brocq recommande d'avoir soin de volatiliser complètement l'élément épithéliomateux, puis de le recouvrir de chlorate de potasse finement porphyrisé. Pendant deux ou trois jours, on lave la plaie avec de l'ouate hydrophile imbibée d'une solution concentrée de chlorate de potasse, on la recouvre d'une couche assez épaisse de chlorate, puis d'un peu d'ouate sèche, et on recouvre le tout d'une préparation imperméable quelconque collant à la peau, le taffetas de Marinier, par exemple; quatre ou cinq jours après, on se contente de laver soir et matin la plaie avec de l'eau phéniquée et on recouvre la plaie d'aristol, d'ouate sèche et de taffetas. Le chlorate de potasse, il faut le savoir, est toujours assez douloureux.

3° *Rugination*. — Préconisée par Besnier, Vidal, Kaposi, etc., elle donne de très bons résultats. Il faut, avec la curette tranchante, racler tous les tissus malades, toujours très friables dans l'épithéliome. On s'arrête quand on sent de la résistance indiquant que l'instrument atteint les tissus sains, ou quand l'hémorragie, facile d'ailleurs à arrêter avec un peu de compression et d'ouate hydrophile, est trop abondante; le raclage terminé et l'hémorragie arrêtée, E. Besnier recommande de pratiquer au fond de la plaie une cautérisation électro-caustique entamant légèrement les tissus résistants; puis on panse la plaie suivant le mode indiqué plus haut (aristol, dermatol, chlorate de potasse en poudre ou en solution, iodol, salol, iodoforme, etc.). Il est quelquefois nécessaire, quand l'épithéliome est très étendu, de pratiquer plusieurs séances de rugination. Pour cette petite opération qui demande à être faite avec le plus grand soin, le médecin devra prendre toutes les précautions aseptiques et antiseptiques d'usage (propreté absolue des instruments, asepsie de l'opérateur et de ses aides. Nettoyage antiseptique préalable de la plaie et de la région avoisinante, etc.).

Tels sont les différents modes de traitement des épithéliomes superficiels. Le médecin devra être guidé dans son choix par l'âge, l'étendue, la période, le siège de la lésion; il sera nécessaire, dans bien des cas, de varier ou d'associer ces divers traitements. Quand l'épithéliome sera trop ancien, bourgeonnant, végétant, étendu, profond, quand il occupera des régions où les moyens indiqués ne seront pas praticables, il faudra en pratiquer l'extirpation chirurgicale.

Épithèmes antiseptiques. — (*Emplâtres caoutchoutés.*) — Les épithèmes ou topiques sont des tissus ou sparadraps médicamenteux perfectionnés et préparés pour remplacer les emplâtres, mousselines, emplâtres de Unna, les pommades, les onguents, etc.. dans le traitement des maladies de la peau. — La substance médicamenteuse introduite dans une masse formée de gutta-percha, de caoutchouc, de vaseline et de lanoline est coulée sur un tissu souple, léger et préalablement aseptisé au moyen de l'acide borique et de la résorcine.

Ces topiques se conservent très bien, on a adopté le dosage à 10 0/0 du médicament actif. Ils sont actuellement très souvent prescrits, car ils peuvent renfermer les agents médicamenteux les plus utiles en dermatologie.

Épizoaires. -- (Voir *Parasites.*)

Éruptions artificielles. — **Dermites artificielles.
— Affections cutanées artificielles. — Érythèmes toxiques
ou toxidermiques.**

On désigne sous ce nom toutes les éruptions produites
par les *agents extérieurs* chimiques, physiques, médicamenteux, végétaux, animaux, etc., mis en contact
avec la peau (*Éruptions artificielles de cause externe ou
Dermatites traumatiques*), ou absorbés (*Éruptions artificielles de cause interne ou provoquées indirectes ou
pathogénétiques de Bazin. — Dermatites toxiques*).
Le nombre des agents extérieurs susceptibles de
produire ces éruptions est considérable ; d'autre
part, ces éruptions elles-mêmes sont extrêmement
variées; en outre, le même agent peut produire des
lésions très diverses suivant sa quantité, son mode d'emploi, et surtout la prédisposition individuelle héréditaire ou non. C'est ainsi qu'on peut observer des lésions
érythémateuses ou urticariennes, ou papuleuses, ou
vésiculeuses, ou bulleuses, ou hémorragiques, des ulcérations, des abcès, des lésions gangreneuses, etc., etc.,
soit isolées, soit associées, ayant une évolution souvent
très variable, parfois très légères, parfois extrêmement
intenses. Le traitement de ces lésions comprend deux
indications capitales :

1° *Rechercher la cause et la supprimer.* — Aussi indiquerons-nous rapidement les différents agents susceptibles de provoquer le plus souvent les dermites artificielles.

2° *Traiter la lésion cutanée.* — Pour cela, il faudra
employer le traitement local de l'affection qui a la
plus grande analogie avec l'éruption provoquée.

1° *Les éruptions artificielles de cause externe ou
dermatites traumatiques ou provoquées directes de Bazin*

sont· excessivement fréquentes. Nous ne signalerons que les plus importantes, à savoir celles qui sont produites par la chaleur, le soleil, le froid, les parasites animaux (Voir *Parasites*), les parasites végétaux (*farus, trichophytie*, pityriasis versicolore, erythrasma), les liquides et sécrétions organiques (urine, sueur (Voir *Impétigo*), matières fécales, pus), les animaux (mouches, guêpes, abeilles, frelons, chenilles, fourmis, cousins, scorpions, cantharides, etc., etc.), les végétaux (le nombre en est considérable), un grand nombre d'agents irritants organiques et inorganiques (graisses rances ou impures, les acides caustiques et irritants, les agents médicamenteux, huile de croton, huile de cade, acide phénique, salol, chloral, chloroforme, ammoniaque, iode, chlore, brome, arsenic, quinquina, arnica, mercure, iodoforme, pétrole, ammoniaque, chaux, soude, aniline, nitrate d'argent, etc., etc.), enfin les très nombreuses *éruptions professionnelles* (éruption des fileurs et varouleurs de lin, des épiciers, des plumassières, des boulangers, maçons, cimentiers, plâtriers, ébénistes, chimistes, teinturiers, imprimeurs, blanchisseurs, mégissiers, fourreurs, graveurs, pâtissiers, verriers, raffineurs, etc., etc.).

2° *Les éruptions artificielles de cause interne, ou provoquées indirectes, ou pathogénétiques, par ingesta de Bazin. — Dermatites toxiques* [1].

Elles sont provoquées soit par les aliments, soit par les agents médicamenteux.

1° *Substances alimentaires.* — Coquillages (huîtres, moules), crustacés (homards, langoustes, crabes,

---

1. Voir la très intéressante et très complète monographie de Pr. Morrow, sur les éruptions artificielles (*Drug Eruptions*), New-York, 1887.

écrevisses), poissons de mer, fromages fermentés, charcuterie salée, viandes salées, gibiers, conserves, champignons, fraises, et autres fruits, melons, liqueurs, alcools, café, thé, etc., etc.

2° *Agents médicamenteux*. — *Acide benzoïque* (Erythème, macules, papules). — *Borate de soude* (Érythème, dermite eczématique). — *Acide phénique* (Macules érythémateuses, urticaire). — *Acide salicylique, salicylate de soude* (Érythème, urticaire, érythrodermie exfoliante, vésicules, bulles, pustules, etc.). — *Aconit* (Érythème, vésicules). — *Antimoine, Tartrate d'antimoine et de potasse* (Érythème, urticaire). — *Antipyrine* (Érythème très étendu, urticaire, éruption essentiellement polymorphe). — *Argent, nitrate d'argent* (Teinte bronzée de la peau et des muqueuses, *argyrie*). — *Arsenic* (voir plus loin). — *Atropine, belladone* (Érythème scarlatiniforme). *Bromures* (voir plus loin). — *Cannabis indica, haschisch* (Éruption papuleuse ou vésiculeuse). — *Cantharides* (Éruption papuleuse, érythème). — *Chloral* (Érythème parfois intense, scarlatiniforme, éruption papuleuse, ou vésiculeuse, urticaire). — *Cinchonine, quinine* (Éruptions polymorphes, érythème, urticaire, éruption scarlatiniforme, papules, vésicules, bulles). — *Copahu, cubèbe, santal, térébenthine* (Érythème, éruption rubéoliforme, scarlatiniforme, urticaire). — *Digitale* (Éruptions polymorphes). — *Fer* (Acné, purpura). — *Goudron* (Érythème, urticaire, acné). — *Huile de foie de morue* (Érythème, urticaire, acné). — *Iodures* (voir plus loin). — *Iodoforme* (Éruptions polymorphes, parfois intenses, aiguës, fébriles, urticaire, érythème papuleux, etc.). — *Jusquiame* (Érythème, urticaire). — *Mercure* (voir plus loin). — *Noix vomique* (Érythème, prurit). — *Opium, morphine* (Éruptions polymorphes). — *Phosphore* (Érythème, bulles). — *Plomb* (Érythème). — *Soufre* (Érythème, papules, dermites eczématiques). — *Sulfonal* (Érythème, urticaire).

Tels sont les nombreux agents extérieurs susceptibles de provoquer des éruptions artificielles. Nous n'avons signalé que celles observées le plus fréquemment : il importe de savoir en outre que certains d'entre eux appliqués sur la peau ne produisent pas une action purement locale ; ils occasionnent parfois une éruption qui peut s'étendre bien au delà des points d'application, et même se généraliser, soit par suite de grattage et de transport en une autre région du principe toxidermique, soit par suite d'absorption par la voie cutanée ou pulmonaire.

De plus, aucune de ces éruptions n'est pathognomonique ; toutes, quelle qu'en soit la cause, sont essentiellement complexes, polymorphes, variables de siège, d'intensité, de forme, suivant la durée d'application ou d'absorption, la quantité, la qualité de l'agent irritant, et surtout la susceptibilité individuelle, l'idiosyncrasie du sujet (voir *Pathogénie de l'érythème*). C'est ainsi par exemple que le même agent médicamenteux absorbé ou appliqué sur la peau peut produire des effets très variés.

L'*arsenic* et ses composés peuvent produire des éruptions érythémateuses, scarlatiniformes, rubéoliformes, papuleuses, vésiculeuses, pustuleuses, bulleuses, urticariennes, érysipélatoïdes, purpuriques, ecchymosiques, ulcératives, gangreneuses, furonculeuses, enfin des hyperkératoses, des kératodermies et des pigmentations (taches arsenicales) ressemblant à celles de la maladie d'Addison survenant à la suite de l'usage longtemps prolongé de l'arsenic ; en outre, les ouvriers qui manient

14

l'arsenic sont exposés aux éruptions érythémateuses, vésiculeuses, acnéiques, aux ulcérations grisâtres fongueuses des mains, aux folliculites pilaires, etc.

Tous les iodures provoquent également des lésions cutanées très variées, érythémateuses, diffuses, ou en plaques, très rarement généralisées : papuleuses, urticariennes, purpuriques (*purpura* iodique), vésiculeuses, eczématiformes, papulo-pustuleuses (*acné iodo-potassique très fréquente*), anthracoïdes (*acné anthracoïde iodo-potassique de E. Besnier*), pemphigoïdes, bulleuses, ulcéreuses, ulcéro-végétantes (Hallopeau), tubéreuses, nodulaires, polymorphes [1].

Les *bromures* provoquent des éruptions analogues à celles des iodures ; les plus fréquentes sont les éruptions papulo-pustuleuses (*acné bromique*). — Assez souvent les éruptions bromiques sont vésiculeuses, bulleuses, ulcéreuses, surélevées végétantes, papillomateuses.

Le *mercure et ses composés* agissant seulement sur le tégument sous forme de pommades, de solutions de sublimé, de fumigations, de bains, ou administrés à l'intérieur, provoquent fréquemment des éruptions tantôt légères, passagères, tantôt fort graves (*Hydrargyrie*, légère, fébrile ou maligne).

Dans les formes légères, l'éruption est érythémateuse, ou papuleuse, ou vésiculeuse et tantôt reste limitée, tantôt s'étend et se généralise. Dans les formes fébriles et malignes, il se produit une éruption scarlatinoïde ou érysipélatoïde, se généralisant rapidement, accompagnée d'une fièvre plus ou moins intense, suivie d'une desquamation par larges lambeaux épidermiques, et

1. P. DE MOLÈNES, Action de l'iodure de potassium à très hautes doses sur l'organisme, *in Aarchives générales de médecine*, juin 1889.

quelquefois des abcès, des furoncles, des adénites, des ulcérations, des plaques gangreneuses, et des phénomènes généraux très graves pouvant aboutir à la mort. Parfois l'éruption simule presque complètement l'érythème scarlatiniforme (voir ce mot).

TRAITEMENT. — Il consiste d'abord, avons-nous dit, dans la recherche de la cause et sa suppression. Malheureusement, s'il est facile de cesser l'application d'un agent irritant, il n'est pas aussi aisé de favoriser l'élimination du produit absorbé qui a provoqué l'éruption. Beaucoup de médicaments en effet ne s'éliminent que très lentement ; de plus, ainsi que l'a très bien indiqué M. le Dr E. Besnier, le médicament absorbé met parfois simplement en jeu la prédisposition individuelle à l'éruption, laquelle continue à évoluer alors que le médicament est éliminé, n'ayant dans quelques cas été pris qu'à une dose extrêmement modérée. C'est ainsi qu'on a vu des dermatites, des érythèmes scarlatiniformes, des urticaires, des prurits persister fort longtemps après que la cause occasionnelle avait cessé d'agir. Enfin parfois les lésions cutanées sont tellement accentuées, que leur guérison demande un temps très long, alors même que l'agent irritant est éliminé.

Quant aux éruptions professionnelles, on comprend que leur guérison soit des plus difficiles, les malades ne pouvant, dans la majorité des cas, changer de profession. Quoi qu'il en soit, il faut d'abord favoriser l'élimination du produit nocif, et pour cela prescrire des purgatifs, des vomitifs, ou des diurétiques, surveiller le bon fonctionnement des reins et de l'estomac, et conseiller, quand ils existent, les agents médicamenteux susceptibles de neutraliser l'action des produits irritants. Mais sur ce dernier point les indications sont assez peu précises, car on est très peu fixé sur l'efficacité de ces soi-disant antidotes. On a recommandé de combattre l'action des iodures par l'arsenic, l'atropine, les alcalins, du bromure par l'arsenic et le sulfure de carbone, de la quinine par le sulfure de calcium, etc. Il nous semble préférable de recommander aux malades de diluer pour ainsi dire le médicament absorbé en buvant beaucoup de liquide, particulièrement de l'eau alcaline de Vals ou de Vichy, et surtout du lait pur ou coupé d'eau de Vichy : on risque en effet, en prescrivant un autre médicament, de provoquer une nouvelle éruption, certains sujets étant extrêmement sensibles à l'action de tous les agents médicamenteux.

Le traitement de la lésion cutanée varie suivant chaque modalité clinique, suivant l'étendue, le siège, l'intensité, la cause de l'éruption. (Voir *Érythème polymorphe, acné, eczéma, érythème scarlatiniforme, dermatites, urticaire, ecthyma, furoncle, ulcère, prurit, herpès, lichen, intertrigo, impétigo, parasites, favus, trichophytie*, etc., etc.).

D'une façon générale, il faudra éviter les médicaments irritants (mercure, acide phénique, etc.), prescrire des doses modérées, employer de préférence les moyens calmants, les émollients, les agents antiprurigineux, les bains, les lotions, les pulvérisations, les cataplasmes, les enveloppements humides, les glycérolés à la glycérine neutre, le liniment oléo-calcaire, etc., on proscrira les pommades à base d'axonge susceptibles de rancir. Les poudres sèches rendront souvent de grands services et devront être appliquées largement. Si les dermites sont franchement eczématiques, il faudra éviter autant que possible tous les pansements humides. S'il existe des ulcérations torpides, n'ayant pas de tendance à la cicatrisation, on pourra pratiquer quelques pointes de feu électro-caustiques. Si l'éruption artificielle est produite par un acide, on emploiera de préférence des agents médicamenteux alcalins ; si elle est due à des bases, on prescrira des lotions ou des pommades renfermant une légère quantité d'un acide quelconque. — Enfin, quand un mode de traitement n'aura pas donné rapidement de bons résultats, on en essayera un autre, les éruptions artificielles étant aussi variables dans leurs symptômes que dans leur évolution.

Érythèmes. — La classe des *Érythèmes*, c'est-à-dire des affections dans lesquelles on observe la rougeur de la peau, l'hyperhémie cutanée passagère ou permanente, comprend une série de dermatoses dont on pourrait, à sa volonté, étendre ou rétrécir le cadre ; car il est impossible actuellement, en raison de la diversité de leur nature, de leurs symptômes, de leur évolution, de les maintenir dans des limites précises. C'est ainsi qu'on a décrit plus particulièrement les *Érythèmes provoqués ou pathogénétiques de Bazin* (Voir *Éruptions artificielles*) et les *Érythèmes dits de cause interne*. Ceux-ci constituent à vrai dire les *érythèmes* proprement dits, groupe clinique des plus importants au point de vue nosologique et nosographique, qui fut pour ainsi dire créé par l'École de Vienne sous le nom d'*Érythème exsudatif multiforme de Hébra* ou *Érythème polymorphe*. Mais à côté de l'érythème multiforme de Hébra tel que nous le concevons en France avec ses formes légères et graves, il existe d'autres dermatoses décrites également sous le nom d'érythèmes qui trouvent leur place ici : ce sont les érythèmes rubéoloïdes et scarlatinoïdes, et les érythèmes scarlatiniformes que E. Besnier et Doyon ont réunis sous le nom d'*Érythèmes pseudo-pyrétiques ou pyrétoïdes*.

Ne pouvant insister davantage sur la discussion si ardue de la classification des angionévroses, des hyperhémies, des érythèmes, nous resterons sur le terrain clinique. Tous les érythèmes que nous allons décrire présentent d'ailleurs des *conditions étiologiques et pathogéniques générales* qui ont été fort bien indiquées par E. Besnier et Doyon[1].

« Tous les individus ne sont pas égaux devant les érythèmes, à la manière, par exemple, dont ils le sont, à bien peu de chose près, devant les pyrexies érythémateuses ; cette inégalité se manifeste non seulement par la production de l'érythème, mais encore par sa répétition chez un même sujet, ce qui suffirait à montrer combien est peu fondée l'assimilation tentée des érythèmes aux pyrexies. C'est seulement en raison de cette prédisposition individuelle constitutionnelle ou acquise, constante ou accidentelle, souvent produite par un état protopathique, qu'agissent un grand nombre de causes auxquelles on a coutume de rapporter beaucoup d'érythèmes...

« Quant à l'*élément pathogénique* propre, l'agent provocateur *immédiat* de l'angionévrose érythématogène, *il est dépourvu de toute unité, de toute spécificité.* D'ordre et de nature variables dans des proportions fort étendues, il peut être tout extrinsèque, venir du dehors et agir exclusivement sur la surface périphérique ; naître du dedans ou y être introduit par toutes les voies de pénétration normales pathologiques, traumatiques.

1. Notes de la traduction française de la 3° édition de Pathologie et Traitement des maladies de la peau par Kaposi ; 2° édition française, 1891, tome I, p. 379.

L'action d'un irritant sur la peau, l'ingestion de certains aliments ou médicaments, la résorption de toutes les substances septiques, toutes les inoculations virulentes, les proliférations microbiennes, les mille adultérations du sang autogènes ou autres peuvent concourir au même résultat, provoquer des érythèmes identiques.

« Le rôle des causes *banales* (refroidissements, *surmenage*, excès fonctionnels, émotions, choc moral, etc.), consiste plutôt à provoquer l'explosion de la maladie ou à déterminer le lieu où l'économie cède, lieu de moindre résistance, qu'à la créer à proprement parler : cette maladie existe déjà en puissance, ou la prédisposition est constituée quand la cause banale intervient. »

Nous décrirons seulement :

A. *Érythème polymorphe.*

A′. *Érythème noueux*, qui n'est qu'une variété de l'érythème polymorphe.

B. *Érythèmes rubéoloïdes et scarlatinoïdes.*

C. *Érythèmes desquamatifs scarlatiniformes récidivants.*

A. ÉRYTHÈME POLYMORPHE. ÉRYTHÈME EXSUDATIF MULTIFORME DE HÉBRA. — La description de l'érythème polymorphe n'est pas sans présenter de grandes difficultés en raison de la multiplicité même des manifestations cutanées et viscérales. Précédée ou non de prodromes sur lesquels nous reviendrons, l'éruption se caractérise par la variété des lésions élémentaires isolées ou associées qu'on y rencontre, macules, papules, tubercules, nodosités, vésicules, bulles ; aussi ne croyons-nous pas nécessaire de créer des types cliniques multiples (érythème polymorphe papulo-érythémateux, érythème polymorphe vésiculeux, bulleux, etc.), malgré le caractère parfois constaté de l'uniformité de l'éruption pendant toute sa durée.

Bien plus souvent, l'aspect, le nombre, l'étendue des efflorescences disséminées ou disposées en groupe varient selon que la maladie est à son début ou à son déclin, légère ou intense.

L'Érythème se manifeste au début par des petites taches disséminées à bords nets qui s'étendent peu à peu, d'une coloration rouge foncé pâlissant sous la pression du doigt, légèrement saillantes et reposant sur un fond plus ou moins œdémateux. Bientôt ces taches rouges s'étalent de plus en plus et acquièrent parfois des dimensions très étendues aux extrémités, particulièrement, où elles forment des placards mamelonnés, semblant saillants à cause même de la congestion et de l'œdème de la base, présentant une coloration non uniforme, généralement rouge sombre, rouge brique. Cet érythème peut être fugace et peut rester lisse, constituant les différentes variétés d'érythème en plaques, érythème lisse. — Parfois le centre des plaques s'affaisse, pâlit, ou plutôt prend une teinte violacée, pendant qu'à la périphérie la rougeur et la tuméfaction persistent. — C'est l'Erythème *annulaire*, *circiné*, *gyraté*, ou *marginé*, etc. *L'Érythème iris* est constitué par une série de cercles concentriques provenant d'éruptions successives : ces cercles présentent parfois une très riche collection de couleurs telles que les différentes variétés de rouge, de bleu, de jaune, formant ainsi comme une cocarde.

Le plus souvent, sur ces plaques érythémateuses, apparaissent rapidement des petites élevures dues à la confluence de petites papules primitivement isolées. La grosseur de ces papules varie entre 2 et 15 millimètres. Elles sont isolées ou confluentes, et ont une consistance assez dure; cependant il est aisé, en exerçant sur elles une assez orte pression, de les aplatir et même de les faire dísparaître presque complètement : souvent, au début, ces éléments papuleux sont groupés régulièrement, et forment des ellipses, des demi-cercles, puis affectent toutes les dispositions possibles ; ils sont parfois très prurigineux, et excoriés par le grattage. Si l'infiltrat hypodermique qui les produit devient plus considérable, ou si l'éruption siège en des régions où l'œdème se produit aisément, les papules deviennent volumineuses et forment des nodosités plus ou moins volumineuses (*Érythème tuberculeux*, *Érythème papulo-tuberculeux*, *Érythème tubéreux*, *Érythème noueux*).

D'autres fois, fréquemment, soit primitivement sur des plaques érythémateuses simples, soit au sommet des papules, soit enfin, mais très rarement, sur la peau saine en apparence, il se produit un soulèvement de l'épiderme, et des vésicules, des bulles, des phlyctènes de toutes formes, de toutes dimensions, apparaissent, renfermant un liquide d'abord transparent, puis séro-purulent, parfois même rougeâtre, hémorragique.

Ces éléments bulleux ou vésiculeux apparaissent généralement très rapidement, se dessèchent très vite, pendant que de nouveaux se montrent; le centre de la vésicule ou de la bulle se dessèche et se recouvre d'une croûtelle, pendant que le liquide se résorbe plus lentement à la circonférence ; parfois les vésicules se groupent circulairement et, dès qu'un cercle est constitué, il en apparaît un autre concentrique, puis un troisième, etc., ainsi que pour l'érythème iris : c'est l'*Érythème vésiculeux iris ou herpès iris*, ou mieux, en *cocarde*.

L'*Érythème polymorphe vésiculeux ou bulleux* peut

s'observer soit isolé, soit le plus souvent associé aux autres manifestations cutanées de l'érythème polymorphe; aussi n'y a-t-il pas lieu d'en faire une dermatose spéciale sous le nom d'*Herpès phlycténoïde* (Willan), herpès hydroïque, ophlyctide (Alibert), *hydroa* Bazin. — Ce dernier auteur distingue trois variétés d'*hydroa* (1° *Hydroa vésiculeux*, 2° *Hydroa vacciniforme*, 3° *Hydroa bulleux*), qui se rapportent également à l'érythème polymorphe.

Toutefois il existe des cas d'érythèmes polymorphes, bulleux, intenses, dont les lésions affectent des localisations insolites, qui ont une évolution particulière, et qui présentent les plus grandes analogies avec les dermatites bulleuses (Voir *Dermatite herpétiforme*).

Les lésions cutanées de l'Erythème polymorphe ont généralement une *localisation* particulière. Elles apparaissent très souvent d'abord sur le dos des mains, des poignets et des pieds, et il n'est pas rare dans les cas légers de les voir limitées à ces régions. Mais fréquemment elles s'étendent sur les avant-bras et les bras, ainsi que sur les jambes et les cuisses, particulièrement au voisinage des articulations; parfois enfin, le tronc (très rarement) et le visage (plus souvent) sont envahis.

Enfin les muqueuses sont souvent le siège de lésions semblables à celles du tégument, lésions vésiculeuses ou bulleuses surtout, et particulièrement les muqueuses buccale, nasale, palatine, conjonctivale, etc., Behrend et Lewin ont signalé des éruptions semblables de la muqueuse des organes génitaux.

L'évolution ainsi que les phénomènes généraux observés au début et dans le cours de l'érythème polymorphe sont extrèmement variables. Tantôt, en effet, l'affection est très légère, dure à peine quelques jours et demeure apyrétique; tantôt, au contraire, les phénomènes généraux, les complications ou mieux les localisations viscérales graves dominent la scène; en effet, « tous les individus ne sont pas égaux devant les érythèmes » (E. Besnier). Aussi avions-nous dans notre thèse inaugurale divisé les érythèmes polymorphes en : 1º Érythèmes polymorphes simples; 2º Érythèmes polymorphes primitifs, infectieux, graves; 3º Érythèmes polymorphes secondaires, symptomatiques de divers états infectieux. Actuellement il semble préférable d'admettre que la gravité des érythèmes provient, ainsi que nous l'avons dit à propos de la Pathogénie générale des Érythèmes, non pas d'un élément infectieux spécifique, mais bien de « la prédisposition individuelle constitutionnelle ou acquise, souvent produite par un état protopathique ». C'est pourquoi *cliniquement* on doit conserver la distinction de l'érythème polymorphe en érythème polymorphe bénin et érythème polymorphe grave, avec de nombreux degrés intermédiaires. Quoi qu'il en soit, l'érythème polymorphe comprend trois périodes :

1º Période prodromique;

2º Période d'éruption;

3º Période de résolution ou d'aggravation.

La période prodromique est à peine marquée dans les cas très bénins : souvent, d'ailleurs, il est fort difficile de l'observer, le médecin ne voyant le malade qu'au moment de l'éruption, alors que la période prodromique est passée.

Elle est caractérisée par un état de malaise, de lassitude, de courbature que l'on peut mettre sur le compte du surmenage qui semble jouer un rôle assez important dans l'*étiologie* de la maladie. On observe en outre des frissons, de la fièvre plus ou moins intense, suivant les cas, des douleurs rhumatoïdes périarticulaires, des troubles gastro-intestinaux variés, de l'anorexie, de la céphalalgie, de l'insomnie ; parfois enfin un état adynamique, typhoïde, dans les cas très sérieux où la fièvre peut atteindre 39, 40°. — Parfois enfin, des épistaxis, de la laryngite, de l'angine, apparaissent avant l'éruption. La durée de cette période est environ de trois à six jours.

La période d'éruption survient alors, et son évolution, tant au point de vue des manifestations cutanées que des troubles généraux, est essentiellement variable : parfois les phénomènes généraux disparaissent ; mais dans les cas graves, au lieu de s'amender, comme dans plusieurs pyrexies exanthématiques, ils augmentent d'intensité et persistent pendant toute la durée de l'éruption (fièvre vive, agitation, délire, état typhoïde, bronchite, troubles gastro-intestinaux, albuminurie, etc.).

Troisième période. — Résolution ou aggravation. — Ou bien, au bout d'un temps qui varie entre deux et quatre semaines, les manifestations cutanées s'amendent, pâlissent et tendent à disparaître, laissant après elles une desquamation plus ou moins active, parfois nulle, une pigmentation plus ou moins accentuée de la peau ; les troubles généraux deviennent de moins en moins marqués, la fièvre tombe, l'appétit renaît, les phénomènes douloureux rhumatoïdes, l'hyperesthésie, le prurit, diminuent, et la santé renaît et redevient normale, après une convalescence de durée variable, suivant l'intensité des cas ; ou bien, dans d'autres cas moins fréquents, l'éruption procède par poussées successives, accompagnée de troubles généraux variés, et la maladie se prolonge pendant plusieurs mois avec alternatives de calme et de rechute (formes bulleuses surtout); ou bien enfin l'érythème polymorphe évolue comme une maladie générale plus ou moins grave et, au milieu de la période d'éruption, quelquefois au moment de son apparition, surviennent des complications qui proviennent de l'état du sujet, ou des *localisations de l'érythème sur les viscères*. Nous signalerons particulièrement : la laryngite, la bronchite, les pneumonies, la pleurésie, l'œdème pulmonaire, — l'*endocardite*, la péricardite, — la phlébite, — les adénopathies, — l'angine, — la pharyngite, — la congestion splénique et hépatique, — l'*albuminurie*, l'hématurie, la polyurie, — la méningite, — la péritonite, enfin toute la série des manifestations articulaires (rhumatisme aigu, pseudo-rhumatisme infectieux, périarthrite, synovites, etc.).

Ajoutons pour terminer que, malgré la fréquence relative des érythèmes polymorphes graves, l'affection, dans le plus grand nombre des cas, est assez bénigne, a une durée moyenne de trois à quatre semaines, et est sujette à récidives; cependant il faut toujours bien examiner les poumons, le cœur et les reins, car ils peuvent être le siège de lésions qui pourraient passer inaperçues et qu'il convient de soigner activement.

TRAITEMENT. — Il importe d'abord de bien étudier la constitution du sujet, et de s'efforcer de faire disparaître toutes les causes susceptibles de mettre en jeu la prédisposition à l'érythème ; on procédera autant que possible à l'élimination des agents toxiques ou médicamenteux capables de favoriser l'apparition de l'éruption.

Il n'existe pas de traitement *spécifique*. — Villemin a recommandé l'iodure de potassium à la dose de

2 grammes par jour ; ce médicament a une action à peu près nulle dans les cas d'érythèmes papuleux ou érythémateux simples qui le plus souvent disparaissent spontanément après une assez courte durée ; il provoque, au contraire, des poussées dans les cas d'érythèmes vésiculeux ou bulleux ; aussi ne doit-on pas le prescrire.

L. Brocq recommande les médicaments vaso-moteurs ; il prescrit des pilules renfermant 10 centigrammes de sulfate de quinine et d'ergotine, et 1 milligramme d'extrait de belladone, auxquelles il associe ou non, suivant les cas, un peu de digitale. Enfin, les auteurs américains recommandent une alimentation légère, des purgatifs, et les médicaments susceptibles de favoriser la digestion (alcalins, acide chlorhydrique, pepsine, strychnine, selon les cas).

La médication, suivant nous, doit être purement symptomatique. Il s'agit de combattre :

1° Les manifestations générales et les complications que nous avons signalées ;

2° Les manifestations cutanées et muqueuses. — L'érythème polymorphe, avons-nous dit, débute souvent par des phénomènes généraux plus ou moins sérieux : on ordonnera alors le repos au lit et un régime diététique consistant en bouillon, lait, et une tisane légèrement diaphorétique ; on prescrira également au début un purgatif léger, mais il faudra user très modérément des purgatifs, car souvent dans le cours et au déclin de la maladie on aura à combattre une diarrhée très opiniâtre.

Quand la fièvre est vive et affecte les caractères de la fièvre intermittente, on donnera le sulfate de quinine à la dose de 50 centigrammes à 1 gramme par jour. On a préconisé, en outre, contre la fièvre la digitale et l'alcoolature d'aconit ; il ne faut en prescrire qu'avec une grande circonspection.

Les manifestations pulmonaires seront combattues par les moyens appropriés, ainsi que les manifestations cardiaques.

Quand il existera de l'agitation et du délire, on recherchera d'abord s'ils sont d'origine alcoolique, et dans ce cas on prescrira l'alcool joint au chloral ou au bromure de potassium ou enfin à l'opium ; mais il faut bien se rendre compte de l'état des reins avant de prescrire quoi que ce soit.

Beaucoup de malades sont fatigués, épuisés, surmenés. Aussi une médication tonique stimulante doit-elle être prescrite, consistant en alcool, vin, fer, café, quinquina, kola, maltine, etc. Dès que les accidents fébriles ont disparu, on doit se hâter d'alimenter le malade progressivement et avec prudence.

Quand la diarrhée est intense et persistante, comme dans certaines formes d'érythèmes bulleux, on administrera l'opium, l'élixir parégorique, le sous-nitrate ou mieux le salicylate de bismuth à la dose de 4 à 6 grammes par jour associé ou non aux antiseptiques intestinaux (naphtol, salol, benzo-naphtol). M. Soulier, de Lyon, préconise l'eau de laurier-cerise et les cyaniques en général comme antipyrétiques ; M. Aubert recommande les bains froids quand la somnolence ou le coma dominent.

Les partisans de la doctrine rhumatismale ont traité l'érythème polymorphe avec les divers médicaments employés contre le rhumatisme. Les alcalins, le colchique, le sulfate de quinine, l'antipyrine, l'acide salicylique, le salicylate de soude. — Ce dernier médicament donné à fortes doses, 6 à 10 grammes par jour, calme les douleurs articulaires et périarticulaires sans modifier la marche et l'évolution de la maladie.

Enfin, quand les manifestations cutanées alternent avec les troubles de la sécrétion urinaire, les diurétiques sont indiqués (régime lacté, — convallaria maïalis, — lithine, stigmates de maïs, etc..

L'arsenic, d'après les auteurs anglais et américains, Hutchinson particulièrement, agirait très favorablement dans l'érythème bulleux. — Nous n'avons pas obtenu d'aussi brillants résultats avec ce médicament.

TRAITEMENT LOCAL. — Comme le plus souvent les manifestations cutanées et muqueuses accomplissent leur évolution spontanément, le traitement local n'a pour but que de calmer les démangeaisons et de hâter la cicatrisation des petites plaies produites par les bulles.

Dans les formes érythémato-papuleuses, tuberculeuses, tubéreuses, Hébra, Kaposi, Neumann, Duhring, préconisent pour calmer la douleur, la cuisson, les compresses mouillées d'eau froide ou d'eau de Goulard, ou d'eau additionnée d'acide borique à 3 0/0 ou d'alcool avec ou sans addition de 1 gramme d'acide phénique ou d'acide salicylique pour 200 de liquide. Si le froid n'est pas supporté, on peut recourir aux applications tièdes ou bien aux fomentations chaudes émollientes ; puis on saupoudre avec de la poudre d'amidon, ou de talc, ou d'oxyde de zinc, ou de sous-nitrate de bismuth.

Contre les démangeaisons trop vives, on peut essayer les pommades suivantes :

> Axonge benzoïnée...   30 grammes.
> Acide phénique......)
> Acide salicylique...) ââ   0gr,30.
>   M. S. A.

Glycérolé d'amidon à la glycé-
   rine neutre.................. 20 grammes.
Acide tartrique................ 1 gramme.
M. S. A.

Lanoline...................... 20 grammes.
Vaseline...................... 15   —
Huile d'amandes douces........ 5   —
Oxyde de zinc................. 20   —
Essence de menthe............ 1 gramme.
M. S. A.

Au moment de la rupture des vésicules ou des
bulles, il faut s'efforcer de protéger le derme mis
à nu. Les meilleurs moyens sont les poudres isolantes et particulièrement le talc. On peut encore
panser les plaies avec des pommades à l'oxyde de
zinc, ou à l'acide salicylique, avec le cérat de Goulard laudanisé. Mais, si les plaies produites par les
bulles déchirées sont très étendues, le meilleur pansement est celui qu'on applique aux vastes brûlures, à
savoir le *liniment oléo-calcaire* pur ou additionné d'un
peu d'acide phénique ou d'acide borique, et l'enveloppement ouaté. C'est dans ces derniers cas qu'Hébra a
préconisé les bains simples continus.

S'il existe des croûtes recouvrant les surfaces
dénudées, il faut les faire tomber à l'aide de cataplasmes de fécule, de pulvérisations de vapeur. Quand
les petites plaies sont en voie de réparation, l'emplâtre
de Vigo les protège bien et hâte leur cicatrisation.
Contre les ulcérations de la cavité buccale on emploiera
de préférence les badigeonnages avec des substances
astringentes (solutions d'alun ou d'acide chlorhydrique
$0^{gr},10$ pour 40 grammes d'eau), — les collutoires
calmants ou astringents (au chlorate ou au permanganate de potasse, ou au chlorhydrate de morphine

1 gramme pour 30 grammes de glycérine), enfin les différents gargarismes.

A'. — ÉRYTHÈME NOUEUX. — *Dermatite contusiforme.* — L'érythème noueux ne constitue, en réalité, qu'une variété de l'érythème polymorphe caractérisée par des nodosités, des intumescences arrondies ou ovales de volume variant entre une noisette, une noix et un œuf, parfois même plus considérable, plus ou moins rapprochées les unes des autres, reposant sur une peau rouge, lisse, ou rose ou bleuâtre, ou cuivrée, occupant de préférence la face antérieure des jambes, symétriquement, et pouvant occuper également le dos des pieds (fréquemment), les cuisses, les membres supérieurs, le front, le visage, les paupières particulièrement.

Le pourtour des grosses nodosités est le plus souvent le siège d'un afflux séreux (œdème collatéral). Ces nodosités, soit spontanément, soit surtout à la pression, sont fort douloureuses. Elles évoluent par poussées successives, puis s'affaissent ; la peau garde alors une teinte foncée qui diminue bientôt et passe par toutes les nuances qui caractérisent l'ecchymose contusive. Habituellement, longtemps après l'évolution des nodosités il persiste une teinte diffuse, jaunâtre.

L'érythème noueux s'observe très souvent, mais non constamment, en même temps que d'autres manifestations de l'érythème polymorphe : le début est souvent marqué par des phénomènes fébriles ; les complications et manifestations viscérales que nous avons indiquées plus haut s'observent également dans l'érythème noueux et plus spécialement les manifestations articulaires et périarticulaires, ce qui fait que beaucoup d'auteurs ont fait de l'érythème noueux une manifestation cutanée du rhumatisme. L'érythème noueux, dans les cas simples, a une durée de quinze à vingt jours; il récidive assez souvent chez les sujets prédisposés, il s'observe assez fréquemment chez les enfants, surtout chez les adolescents. Chez les jeunes filles, il est assez fréquent, a une tendance à s'étaler, constituant l'*Erythème induré des jeunes filles*, et procédant par poussées successives peut durer parfois plusieurs mois. Il survient alors souvent au moment de la formation, et surtout chez les sujets lymphatiques et surmenés.

TRAITEMENT. — Le traitement général est celui de l'érythème polymorphe. Dans l'érythème noueux surtout, le repos complet au lit s'impose. On emploiera également les moyens que nous avons indiqués pour calmer les douleurs. Quand celles-ci sont très vives, il faut mettre les membres malades à l'abri des frottements des draps par l'enveloppement dans la ouate recouverte de taffetas gommé. Quand les nodosités sont très tendues, très rouges, les ponctions répétées faites avec une fine lancette ou une aiguille à scarifier amènent un écoulement de sang peu abondant qui soulage les malades.

B. — ÉRYTHÈMES RUBÉOLOÏDES ET SCARLATINOÏDES. — Ce sont de fausses rougeoles (*rares*), de fausses scarlatines (*plus fréquentes*) d'origine infectieuse (Septicémie puerpérale, chirurgicale. Choléra, impaludisme. Fièvre typhoïde, typhus. Blennorrhagie, diphtérie, etc., etc.), dont l'étude encore très incomplète n'est pas du domaine de la pathologie cutanée proprement dite.

C. — ÉRYTHÈMES SCARLATINIFORMES. — (**Érythèmes desquamatifs scarlatiniformes récidivants. — Dermatite scarlatiniforme généralisée récidivante de Leloir et Vidal. — Érythrodermies exfoliantes érythémateuses. — Dermites érythémateuses exfoliatrices aiguës récidivantes.**

On désigne sous ce nom des dermites érythémateuses peu communes, mais qui ne sont pas extrêmement rares, aiguës eu subaiguës, à peu près constamment pyrétiques dans leur première période, ressemblant tout à fait à la scarlatine avec qui elles étaient autrefois confondues, mais en différant par leur *marche*, leur *évolution*, leur *durée irrégulière*, leur *non contagiosité*, leurs *récidives* (ce qui leur constitue un caractère tout à fait spécial), enfin leur mode *étiologique* et *pathogénique* essentiellement *variable* et encore obscur dans bien des cas. Les principaux caractères cliniques de ces érythrodermies sont les suivants :

Le *début* est généralement brusque, subit; cependant les sujets atteints antérieurement ressentent des malaises, des troubles de l'état général qui leur permettent de reconnaître l'approche d'une crise. La fièvre qui indique l'invasion de la maladie est tantôt très légère (38°), tantôt, au contraire, extrêmement intense (40°-40°,5) avec frissons plus ou moins violents et répétés; elle peut toutefois manquer complètement dans les cas dits apyrétiques qui sont fort rares. Cette fièvre de début, quelle que soit son intensité, tombe le plus souvent assez vite; quelquefois, mais très rarement, elle se prolonge pendant un certain temps; mais il n'est pas rare de la voir reparaître quand surviennent des complications ou des localisations viscérales.

L'*éruption* précède (rarement), accompagne ou suit la fièvre; d'une façon générale elle a avec la scarlatine vraie les plus grandes analogies; elle est au début *localisée*, limitée à certaines régions, puis elle peut demeurer stationnaire ou s'étendre, se généraliser. (*Érythèmes scarlatiniformes partiels ou généralisés.*) Dans quelques cas rares et sévères, elle se généralise à

peu près complètement d'emblée ; cependant il reste
souvent quelques petits points qui ne sont pas envahis,
mais, comme le fait observer M. E. Besnier, « alors
que la rougeur n'est pas *universelle*, l'affection en réalité
est générale, et l'on verra plus tard la desquamation se
produire même sur les points où il n'y a pas eu de rougeur apparente ».

La coloration de l'éruption est celle de la scarlatine,
c'est-à-dire qu'elle est généralement rouge, écarlate
caractéristique. Mais elle peut passer par tous les
degrés de rouge, ainsi, du reste, que dans la scarlatine
vraie. Souvent la pression du doigt permet de constater
que la rougeur s'atténue, devient jaunâtre, fauve, mais
ne disparaît pas complètement, et qu'il existe un *très
léger* empâtement œdémateux, indiquant une infiltration
légère du réseau papillaire. Quelquefois mais très rarement, et seulement dans les cas fébriles intenses, on
constate l'apparition de sudamina ; de même, quand
l'affection se prolonge, ou sous l'influence d'agents
médicamenteux prescrits mal à propos, on voit survenir
de l'irritation dermique, de la dermite eczématique,
des folliculites, des petits abcès, des phlegmons, des
bulles, des phlyctènes, des petites plaques nécro-
siques, etc.

Cette éruption provoque au début de la cuisson, de
l'hyperesthésie, de la démangeaison plus ou moins
intenses, suivant les sujets, et qui disparaissent assez
rapidement dans la majorité des cas. Elle est le plus
souvent localisée à la peau ; mais, dans quelques cas,
elle envahit les muqueuses buccale, nasale, conjonctivale, ce qui rend le diagnostic des plus difficiles, surtout lors de la première atteinte. Au début, la langue
présente tous les caractères de la langue fébrile, bien

distincts de la langue des scarlatineux ; mais elle peut être également très rouge et tout à fait scarlatineuse.

La *desquamation* constitue l'un des caractères primordiaux des érythèmes desquamatifs récidivants scarlatiniformes. Elle est extrêmement *précoce* et survient dès les premiers jours de l'éruption, alors même que celle-ci est encore en évolution. On observe, en effet, dès le deuxième, le troisième jour de l'éruption, particulièrement à la face antérieure des avant-bras, aux plis génitocruraux, axillaires, etc. (E. BESNIER), une très fine desquamation, et de très fines craquelures. Ainsi cette desquamation accompagne l'éruption et ne lui succède pas, ainsi que cela s'observe dans les scarlatines vraies ; toutefois il existe parfois des érythèmes scarlatiniformes à desquamation succédant à l'éruption ; mais ces cas sont discutables et ne seraient que des observations incomplètes (BESNIER).

La desquamation du second stade de l'affection est beaucoup plus abondante, irrégulière, feuilletée, à lambeaux petits et fins sur certaines régions, généralement larges, étalés sur d'autres points, particulièrement aux extrémités.

D'ailleurs elle varie comme abondance selon que les cas sont légers ou intenses ; dans quelques cas, elle est d'une abondance extrême, remplissant le lit de squames plus ou moins larges, épaisses, blanchâtres, nacrées.

Au-dessous des lamelles exfoliées, le derme est rouge, lisse, ou bien est déjà le siège d'une nouvelle desquamation fine qui succèdera à la précédente ; dans les érythèmes scarlatiniformes, en effet, un des caractères] principaux de la desquamation est son extrême *rapidité :* il n'est pas rare de la voir se renouveler plusieurs fois pendant la même semaine. De

même si l'affection se prolonge, la desquamation sur-
viendra, fréquemment renouvelée, pendant toute la
durée, parfois longue, de l'affection; sa diminution, sa
cessation indiqueront la fin de la crise.

Ce n'est que dans les cas intenses, ou modifiés par
les agents thérapeutiques, qu'on constatera l'existence,
sous les squames, d'humidité, de sécrétion sudorale ou
eczématique, de croûtelles eczématiformes ou psoriasiformes. Quant aux *ongles et aux poils*, ils peuvent,
dans un certain nombre de cas, être éliminés partielle-
ment ou en totalité; souvent les ongles ne tombent
pas, mais présentent des sillons transversaux indiquant
une distrophie unguéale certaine. Les manifestations
cutanées ne sont pas les seuls symptômes observés dans
les érythèmes scarlatiniformes. Ainsi que dans tous les
érythèmes, où on peut constater des manifestations ou
des complications viscérales dont l'intensité varie à
l'infini. Les phénomènes les plus fréquemment observés
sont, par ordre de fréquence, les suivants : pseudo-
rhumatisme, lésions gastriques, cardiaques, pulmonaires, intestinales, rénales, angines, épistaxis, métror-
ragie, conjonctivite, otite, cystite, herpès facial, etc.

La durée moyenne des érythèmes scarlatiniformes
varie entre deux et six semaines (forme aiguë très fréquente et forme subaiguë, lente, grave, et qui se confond le plus souvent avec les grandes dermatites exfoliatrices). (Voir *Dermatites* et *Pityriasis rubra*.)

Les *récidives, sans être constantes*, sont, pour ainsi
dire, la règle; elles peuvent, dans quelques cas, survenir très rapidement après la poussée érythémateuse;
le plus souvent, elles reviennent pendant quelques
années, presque périodiquement, puis cessent; mais
leur nombre peut être illimité, et leur apparition, aussi

irrégulière que possible, produite par une cause banale, une indigestion, l'absorption d'un médicament, une émotion, une maladie intercurrente quelconque, etc. Cependant, on peut dire que les récidives sont, en général, moins graves que ne l'a été la première atteinte.

La pathogénie et l'étiologie des érythèmes scarlatiniformes sont celles de l'érythème en général (voir *Érythème polymorphe*).

En résumé, pour qu'un érythème scarlatiniforme se produise, il faut, ainsi que le fait très bien observer M. E. Besnier, « une *condition individuelle particulière* encore inconnue, une *intolérance propre* non pas pour une cause ou pour un agent uniques, mais pour *une série très variée* de causes et d'agents morbides divers ; les conditions *étiologiques* ou *provocatrices* qui mettent le plus fréquemment en jeu cette intolérance particulière, sont les suivantes : agents toxiques externes (professionnels ou autres, température élevée, vésicatoires, teinture d'iode, *frictions mercurielles*). Agents toxiques internes (*mercure*, opium, belladone, chloral, antipyrine, iodures, bromures, arsenic, quinine, acide phénique, etc.). Mais, dans quelques cas, on ne trouve aucune cause provocatrice réelle.

TRAITEMENT. — Il est incontestable que si l'on pouvait agir sur la constitution individuelle particulière des sujets atteints d'érythème scarlatiniforme, on arriverait à supprimer les récidives. Malheureusement, non seulement nous ne pouvons combattre une idiosyncrasie encore inconnue, mais encore il faut savoir que ces sujets sont essentiellement *intolérants*, et que souvent les médications *internes* et *externes* produisent un effet bien plus *nuisible* qu'utile.

De même, la grande variété de conditions étiologiques que nous avons indiquées rend assez difficile la connaissance exacte de l'agent provocateur. Toutefois, il convient de le rechercher avec le plus grand soin, et de le faire disparaître dès qu'il est connu. C'est là la principale indication thérapeutique.

En outre, on prescrira une hygiène appropriée au sujet et à la période de l'affection : le repos, une alimentation légère, un purgatif très doux, suffiront généralement pour obtenir la guérison qui est la terminaison normale de l'érythème scarlatiniforme, maladie cyclique qui peut être modifiée, atténuée, améliorée, mais non arrêtée.

Le traitement externe sera également aussi anodin que possible ; applications d'huile d'amandes douces, de vaseline boriquée, d'onguent simple, d'axonge fraîche, de poudres inertes, etc. Enveloppement humide, bains simples tièdes, bains d'amidon, quand l'état général le permettra. Il importe aussi de soigner les différentes localisations ou complications viscérales que nous avons signalées, toujours avec une extrème prudence.

Érythème centrifuge. — (Voir *Lupus érythémateux*.)

Érythème pellagroïde ou pellagreux. — (Voir *Pellagre*.)

Érythrasma. — L'érythrasma est une affection assez commune de la peau, occupant le plus souvent le pli scroto-crural, puis les régions axillaires et inguinales, caractérisée par des taches arrondies plus ou moins régulières, rouges, ou plutôt rouge jaunâtre, rouge chamois, café au lait, quelquefois même brunâtres chez les sujets bruns, à pigmentation très riche, ou quand l'affection est ancienne. Ces taches peuvent être isolées et n'avoir que 2, 3, 4 centimètres d'étendue ; mais souvent elles s'étalent, se réunissent et envahissent les régions voisines. C'est ainsi que dans quelques cas on les voit descendre assez bas le long de la face interne des cuisses. Leur surface, très légèrement surélevée, présente un plissé très fin, et une desquamation extrèmement fine, bien distincte de celle du pityriasis versicolore. Leur contour arrondi ou géographique ne fait pas de saillie, ne présente pas de *marge*.

L'érythrasma est dû à la présence, dans la couche cornée de l'épiderme, d'un parasite, le *microsporon minutissimum* (BURCHARDT, BALZER-BESNIER). Aussi est-il contagieux, mais à un très faible degré, comme le pityriasis versicolore avec lequel on l'a confondu à tort, ainsi qu'avec l'eczéma marginé, la trichophytie et l'intertrigo. (Voir *ces mots*.) Il survient plus souvent chez l'homme, son évolution est très lente, il ne provoque que très rarement du prurit ; aussi bien des sujets sont-ils atteints d'érythrasma sans s'en douter.

TRAITEMENT. — Il est purement externe ; il consiste à provoquer une exfoliation épidermique entraînant avec elle le parasite ; tous les agents de l'exfoliation de l'épiderme peuvent donc être employés. Nous conseillons particulièrement la teinture d'iode : 3 à 5 badigeonnages suffisent le plus souvent ; les bains répétés, les lotions savonneuses chaudes, la solution suivante :

$$
\begin{array}{ll}
\text{Alcool à 90°} \dots\dots\dots\dots \\
\text{Eau} \dots\dots\dots\dots\dots\dots\dots
\end{array}\Big\} \text{ àâ 125 grammes.}
$$

Bichlorure d'hydrargyre............ 0gr,50.

M. S. A.

Pour l'usage externe, une application matin et soir. Les solutions, pommades ou emplâtres à base de résorcine, de turbith minéral, d'acide salicylique, d'acide chrysophanique, d'oléate de cuivre, de soufre sous toutes ses formes, à doses plus ou moins fortes suivant la susceptibilité du sujet. Pour éviter la *récidive* qui est très commune, il faut conseiller des lotions savonneuses chaudes régulières, suivies d'un saupoudrage des régions atteintes avec la poudre suivante (E. Besnier) :

    Talc de Venise.............. 100 grammes.
    Soufre précipité............ 1 à 10 grammes.

Ou avec du sous-nitrate de bismuth.

Le malade doit en outre avoir soin de porter un suspensoir bien propre, de façon à séparer le scrotum de la face interne des cuisses, et de garantir les plis cutanés qui ont été le siège d'érythrasma du contact des vêtements de laine et des linges de corps souillés par la sueur (E. Besnier).

Érythridrose. (**Sueur rouge**.) — (Voir *Sueur*.)

Érythrodermies. — (Voir *Pityriasis rubra, Dermatites* et *Érythème scarlatiniforme*.)

Essences de bouleau. — Le *Betula Alba* fournit plusieurs produits à la thérapeutique des maladies de la peau : 1° *l'huile brute de bouleau;* 2° *une huile essentielle de bouleau* ou *essence de bouleau:* 3° *une essence de couleur blonde* obtenue par rectification de la précédente. — On peut même obtenir, par une deuxième rectification de l'essence blonde, une essence presque incolore, de *couleur paille*, mais elle est peu employée.

M. le Dr Besnier préfère dans certains cas l'essence blonde à l'huile brune, surtout lorsqu'il s'agit de l'appliquer sur le visage, les mains, les ongles, etc. Dans les formules, il est important que les médecins indiquent : *huile brute de bouleau, essence brune* ou *essence blonde*, afin qu'il y ait uniformité dans les préparations chez tous les pharmaciens.

Esthiomène. — (Voir *Lupus.*)

Excipients. — Le choix des excipients est souvent fort important dans la préparation des nombreuses pommades employées en dermatologie. Nous conseillerons de prescrire la lanoline et l'axonge fraîche benzoïnée ou non de préférence à la vaseline.

(Voir page 145. Les corps gras dans le traitement des eczémas.)

F

Fards. -- Les fards sont des cosmétiques préparés avec du talc lavé au vinaigre, puis broyé avec du blanc de baleine. Le rouge végétal est du fard précédent auquel on a ajouté du rouge de carthame. — Le fard liquide des parfumeurs est une teinture de *géranium sanguineux*.

Ces fards sont sans danger pour la santé. Il n'en est pas toujours de même du sous-nitrate de bismuth (*blanc de fard*) et de quelques autres sels minéraux, particulièrement la céruse, qui entrent dans la composition de nombreux fards trop employés.

Voici quelques formules de fards inoffensifs :

Fard blanc gras :

```
Poudre cosmétique blanche....   50 grammes.
Spermaceti ou beurre de cacao.   5     —
                M. S. A.
```

La poudre cosmétique blanche est ainsi composée :

```
Oxyde de zinc...................   21gr,5
Talc de Venise..................   34 — 5
Carbonate de magnésie ..........    3 — 5
Huile de mille-fleurs...........   II gouttes.
```

Fard rouge gras :

Carthamine	1 gramme.
Talc de Venise purifié à l'alcool.	9 grammes.
Spermaceti....................	10 —
Huile d'amande douce..........	20 —

M. S. A.

Favus (*Tinea favosa, lupinosa. Porrigo favosa*).
— Le Favus est une affection contagieuse, parasitaire,
occupant le plus souvent le *cuir chevelu,* mais pouvant
se développer également sur les parties glabres du
corps et dans les ongles, et caractérisée par des amas
de substance jaune, soufrée, disposés en disques plus ou
moins épais, ombiliqués, ayant la forme de godets, tra-
versés ou non par un poil, d'odeur caractéristique (odeur
de souris) et constitués par un parasite spécial, facile
à reconnaître au microscope, l'achorion de Schœnlein.

Sur le cuir chevelu ces amas de matière favique, ces
disques, ces godets qui provoquent parfois une irritation pouvant aboutir à la suppuration et à la production
de petites pustules péripilaires mais ne sont pas comme
on le croyait autrefois, et comme l'a bien montré Mahon,
des pustules desséchées, apparaissent d'abord autour
d'un poil et ont à peine le volume d'une tête d'épingle
(favus miliaire), d'une petite lentille (favus urcéolaire).
D'abord isolés, ils deviennent confluents, augmentent
rapidement de volume et atteignent celui d'une pièce
de cinquante centimes et plus (*favus scutiforme,
nummulaire, favus en écu, porrigo scutalata*) et même
couvrent de vastes surfaces (*porrigo squarrosa*). Dans
ce cas ils peuvent avoir une épaisseur considérable, une
consistance spéciale, sèche, comme crayeuse, s'effritant,
constituant des plaques compactes jaunâtres ou grisâtres
anfractueuses, plâtreuses, irrégulières, bosselées, simu-

lant de l'impétigo à la période de dessiccation, de l'eczéma, du psoriaris, de la séborrhée, etc. L'examen microscopique lèvera alors tous les doutes. Si l'on soulève ces amas de matière favique, on constate que la peau est le siège d'un *érythème* plus ou moins marqué débordant même souvent les dépôts faviques (érythème annulaire, ou circiné, ou le plus souvent diffus) *dont la persistance a une très grande importance*, car elle indique que l'affection n'est pas guérie et se reproduira.

Le parasite, dont on trouvera la description détaillée dans tous les traités spéciaux, envahit les cheveux, qui présentent alors un aspect typique.

Ils sont ternes, secs, enroulés, cassants, décolorés ; quand on les tire, ils viennent faeilement avec leur gaine vitreuse infiltrée, succulente. Dans les favus étendus et non traités (variétés squarreuses), ils sont collés, agglutinés, viennent par pinceaux et font pour ainsi dire corps avec la matière favique. Quand l'affection est ancienne, ils deviennent rares, décolorés, lanugineux, très cassants, atrophiés, comme cadavérisés ; ils reposent sur une surface présentant des taches rouges malades, et des zones décolorées, blanches, lisses, éburnées, amincies, tendues, cicatricielles, d'*alopécie définitive*.

Tel est le favus typique du cuir chevelu généralement facile à reconnaître ; mais parfois, rarement il est vrai, il n'y a pas de godet caractéristique (favus sans favi), soit que l'affection ait été traitée, soit que le godet n'ait pas existé. On observe alors une rougeur diffuse étendue à tout le cuir chevelu, qui est sec et recouvert de squames fines, très abondantes, et d'un enduit grisâtre épais, semblant formé de couches superposées agglutinant les cheveux (favus amiantacé) ; le favus est dans ces cas beaucoup plus difficile à diagnostiquer et

peut être confondu avec un eczéma séborrhéique, ou
pédiculaire, un impétigo, un psoriasis, etc., qui d'ailleurs peuvent exister en même temps que le favus; il
faudra alors avoir recours à l'examen microscopique
et, si c'est nécessaire, aux cultures. De même l'alopécie
favique pourra être confondue avec la pelade, les alopécies cicatricielles dites innomées, les acnés pilaires
dépilantes, les alopécies congénitales, l'alopécie du
lupus érythémateux, etc. (Voir *Alopécie*).

Le favus se complique quelquefois d'adénite cervicale,
de lymphangite; il a une marche essentiellement chronique, sa durée est indéfinie; il ne guérit en effet jamais
spontanément. On l'observe à tout âge, mais surtout
dans l'enfance et dans l'adolescence, et particulièrement
dans la classe pauvre et chez les sujets lymphatiques et
débilités; il est très contagieux, bien moins cependant
que la teigne tondante; il n'est pas rare en effet d'observer, dans une famille nombreuse et misérable où tous les
enfants vivent dans la plus étroite promiscuité, quelques-uns atteints de favus, les autres restant indemnes.

Le favus peut se communiquer des animaux (souris,
rat, chien, chat, lapin, poule, cheval, etc.) à l'homme,
et réciproquement. Jadis très répandu, il l'est aujour-
d'hui beaucoup moins grâce à l'hygiène, et aux très
nombreux cas guéris; le favus à Paris, à l'intérieur des
murs, devient une rareté; mais on en observe encore
des foyers trop nombreux dans la banlieue de Paris,
dans les campagnes, et particulièrement dans certains
départements [1] (Hérault, Seine-Inférieure, Landes,
Pas-de-Calais, Aveyron, Algérie, etc.).

1. Voir le *Favus et la Pelade en France*, par H. Feulard. Communication au 2me Congrès international de Derm. à Vienne,
1892. in *Ann. de Derm. et de Syph.*, 1892, p. 1118 et suivantes.

Le *Favus peut occuper la barbe*; car, malgré l'opinion de quelques auteurs, il existe un sycosis favique d'un diagnostic souvent assez difficile (E. BESNIER).

Le *Favus des parties glabres* présente les mêmes caractères que celui du cuir chevelu; les godets y sont généralement bien développés et s'enlèvent aisément; on constate alors qu'ils reposent sur une surface rouge plus ou moins régulière, plus ou moins étendue. Mais parfois le malade est observé alors que les godets ne sont pas encore constitués (érythème pré-favique) ou bien ont été avulsés. Le diagnostic est alors plus difficile. D'après Quincke, il faudrait distinguer deux formes de favus dues à des variétés différentes d'un même champignon, le favus vulgaire, à godets, et le favus herpétique ou érythémateux des parties glabres : cette opinion n'a pas, jusqu'à présent, été confirmée par les recherches histologiques et les cultures.

Le *Favus des ongles* (*onychomycose favique*) est rare; il peut occuper un ou plusieurs doigts ainsi que les orteils; il coïncide généralement avec celui du cuir chevelu, mais peut persister longtemps après la disparition de ce dernier.

L'ongle est le plus souvent atteint dans sa totalité, il est uniformément épaissi, cannelé, décoloré ou jaunâtre, en moelle de jonc; son extrémité libre s'exfolie, sa face superficielle est rugueuse, s'effrite; l'ongle devient de moins en moins adhérent et peut s'arracher facilement; quand l'onychomycose est partielle, elle se caractérise par des taches jaunâtres, soufrées ou grisâtres, opaques, irrégulièrement disséminées dans l'ongle : le diagnostic n'est le plus souvent confirmé que par l'examen microscopique.

Traitement du favus du cuir chevelu. — Il comprend les trois indications suivantes :

1° Nettoyer le cuir chevelu et le débarrasser de tous les godets et éléments faviques (*Traitement prémonitoire*) :

2° Enlever les cheveux envahis par l'achorion (*Traitement mécanique*) ;

3° Détruire les parasites infiltrés par les moyens appropriés, ou mieux en favoriser l'expulsion, rendre le milieu impropre à la germination favique, c'est-à-dire le stériliser (*Traitement antiparasitaire, parasiticide ?* ou *stérilisant*) (E. BESNIER).

1° TRAITEMENT PRÉMONITOIRE. — Il faut d'abord couper avec des ciseaux les cheveux, assez ras si l'on veut les épiler avec une pince, bien moins ras si l'on préfère les enlever avec les doigts, puis ramollir les croûtes avec des cataplasmes de farine de graine de lin aseptisés, ou avec de l'huile ordinaire, de l'huile d'amande douce, ou de ricin, ou de foie de morue (KAPOSI) pure ou additionnée d'acide phénique ou de baume du Pérou, ou enfin avec de la glycérine phéniquée ; on peut également appliquer l'un de ces corps gras, puis recouvrir pendant quelques heures avec une calotte de caoutchouc, ou mieux encore se servir d'un mélange à parties égales de savon mou de potasse et d'axonge qu'on laisse en place pendant deux ou trois heures, après quoi on pratiquera un grand lavage à l'eau chaude ; on essuie et on lave de nouveau avec une solution antiseptique, soit d'acide borique à 25 p. 1,000 soit de créoline à 15 ou 25 p. 1,000. E. Besnier et Doyon conseillent en outre de faire encore pendant vingt-quatre ou quarante-huit heures des applications de compresses aseptiques de lint boriqué imprégnées d'une solution de salicylate

de soude à 25 p. 1,000 additionnée de 10 grammes de
bicarbonate de soude ou de toute autre substance antiseptique, puis de recouvrir avec un bonnet imperméable.

La tête est ainsi convenablement nettoyée : parfois
même le nettoyage a été tel que l'affection semble guérie ;
il ne reste plus qu'un léger degré d'érythème, mais au
bout de quelques jours, grâce à la repullulation du
parasite, de nouveaux godets apparaissent.

2º TRAITEMENT MÉCANIQUE. — Après s'être rendu exactement compte de l'étendue des lésions faviques et
des plaques d'alopécie définitive, il faut procéder au
deuxième temps du traitement, c'est-à-dire à l'*avulsion* des cheveux faviques, qu'il conviendra toutefois de
différer quand il existera une dermite ou une épidermite
aiguës. L'*épilation*, qui constitue l'acte essentiel du traitement du favus, peut se faire avec les doigts, en
saisissant les cheveux, auxquels on a eu soin de laisser
une certaine longueur, entre le pouce et l'index; les
frères Mahon[1], qui ont soigné et guéri tant de favus,
employaient ce procédé, qui est très rapide et relativement peu douloureux quand il est pratiqué par des
mains exercées; mais il reste généralement un certain
nombre de cheveux cassés ou très fins qu'il importe
d'enlever ensuite avec la pince. A Vienne, l'épilation se
fait en saisissant les cheveux entre le pouce et le bord
mousse d'une spatule. Ces deux procédés à peu près
identiques demandent à être répétés plusieurs fois.

---

1. Ce sont eux en réalité qui ont les premiers institué le traitement méthodique du Favus. En outre, on leur est redevable
de la suppression du moyen barbare qu'on appelait la calotte,
que certains dermatologistes veulent aujourd'hui remettre en
usage (BERTARELLI).

À l'hôpital Saint-Louis, depuis Bazin, l'épilation se pratique avec une pince *spéciale*. Ce procédé, excellent d'ailleurs, n'était guère pratique à l'époque où les faviques extrêmement nombreux encombraient les hôpitaux. Il faut d'abord arracher tous les cheveux des plaques malades, dont beaucoup se cassent pendant l'opération, puis épiler autour de chaque plaque dans une étendue de 1 à 2 centimètres; cette zone, dite de surveillance et de protection (E. BESNIER), renferme souvent un certain nombre de cheveux faviques facilement reconnaissables à ce qu'ils s'écrasent et se cassent; tant que l'épileur en rencontre sous sa pince, il doit continuer à épiler. Quand le favus est généralisé, il est nécessaire d'épiler au moins la première fois, mais, bien entendu, en plusieurs séances, *tout* le cuir chevelu. Ces épilations sont, en effet, fort douloureuses, pour les enfants surtout; on peut les faciliter, les rendre moins pénibles en frictionnant les plaques à épiler quelque temps avant l'opération avec de l'huile de cade cocaïnée ou phéniquée à 4 0/0. Si le sujet est très nerveux, il faut insensibiliser les plaques avec des pulvérisations d'éther ou des applications de chlorure de méthyle (E. BESNIER).

Le même auteur recommande également de calmer l'irritation produite par l'épilation (miliaire d'épilation) à l'aide de fomentations avec la solution suivante :

Eau bouillie......................	500 grammes.
Salicylate de soude.............	10 —
Bicarbonate de soude...........	5 —
F. S. A.	

Il faut pratiquer une nouvelle épilation dès que les cheveux recommencent à pousser sur les plaques, c'est-à-dire au bout de trois à quatre semaines, et *aussi longtemps que les plaques resteront rouges*, et que les cheveux avulsés présenteront macroscopiquement et microscopiquement les caractères du favus.

3° TRAITEMENT ANTIPARASITAIRE OU STÉRILISANT. — L'épilation méthodique, répétée aussi souvent qu'il est nécessaire, jointe aux soins de propreté et d'asepsie que nous avons indiqués, peut suffire dans certains cas à guérir des teignes faveuses même invétérées. Mais il est préférable de lui associer des applications non pas *parasiticides*, puisque nous ne possédons malheureusement pas d'agent capable de détruire l'achorion, sans détruire le tissu ou l'appareil pilaire, mais modifiant l'état de la peau, calmant l'irritation dermique ou épidermique, ou provoquant une desquamation active de l'épiderme et des follicules, et surtout favorisant l'élimination du parasite en rendant inhabitable, en *stérilisant* le terrain.

Tous les médicaments employés dans le traitement du favus, et ils sont innombrables, n'agissent pas autrement : le *mercure*, le *soufre*, l'*iode* et *ses dérivés*, les *acides phénique, borique, salicylique, acétique, pyrogallique, chrysophanique*, le *sulfate de cuivre*, l'*oléate de cuivre* (Shoemaker, très employé en Amérique), le *goudron*, le *pétrole*, la *térébenthine*, l'*ammoniaque*, le *chloroforme*, l'*éther*, l'*huile de cade*, le *borax*, le *nitrate d'argent*, le *naphtol*, la *résorcine*, l'*anthrarobine*, le *bichromate de potasse*, les *teintures éthérées*, la *benzine*, le *baume du Pérou*, etc., etc. — C'est pourquoi on ne connaît pas jusqu'ici de traitement réellement efficace du favus sans épilation. Nous avons essayé récemment de traiter un favus très étendu et invétéré avec des vapeurs d'acide sulfureux : le résultat, qui semblait très satisfaisant au début, ne s'est pas maintenu. Il est vrai que le malade, très désireux de rester à l'hôpital le plus longtemps possible, suivait très irrégulièrement le traitement prescrit : nous avons d'ailleurs l'intention de renouveler cet essai sur des sujets plus dociles. De même les observations de guérison du favus sans épilation par les pulvérisations répétées d'acide acétique ne sont pas concluantes.

Avec E. Besnier, nous conseillons, après l'épilation, de faire *tous les soirs* sur tout le cuir chevelu des applications de *pommade* renfermant l'une des nombreuses substances susindiquées : le malade doit porter toute la nuit sur la tête un bonnet fréquemment renouvelé. Voici quelques formules de pommades :

E. BESNIER

Baume du Pérou ou........	} 2 à 5 grammes.	
Huile de cade.............		
Acide salicylique........	àà 1 à 5	—
Résorcine................		
Soufre précipité...........	5 à 15	—
Lanoline.................		
Vaseline.................	àà 30	—
Axonge..................		

F. S. A.

HARDY

Camphre...................	7 grammes.	
Soufre précipité..............	3	—
Axonge....................	30	—

M. S. A.

D'ESTÈVES

Huile d'amande douce..........	8 grammes.
Résorcine....................	1 gramme.

F. S. A.

BAZIN

Axonge....................	45 grammes.	
Huile de cade ou d'amande douce.	5	—
Turbith minéral	1gr,20	

F. S. A.

PRINCE A. MORROW

Axonge......................... 50 grammes
Chrysarobine   5   —
Acide salicylique 2gr,50

F. S. A.

CAZENAVE

Carbonate de soude........... 10 grammes.
Chaux........................   5   —
Axonge....................... 40   —

F. S. A.

Tous les matins la tête est lavée avec de l'eau savonneuse chaude (savon de naphtol, de goudron, sulfureux à la créoline) et bien essuyée ; puis on fait sur les places malades une friction active, avec une boulette de coton imprégnée d'une solution telle que :

E. BESNIER

Alcool à 90°................. 100 grammes.
Acide acétique cristallisable... 0gr,25 à 1 gramme.
Acide borique................   2 grammes.
Chloroforme   5   —

F. S. A.

Ou bien :

Eau.........................)
Alcool à 90°................) ââ 125 grammes.
Bichlorure d'hydrargyre...   0gr,50 à 1 gramme.
Pour l'usage externe.

F. S. A.

BUSQUET-HALLOPEAU

Essence de Wintergreen ou ...)
Essence de cannelle de Chine..) 30 grammes.
Ether sulfurique 10   —

F. S. A.

LOTION DE BURLOW

Sulfure de potasse ....   8 grammes.
Savon blanc 10   —
Alcool rectifié................   8   —
Eau de chaux................ 220   —

F. S. A.

On laisse sécher et on applique sur les régions

atteintes un morceau d'emplâtre de Vigo ou d'épithème au calomel, ou au mercure et à l'acide phénique, ou à l'*ichthyol et à la résorcine* (deux substances assez actives) ayant la dimension exacte des surfaces épilées.

Dans ces derniers temps Quinquaud a institué un traitement général des teignes qui semble lui donner de très bons résultats, meilleurs, il est vrai, dans la trichophytie que dans le favus. — Voir *Trichophytie du cuir chevelu, où il est exposé complètement.*

Tel est le traitement le meilleur du favus : nettoyage et asepsie du cuir chevelu, épilations régulièrement répétées aussi longtemps qu'il est nécessaire, et applications le soir d'une des pommades, le matin d'une des solutions susindiquées, puis occlusion à l'aide d'une épithème. On devra également se préoccuper de modifier l'état général très souvent lymphatique ou strumeux des sujets atteints. Quant aux remèdes populaires et surtout très irritants, tels que la créosote, l'huile de croton, le pétrole, etc., il ne faut jamais y avoir recours.

En tout cas il faut prévenir les malades que le traitement demandera toujours un temps très long, six, huit mois et même parfois un à deux et trois ans. Tout sujet guéri doit être tenu en observation pendant encore deux à trois mois, car les récidives ne sont que trop fréquentes. Enfin il est inutile d'ajouter que les *mesures prophylactiques* propres à toutes les affections parasitaires s'imposent quand on est en présence du favus. — Voir *Pelade.*

Le *Favus des parties glabres* est beaucoup plus facile à guérir. Il faut faire tomber les croûtes et les godets comme nous l'avons indiqué plus haut. Sur les surfaces érythémateuses, quelques applications de pommade au turbith minéral, au calomel, à l'ichthyol, ou bien, de préférence, de teinture d'iode, suffisent pour provoquer rapidement la guérison. On prescrira également deux à trois bains sulfureux ou de sublimé.

Pour le *favus des ongles*, le meilleur traitement consiste à enlever avec des ciseaux les parties malades, quand le favus est circonscrit. Quand l'onychomycose est diffuse, on peut enlever l'ongle et faire un pansement avec une solution de sublimé ou mieux avec l'emplâtre de Vigo. On peut également ruginer avec une curette les parties susceptibles de se détacher et tenter de faire pénétrer sous l'ongle une pommade mercurielle quelconque, ou à l'acide pyrogallique.

Fibro-lipomes. — L'étude de ces tumeurs est du domaine de la chirurgie.

Fibromes. — (Voir *Molluscum*.)

Fibro-myomes. — (Voir *Myomes*.)

Filaire de médine. — (Voir *Parasites*.)

Filaire du sang. Filariose. — (Voir *Eléphantiasis*.)

Fissures. — (Voir *Gerçures*.)

Folliculites. — **Périfolliculites. Folliclis et Acnitis de Barthélemy**. — On a voulu dans ces derniers temps constituer un vaste groupe des Folliculites et Périfolliculites qui renfermerait une série d'affections diverses dues à l'inflammation des follicules sébacéo-pilaires, ou de l'atmosphère épithéliale ou conjonctive du follicule, c'est-à-dire du périfollicule. Dans ce groupe rentreraient les acnés, certaines variétés de lichens, d'eczémas, de psoriasis, la kératose pilaire, le pityriasis rubra pilaire, les folliculites et périfolliculites dues à des agents extérieurs parasitaires, médicamenteux ou autres, etc., etc.

Plusieurs auteurs ont proposé de restreindre à un

certain nombre d'affections bien distinctes le groupe des folliculites et périfolliculites proprement dites, qui comprendrait les affections multiples décrites sous le nom de *Sycosis, les Folliculites et Périfolliculites agminées décalvantes*, ce que notre excellent ami le Dr Barthélemy a décrit sous le nom de *Folliclis* et d'*Acnitis, — la Psorospermose folliculaire végétante de Darier* (voir *Psorospermose*), enfin les *Périfolliculites agminées* de Leloir, Duclaux, Quinquaud et Pallier.

Le *Sycosis*, dénomination très vague, qui ne s'applique guère qu'aux affections pilaires des régions velues de la face chez l'homme, et qui devrait n'être plus employée, comprend, à notre sens, trois dermatoses distinctes : 1° l'*Eczéma pilaire* (voir *Eczéma*); 2° le *Sycosis trichophytique* (voir *Trichophytie*); 3° les *Acnés pilaires sycosiformes* (voir *Acnés pilaires*).

C'est également au chapitre des acnés que doivent être rattachées les Folliculites et Périfolliculites décalvantes.

Restent donc les Folliculites et Périfolliculites agminées, et l'Acnitis et Folliclis de Barthélemy.

A. Folliculites et Périfolliculites agminées. Idradénites suppurées conglomérées (Besnier). **Dermites anthracoïdes. Périfolliculites suppurées et conglomérées en placards** (Leloir [1]). **Impétigo sycosiforme** (A. Poncet). **Périfolliculites suppurées agminées en plaques de Pallier [2].** — Sous ces noms variés on décrit une affection qui n'est pas très rare, caractérisée par une ou plusieurs plaques ovales ou arrondies, occupant surtout les régions découvertes, particulièrement le dos des mains et les avant-bras. Ces plaques d'abord peu étendues ont une évolution

1. Leloir. *Annales de Dermatologie*, 1884, page 437 et *Annales de Dermatologie*, 1889, page 672 et suivantes.
2. Pallier. Thèse de Paris 1889.

assez rapide, progressive excentrique : elles atteignent la dimension d'une pièce de 2 francs, de 5 francs, parfois même davantage.

Elles ont un aspect tout à fait particulier; faisant une saillie parfois très marquée, elles sont rouges, violacées, et présentent de nombreux petits pertuis donnant à la lésion l'aspect d'une écumoire, d'une pomme d'arrosoir; par la pression on fait sourdre des gouttelettes de pus, des petits boudins vermicelliformes. Entre ces orifices béants, on observe des petits points jaunâtres, correspondant aux glandes folliculo-sébacées dilatées. Parfois ces nombreux petits orifices sont en partie masqués par des croûtelles peu épaisses.

L'affection est généralement prurigineuse : Leloir et Pallier décrivent cinq variétés : 1° forme *commune*, qui atteint sa période d'état en dix ou douze jours, suppure franchement et évolue en six semaines; 2° forme *phlegmoneuse* ou *anthracoïde;* 3° forme *papillomateuse*, beaucoup plus longue, avec exubérance et anfractuosités plus grandes de la surface; 4° forme *pseudo-ulcéreuse*, tenace et récidivante, suppurant longtemps; 5° forme *serpigineuse* et *virulente*, tantôt primitive, tantôt succédant à la forme commune, caractérisée par des poussées successives, irrégulières sur les limites des plaques, et une durée indéterminée, de plusieurs mois parfois.

Cette affection est due à une inflammation et une suppuration des glandes folliculo-sébacées avec infiltration du derme par des cellules embryonnaires ; elle occupe les régions à poils follets; le pus renferme de nombreux microbes pathogènes ou indifférents de la suppuration, monocoques, diplocoques, staphylococcus pyogenes albus, etc. C'est donc une lésion d'origine microbienne dans laquelle la bactérie pathogène à l'état latent sur la peau pénètre par effraction dans les glandes, et trouve, dans les tissus prédisposés, un milieu de culture très favorable.

Cette prédisposition des tissus est due en grande partie à l'exposition à l'air vicié par les poussières, au contact persistant de liquides malpropres ou irritants, à la stagnation momentanée ou continuelle de tous ces détritus à la surface de la peau, aux traumatismes et aux inflammations ordinaires des parties exposées. La lésion ne semble pas contagieuse ni même auto-inoculable. Elle s'observe surtout chez les ouvriers maniant des substances irritantes ou des objets malpropres, chez les sujets peu soigneux, chez ceux qui soignent habituellement les animaux, chez les cultivateurs : elle n'est pas rare chez les blanchisseuses, et s'accompagne souvent alors de dermite professionnelle étendue aux deux avant-bras (PALLIER).

TRAITEMENT. — Dans les cas simples, on conseillera des bains prolongés pour dégorger les tissus, des cataplasmes aseptiques pour faire tomber les croûtes, puis un pansement antiseptique avec compression ouatée et occlusion. Si la guérison se fait attendre, on conseillera l'application de pommade au calomel 1/20, ou au naphtol 1/20, ou la pâte salicylée 3 0/0 : par-dessus le corps gras on mettra une poudre inerte et de l'ouate, et on fera un pansement légèrement compressif. Si l'affection est plus intense et persistante, on pratiquera des cautérisations avec de la teinture d'iode, ou de l'acide lactique, ou avec le nitrate d'argent, ou même avec le thermocautère; puis on fera un pansement avec une solution d'acide phénique ou de sublimé et de la compression. Dans quelques cas, les applications d'un

épithème antiseptique, à la résorcine, à l'acide phénique, l'emplâtre de Vigo, donneront de bons résultats.

Enfin, dans les cas particulièrement intenses et
tenaces, on fera de larges scarifications ou plutôt un
grattage très énergique à la curette tranchante, jusque
dans la profondeur du derme, suivi d'une cautérisation
et d'un pansement occlusif rigoureusement antiseptique.

En outre, on prescrira une hygiène sévèrement appropriée à la profession du malade, et des soins de propreté absolue de toute la région malade.

B. *Acnitis. Folliclis*. — Sous ces noms, le docteur
Barthélemy [1] décrit deux variétés rares de folliculites
disséminées et généralisées, l'une *acnoïde* (*acnitis*),
l'autre constituée par des éléments groupés, ayant de
grands rapports avec les folliculites et périfolliculites
agminées que nous venons de décrire (*Folliclis*).

Les caractères de l'*Acnitis* seraient les suivants : début
assez brusque au cours d'une bonne santé, sans troubles
généraux ou locaux précurseurs, par l'apparition à la
face (tempes, front, frontière du cuir chevelu) d'un
certain nombre (5 à 12) de petites saillies sous-cutanées. Chaque élément consiste en une petite nodosité du
volume d'un grain de millet, dure, ovalaire, bridée au
front entre la peau tendue sur elle et l'os, non douloureuse. Peu à peu la saillie se développe, atteint le
volume d'un petit pois, et reste isolée ; parfois plusieurs
saillies voisines forment un petit groupe. Au bout de huit
jours, la saillie sous-cutanée a atteint son développement

1. Barthélemy. De l'Acnitis, ou d'une variété spéciale de Folliculites et Périfolliculites généralisées et disséminées. (*Annales
de Dermatologie et de Syphiligraphie*, tome II, 3e série, 25 janvier 1891, page 1 et suivantes.)

complet ; si on l'incise, il sort une gouttelette de pus cré-
meux : si la folliculite est abandonnée à son évolution
propre, elle se ramollit ; le derme rougit, et au centre
apparaît une gouttelette de pus ou de sérosité purulente, puis une croûtelle rougeâtre, noirâtre, sèche, qui
bientôt tombe, et il reste une cicatrice déprimée, pigmentée, ou bien une macule brunâtre non cicatricielle,
longtemps persistante. La durée moyenne totale de
chaque élément est de vingt-cinq à trente jours ;
quelques éléments plus petits, comme avortés, siégeant
de préférence aux paupières, évoluent plus vite, en
huit ou neuf jours. Après la tête et la face, les autres
régions envahies sont le cou, puis le tronc, les lombes,
les aisselles, les bras, les mains, les pieds. Tous ces
éléments apparaissent par poussées successives, douze
ou quinze à la fois pendant les mois d'activité morbide,
plus tard trois ou quatre seulement à la fois, de sorte
que l'affection peut évoluer pendant huit, dix et douze
mois. L'étiologie est inconnue, la guérison est la règle.

La *Folliclis* présente les caractères que nous avons
assignés aux folliculites et périfolliculites suppurées et
agminées. Mais les éléments nombreux et groupés ne
sont pas complètement fusionnés comme les placards
tuméfiés et saillants, macaroniques de la périfolliculite
conglomérée de Leloir.

De plus, alors que l'acnitis occupe surtout la tête et
s'y montre plus abondamment qu'ailleurs, la folliclis
l'épargne presque complètement. Son siège de prédilection est celui des folliculites et périfolliculites agminées, mais elle peut s'observer en même temps sur le
tronc et les membres. Elle évolue lentement et peut
récidiver *in situ :* elle se termine par une cicatrice fortement pigmentée en brun ou en noir.

Traitement. — Il semble assez inactif en général. Nous conseillerons d'employer de préférence le traitement de l'acné inflammatoire (voir *Acné*), des folliculites agminées (voir plus haut). En outre, quand l'état général sera défectueux, il conviendra de le traiter. L'antisepsie gastro-intestinale (salol, benzo-naphtol, bétol, naphtol, salicylate de bismuth) semble particulièrement indiquée.

Folliculitis rubra. — (Voir *Kératose pilaire*.)

Fongoïde (*Mycosis*). — (Voir *Mycosis*.)

Frambœsia. — (Voir *Pian*.)

Froidures. — (Voir *Engelures*.)

Furoncle. — Anthrax. — Ces deux affections sont plutôt du domaine de la chirurgie. Cependant, comme on les observe assez fréquemment dans le cours ou au déclin de certaines dermatoses, nous devons dire quelques mots relatifs à leur traitement. Toutes deux sont des affections de même nature, se produisent généralement dans des circonstances identiques ; on peut dire que l'anthrax commun, ou anthrax furoncle, n'est autre chose qu'une collection de *furoncles agminés*.

Nous n'insisterons pas sur les lésions anatomiques, les symptômes, les complications des furoncles et des anthrax : nous donnerons quelques indications seulement sur leur étiologie, assez obscure d'ailleurs.

Parmi les causes locales, nous signalerons toutes celles qui produisent une irritation de la peau (frottements répétés, application de topiques irritants, vésicatoires, cataplasmes, douches répétées, grattage provoqué par les affections prurigineuses de la peau : eczéma, *gale*, phtiriase, teignes, malpropreté, poussières irritantes.

Le plus souvent, les furoncles ne sont pas isolés, ils

surviennent successivement, plus ou moins abondants, et il n'est pas rare de les voir se grouper et constituer l'anthrax ; il faut alors rechercher la cause dite générale, qu'il importe de découvrir ; car c'est de la cessation de son action que dépendra le plus souvent la disparition de l'affection. Les causes générales de la furonculose sont, en première ligne : le diabète sucré et aussi le diabète azoturique (BOURDON, LÉCORCHÉ), et même la polyurie simple (SPILLMANN) ; la dyspepsie chronique, le marasme sénile, la convalescence des maladies graves (*rariole*), enfin, la plupart des états dyscrasiques peuvent s'accompagner de *furonculose*, mais on ne peut encore dire par quel mécanisme ; il semble bien prouvé que, dans nombre de cas, l'origine microbienne du furoncle soit indiscutable (*staphylococcus pyogenes aureus*) ; les faits d'auto-inoculation furonculeuse sont observés journellement ; mais on ne saurait faire abstraction du terrain de germination. Pour guérir le furonculeux et le prémunir, il faut faire un examen complet de *son état général* et de toutes les *conditions extrinsèques* qui l'entourent (BESNIER).

TRAITEMENT. — 1° TRAITEMENT INTERNE. Il est applicable à la fois à l'anthrax et aux furoncles multiples.

1° Combattre les causes. Traitement sévère du diabète, de la polyurie, de la dyspepsie ; régime approprié, suppression des mets excitants et des liqueurs fortes. — *Médication alcaline.*

2° Médications variées :

Eau de goudron et sulfureux (poudre sulfureuse de deux à huit mesures par jour dans un quart de verre de lait) (GINGEOT).

Arsenic sous toutes ses formes, hypophosphites, purgatifs, iodure de fer (P. DE CHAMPEAUX), sulfure de calcium (DUHRING).

Antisepsie gastro-intestinale. (Traitement le plus rationnel et le plus efficace.)

Le salol, le naphtol, l'acide phénique, le sublimé, etc., ont été particulièrement employés. Nous recommandons les deux préparations suivantes :

Prendre, pendant vingt jours, avant chacun des deux principaux repas, deux des cachets médicamenteux suivants :

Bicarbonate de soude......	
Magnésie calcinée..........	àà 7 gr. 50
Craie préparée............	
Salol	

Faire quarante cachets.

Ou bien (RECLUS) :

Avant chaque repas, prendre dans une infusion de têtes de camomille une cuillerée à dessert de la potion suivante :

Acide phénique cristallisé......	2	grammes.
Glycérine pure...............	250	—
Teinture de badiane..........	3	—

M. S. A.

2° TRAITEMENT LOCAL. — A. *Du furoncle.*

Dans le but de faire avorter le furoncle on a conseillé un grand nombre de procédés : application d'onguent mercuriel, de teinture d'iode, de compresses trempées dans l'alcool ou imbibées de la solution suivante : Eau, 500 grammes ; chlorure de calcium, 30 grammes ; ou même vessies remplies de glace, cautérisations avec le crayon de nitrate d'argent, ou le nitrate acide de mercure, le thermo ou le galvanocautère, ou, enfin, injection, à la base du furoncle, d'une solution

phéniquée à 3 0/0. L'auteur de ce dernier procédé
(Bidder), recommande de laver préalablement la peau
avec de l'eau phéniquée, d'injecter la moitié d'une
seringue de Pravaz d'un côté de la petite tumeur, et
l'autre moitié de l'autre côté, d'injecter profondément ;
l'injection faite, la peau lavée et séchée, il faut recouvrir la partie malade d'une compresse imbibée d'eau
phéniquée ou boriquée, ou d'un emplâtre mercuriel.
Ces injections sont peu douloureuses. Ce procédé
abortif donne d'assez bons résultats ; mais, quand il ne
réussit pas, il fait que les furoncles deviennent très
douloureux et très volumineux.

Quand le furoncle est constitué, le traitement consiste, si la douleur n'est pas trop vive, à recouvrir le
furoncle de compresses imbibées d'eau boriquée à 4 0/0
ou phéniquée à 1 0/0 et d'une feuille de gutta-percha ;
s'il y a de nombreux furoncles, préférer aux compresses
les applications suivantes qui ont, en outre, pour but
d'isoler chaque élément :

Mélange, à parties égales, de teinture d'iode et
d'alcool camphré : — ou mieux, teinture d'iode *concentrée* pure ; pâte de zinc et de soufre (Unna); emplâtre
de Vigo, épithèmes résorcinés, salicylés, iodoformés ;
collodion pur ou au sublimé, pulvérisations d'une solution phéniquée à 3 0/0, ou mieux de sublimé au trois
millième, répétées quatre à cinq fois par jour.

Quand la douleur est vive, Lallemand pratiquait une
incision circulaire autour de la tumeur ; une incision
simple ou cruciale est préférable ; on pourra prescrire
en outre les bains locaux antiseptiques (d'une application généralement difficile) ou généraux, les émollients,
les cataplasmes, peu en faveur aujourd'hui, mais qui,
cependant, convenablement faits et appliqués, rendent

de grands services pour faciliter l'élimination du bour-
billon et tempérer les phénomènes inflammatoires.
Veiel conseille une application, longtemps continuée,
de cataplasmes chauds trempés, avant de les chauffer.
dans une solution de sublimé à 1 p. 1.000. ainsi qu'une
friction, renouvelée trois fois par jour. avec une
pommade composée d'oxyde de zinc et de vaseline
parties égales, et 4 0/0 d'acide borique. Quand le bour-
billon est éliminé, pour faciliter la cicatrisation parfois
lente, chez les diabétiques particulièrement, les pansements à l'iodol, à l'iodoforme, à l'aristol, à l'emplâtre
de Vigo, au styrax, au baume du Pérou, etc., trouvent
leur application.

Pendant toute la durée de la crise furonculeuse, l'antisepsie la plus rigoureuse de tout le tégument doit
être pratiquée. Les ongles, le linge doivent présenter une
propreté absolue pour éviter les auto-inoculations. C'est
dans ce but qu'on a conseillé également les bains généraux, les bains de sublimé (10 grammes pour 250 litres.)

Le conduit auditif externe est le siège fréquent de
furoncles (Lœwenberg) souvent très douloureux. Les
instillations d'alcool absolu pur sursaturé d'acide
borique, les solutions d'acide salicylique, sont généralement employées. On peut encore appliquer un bouchon d'ouate hydrophile imbibée de la solution suivante :

```
Menthol ....................... 20 grammes.
Huile d'olives................. 100    —
                  M.
```

B. *Anthrax*. — Le traitement de l'anthrax est plutôt
du domaine de la chirurgie. Les différents moyens indiqués pour le furoncle trouvent leur application dans le
traitement des anthrax bénins.

Il n'en est plus de même quand l'anthrax est étendu, douloureux, envahissant, et quand il est atteint de gangrène ; il faut alors le traiter énergiquement, après en avoir toutefois recherché la cause avec le plus grand soin afin de la combattre. (Voir plus haut : Traitement interne du furoncle.)

Les pulvérisations d'eau phéniquée à 3 0/0 ou de sublimé à 2 p. 1,000 (BOGDAN), les applications répétées de teinture d'iode concentrée, d'emplâtres de Vigo, de lanoline phéniquée à 1/20, ou ichthyolée 1/5, rendent quelques services, mais sont généralement insuffisantes, ainsi que les incisions au bistouri, simples ou circulaires (procédé de LALLEMAND), ou même sous-cutanées (procédé d'A. GUÉRIN), lesquelles peuvent même être dangereuses pour les diabétiques.

Les injections intracutanées d'acide phénique donnent, dans quelques cas, de bons résultats ; Lande, Arnozan font, dans les points extrèmes de la tumeur, quatre à huit piqûres injectant quatre à huit grammes d'une solution composée de :

Acide phénique.............. 3 grammes.
Glycérine neutre........... }
Eau distillée.............. } ãã 15 —

Il est, à tous égards, préférable de pratiquer de larges incisions cruciales ou rayonnées, ou même des transfixions selon le siège de l'anthrax (nuque, lèvres, dos, fesses, etc.), avec le thermocautère, ou mieux le couteau galvanocaustique, de façon à détruire, à racler, à stériliser le foyer septique.

L'incision faite, on pratiquait autrefois une cautérisation avec le fer rouge ou la pâte de chlorure de zinc, ou le perchlorure de fer (DENUCÉ). Aujourd'hui, afin d'obtenir une bonne cicatrice, on fait, si c'est néces-

saire, la réunion secondaire des lambeaux (Guérin), et
la plaie est pansée antiseptiquement (eau phéniquée,
solution de sublimé, gaze iodoformée, etc., etc.).

(Pour le traitement de l'anthrax des diabétiques, voir
Diabétiques.)

G

Galactidrose. — Voir *Sueur*, *Sudoripares* (*glandes*).

Gale. — La gale est une affection cutanée des plus fréquentes, connue depuis des siècles et due à la présence dans la peau d'un parasite animal de la classe des arachnides appelé *acarus scabiei* ou *sarcoptes hominis*.

Nous renvoyons aux traités spéciaux pour tout ce qui a trait à l'histoire naturelle de l'acarus, et à l'historique, la symptomatologie, l'étiologie, le diagnostic de la gale et des éruptions acariennes essentiellement polymorphes. C'est surtout le *sillon* de la gale, signe pathognomonique, ses caractères, ses localisations qu'il importe de bien connaître. Mais il faut pour cela voir des galeux, beaucoup de galeux.

Ainsi que les autres parasites animaux en effet, l'acarus provoque des altérations cutanées, le plus souvent caractéristiques par leur forme, leur siège, leur étendue, en un mot leurs signes objectifs. Mais il n'est pas permis d'ignorer que tous les caractères de ces lésions varient considérablement avec le sexe, l'âge, la constitution, l'état de santé, la profession, le fonctionnement plus ou moins régulier des organes des sujets observés. De là, ces *gales anormales* si fréquentes, dont le diagnostic est souvent beaucoup plus difficile, même pour un dermatologiste exercé, que ne le laissent à penser les auteurs.

Pour ces mêmes raisons, le traitement de la gale exige une expérience consommée, et comme le dit très bien E. Besnier, « l'art de traiter la gale s'apprend surtout en observant dans les milieux spéciaux où les galeux sont en très grand nombre, à l'hôpital Saint-Louis par exemple (88,039 galeux en dix ans, de 1880 à 1890) ».

Trois indications capitales dominent le traitement de la gale : 1º Détruire l'acarus, et guérir les manifestations cutanées acariennes.

2º Calmer l'irritation cutanée, et soigner les complications que peut provoquer le traitement même de la gale.

3º Désinfecter les objets ayant servi aux galeux afin de prévenir les récidives. Traiter les récidives s'il y a lieu.

1º Les préparations employées pour détruire le parasite sont innombrables. Aussi nous garderons-nous bien d'indiquer toutes les formules de pommades, solutions, liniments, poudres, etc., etc., préconisés par les auteurs. Deux cas peuvent se présenter :

A. — L'irritation cutanée est modérée, le sujet est suffisamment robuste, les différents organes sont sains. — CURE RAPIDE. — *Méthode expéditive. — Frotte. — Méthode française de Bazin-Hardy. — Traitement de Saint-Louis.*

1er TEMPS. — Friction énergique sur tout le corps et particulièrement sur les points d'élection avec du savon mou de potasse (savon noir) pendant vingt à trente minutes.

2e Temps. — Bain tiède d'une heure environ pendant lequel le malade doit se frictionner activement.

3e Temps. — Friction active pendant vingt minutes sur tout le corps bien essuyé, avec la pommade d'Helmerich :

Fleur de soufre	20	grammes
Carbonate de potasse	10	—
Eau distillée	10	—
Huile d'amandes douces	10	—
Axonge fraîche	70	—

M. S. A.

ou mieux la pommade d'Helmerich ainsi modifiée par Hardy.

Fleur de soufre	50	grammes.
Carbonate de potasse	25	—
Axonge fraîche	300	—

M. S. A.

4e Temps. — S'habiller, garder cette pommade vingt-quatre heures, puis prendre un bain d'amidon. Au sortir du bain, saupoudrer de poudre d'amidon finement pulvérisée; s'il y a une irritation un peu marquée de la peau, appliquer du cold-cream, ou de la vaseline, ou du glycérolé d'amidon, ou de la pâte à l'oxyde de zinc. Dans les vingt à trente jours suivants prendre deux bains d'amidon par semaine.

Tel est le traitement bien connu, si expéditif et si éprouvé de l'hôpital Saint-Louis, qui suffit dans les neuf dixièmes des cas de gale simple.

Pour la *pratique de la ville* il peut être ainsi modifié (E. Besnier, A. Fournier) :

1er Temps. — Deux heures environ avant de se coucher, savonner pendant dix minutes tout le corps à l'aide d'une brosse à mains avec de l'eau chaude et du savon de toilette.

2e T_{EMPS}. — Bain tiède avec friction, pendant vingt minutes.

3e T_{EMPS}. — Essuyer la peau avec des serviettes un peu rudes, puis appliquer avec une brosse à mains sur tout le corps, en insistant particulièrement sur les points d'élection, la pommade d'Helmerich ainsi mitigée :

Formule de Fournier :

Glycérine	200 grammes.
Gomme adragante............	1 —
Fleur de soufre...............	100 —
Carbonate de soude...........	50 —
Parfum quelconque...........	q. s.

M. S. A.

Formule de E. Besnier :

Lanoline.....................	100 grammes.
Axonge ou vaseline...........	100 —
Carbonate de potasse.........	10 —
Soufre précipité..............	40 —
Menthol .... 0gr,25 à	1 gramme.

M. S. A.

Formule de Wilkinson modifiée par Hébra :

Fleur de soufre...........	àâ 40 grammes.
Huile de hêtre............	
Savon noir...............	àâ 160 —
Axonge	
Craie pulvérisée...........	10 —

M. S. A.

Formule de Bourguignon, très bonne :

Essence de lavande................	
— de menthe..............	àâ 1,50.
— de cannelle	
— de cinnamone...........	
Gomme adragante	5 grammes.
Carbonate de potasse.........	35 —
Fleur de soufre	100 —
Glycérine....................	200 —

M. S. A.

4e Temps. — Garder la pommade choisie une heure ; pendant ce temps, recouvrir le corps complètement (caleçon, chemise, gants et bas) puis prendre un deuxième bain tiède de quinze à vingt minutes.

5e temps. — Au sortir du bain, onction calmante de cold-cream ou de vaseline, ou de pâte de zinc et saupoudrer d'amidon. Linge propre. Le malade se couche.

Si le surlendemain on constate l'existence de quelques sillons manifestes ou *simplement suspects*, recommencer l'opération.

Signalons la *méthode belge* dite de Vlemincks simplifiée.

1er Temps. — Bain alcalin de trente minutes (souscarbonate de potasse, 250 grammes pour un bain de 200 litres), pendant lequel le malade se frictionne très énergiquement tout le corps.

2e Temps. — Friction active, mais non *excessive*, avec une brosse de crin animal assez souple, imprégnée du mélange suivant :

Chaux vive	100 grammes.
Soufre sublimé	250 —
Eau	1,000 —

M.

Pendant cette friction, qui doit durer vingt à trente minutes, le malade est exposé à l'action d'un feu assez vif pour que la dessiccation du liquide de friction se fasse rapidement, et qu'ainsi le sulfure reste incrusté dans chacun des sillons.

3e Temps. — Bain tiède émollient ou légèrement alcalinisé, « afin de calmer l'irritation produite à la peau et de débarrasser celle-ci de l'excès de soufre ». Si l'état de la peau le permet, dans les cas de récidive notamment, il vaut mieux ne faire prendre le bain que le endemain.

Après le bain, saupoudrer avec de la poudre d'amidon.

B. — *Les téguments sont le siège d'une irritation vive (eczéma, furoncles, lymphangite, abcès, etc.), ou bien sont particulièrement irritables (enfants, vieillards, grossesse, idyosyncrasie, etc.), ou bien l'état général est mauvais (albuminurie, diabète, bronchite, cardiopathie, etc.).*

Cure lente, mitigée, prudente.

Il est de toute nécessité dans ces cas de n'employer les médicaments actifs, énergiques, que graduellement, d'espacer les frictions, de remplacer les bains par des lavages à l'eau savonneuse chaude, avec toutes les précautions que nécessitent l'état général, l'âge, la susceptibilité du sujet. Parfois même il faut, avant de songer à détruire l'acarus, traiter pendant le temps nécessaire, par les moyens appropriés, la dermite aiguë prédominante (bains d'amidon, cataplasmes, onctions calmantes, liniment oléocalcaire, etc.).

La cure lente consiste dans l'application quotidienne pendant 3, 4, 6 à 8 jours, de l'une des pommades suivantes alternant avec des lotions savonneuses douces et chaudes.

Formule de Kaposi :

Axonge......................	100 grammes.
Savon noir...................	50 —
Naphtol	15 —
Craie blanche pulvérisée......	10 —

M. S. A.

Formule de Weinberg, bonne préparation :

Styrax liquide.............	
Craie blanche..............	àà 10 grammes.
Fleur de soufre............	
Savon noir................	àà 20 grammes.
Axonge....................	

M. S. A.

Formule de E. Besnier (enfants, femmes enceintes) :

    Naphtol β........ 5 à   15 grammes.
    Ether sulfurique......   q. s. pour dissoudre.
    Menthol..... 0gr,25 à   1 gramme.
    Vaseline............ 100 grammes.
                    M. S. A.

Formule de L. Brocq (enfants) :

    Huile d'olive.................. 60 grammes.
    Onguent styrax................ 25   —
    Baume du Pérou............... 5   —
                    M. S. A.

Dans ces derniers temps, S. Sherwell, de New-York, et E. Besnier ont, dans les cas de peau très irritable, préconisé les simples onctions le soir avec de l'huile camphrée à 1/100 ou salolée à 5/100 suivies d'une application de fleur de soufre. Ce procédé très simple et inoffensif est souvent suffisant.

Enfin, parmi les nombreux acaricides et antipsoriques qui ont été employés, signalons l'iodure de soufre, l'acide sulfurique (CROLIUS), le sulfure de potasse, l'hyposulfite de soude (COMESSATI), l'onguent citrin, le baume du Pérou, l'iodoforme, l'acide phénique (acide phénique cristallisé, 3 grammes, huile d'olives 300 grammes), (FRISSART-LAILLER), la térébenthine, la créoline (DE LOL-LIS) (assez bon médicament), le pétrole (très employé mais dangereux), les huiles aromatiques, l'ellébore (SWÉDIAUR), la poudre de staphisaigre, etc., etc.

2° Après la cure rapide ou même lente et mitigée de la gale, la peau devient parfois, chez certains sujets, le siège d'une vive irritation (eczéma, furoncles, adénites, etc.).

D'autres fois il persiste un prurit intense (acaromanie, acarophobie), qu'il importe de soigner. En outre il faut savoir que, très bien supportés par la plupart, les bains sont quelquefois très nuisibles chez d'autres sujets. Enfin l'albuminurie, la néphrite, l'anasarque surviennent parfois *à la suite* de la cure de la gale; la pathogénie de ces accidents est encore à l'étude (Thibierge et Besnier); ils nécessitent, en même temps qu'un traitement énergique, une prudence extrême dans l'emploi des divers agents acaricides; on doit particulièrement proscrire les balsamiques et éloigner toutes les causes de refroidissement.

3º Pendant le traitement rapide par la frotte à Saint-Louis, tous les vêtements et objets de corps des galeux séjournent pendant une heure dans une étuve chauffée à 110º centigrades. La désinfection en ville peut se faire dans un four chauffé à la même température. Il existe d'ailleurs aujourd'hui dans toutes les grandes villes des étuves spéciales fort bien disposées.

Quand un sujet atteint de gale vit en famille, il est fréquent de constater sur les autres membres de la famille, et particulièrement sur le conjoint, des lésions acariennes plus ou moins perceptibles. Par précaution, il est souvent utile de désinfecter à l'étuve les objets de toilette, les vêtements appartenant à ceux qui vivent avec le galeux. On limite de la sorte l'extension de la gale (écoles, casernes, famille, etc.) et en même temps on diminue le nombre des *récidives* de gale qui existent encore dans la proportion moyenne de 4 0/0. Toutefois, comme le fait observer E. Besnier, ce chiffre est supérieur à la réalité, car il comprend les *rechutes* (par traitement insuffisant), les récidives (nouvelle contagion qui peut être extrinsèque), et aussi les malades en assez grand nombre à qui l'on accorde (avec juste raison selon nous) une seconde friction pour donner satisfaction à leur acarophobie, mais qui sont en réalité guéris.

Résumé. — Traitement rapide de l'hôpital Saint-Louis (HARDY) ou traitement de la ville (BESNIER-FOURNIER). Traitement lent dans les cas de gale à manifestations cutanées polymorphes intenses (pommades de Kaposi, de Weinberg, naphtol, styrax, créoline, huile salolée et fleur de soufre). Traitement des complications et des récidives.

Gangrènes cutanées. — Les nombreuses gangrènes cutanées sont étudiées dans les différents traités de médecine et de chirurgie et ne sont pas du domaine de la dermatologie (gangrènes traumatiques ou par action physique ou chimique, gangrènes septiques, gangrènes dites *spontanées*, par artérite, embolie, etc., gangrène symétrique des extrémités (maladie de Raynaud). Gangrène produite par le seigle ergoté (ergotisme gangreneux). Gangrènes dans les fièvres. Gangrènes de l'albuminurie et du diabète, etc.

Les seules affections gangréneuses qui mériteraient d'être étudiées ici sont celles qu'on a décrites sous le nom de *gangrènes disséminées de la peau chez les enfants* ou *gangrène cachectique multiple de la peau* (O. SIMON) ou *dermatite gangreneuse des enfants*.

Les faits ainsi désignés sont rares et s'observent surtout dans la première enfance ; ils appartiennent à deux ordres de faits : tantôt et le plus souvent il existe une lésion antérieure de la peau, ulcéreuse ou non, sur laquelle la gangrène vient se greffer (varicelle, hémorrhagies, purpura, érythèmes, rougeole, vaccine, impétigo, lésions acariennes, phtiriasiques, syphilitiques, scrofulo-tuberculeuses, etc., etc.). tantôt la lésion gangreneuse apparaît spontanément, c'est-à-dire débute au niveau du tronc, de l'abdomen, de la partie supéro-interne des cuisses par des bulles qui se transforment en croûtes noirâtres gangréneuses, après la chute desquelles il reste une perte de substance arrondie, entourée d'une zone inflammatoire rouge. Parfois ces ulcérations généralement isolées deviennent confluentes ; leur bord est taillé à pic ; leur marche, leur évolution sont irrégulières.

On a observé assez souvent en même temps des troubles généraux sérieux, de la fièvre, de la diarrhée, des complications viscérales pulmonaires surtout. Cette affection grave, mais pas toujours funeste, survient de préférence chez les enfants cachectisés athrepsiques, mais quelquefois aussi chez des enfants d'apparence robuste ; elle est contagieuse, épidémique et semble très certainement produite par un microbe ou mieux par différents micro-organismes, parmi lesquels le bacille décrit par Demme semble être le seul dont la faculté nécrosante soit bien établie. (GALLOIS.)

LE TRAITEMENT comprend trois indications : 1º Modifier l'état général le plus souvent fort débilité des petits malades et traiter les complications ; 2º en cas d'épidémie, isoler tous les enfants atteints d'une des affections qui prédisposent aux gangrènes multiples : 3º panser les plaies en suivant les règles de l'antisepsie la plus stricte, sans toutefois employer des agents trop irritants ou des doses trop fortes en raison de l'âge des malades.

Après avoir mis les surfaces malades à l'abri des souillures de toutes sortes, on lavera les ulcérations avec des solutions *très faibles* de sublimé ou d'acide phénique, on les saupoudrera ensuite avec des *poudres isolantes* renfermant des quantités de salol, d'iodoforme, d'aristol, de dermatol, de quinquina, proportionnées à l'âge du sujet, au nombre et à l'étendue des plaques ulcérées ; si les plaques gangréneuses s'étendent, on aura recours aux différents moyens chirurgicaux préconisés contre les gangrènes en général. Voir *Traités de chirurgie*.

Gélatine. — La gélatine est soluble dans l'eau bouillante et se prend en masse par le refroidissement; elle sert à faire les gelées médicinales et les colles médicamenteuses. Il y en a de trois espèces : 1° La *gélatine pure* ou grénétine qui sert à préparer les colles médicamenteuses ; 2° la *colle de Flandre* employée en bains fortifiants ; 3° la *colle de poisson* ou *Ichthyocolle* pour confectionner des gelées et le taffetas d'Angleterre.

Les gélatines et les colles médicamenteuses ont été préconisées surtout par Pick, de Prague, et Unna, de Hambourg.

Unna distingue deux excipients gélatineux, un dur et l'autre mou :

1° Gélatine *molle* à l'oxyde de zinc.

Oxyde de zinc....................	15	parties.
Gélatine........................	15	—
Glycérine	25	—
Eau............................	45	—
	100	parties.

2° Gélatine *dure* à l'oxyde de zinc.

Oxyde de zinc....................	10	parties.
Gélatine........................	30	—
Glycérine	30	—
Eau............................	30	—
	100	parties.

On fait dissoudre la gélatine pure dans l'eau au bain-marie, puis on délaye l'oxyde de zinc dans la glycérine, et on mélange le tout qui se prend en une masse solide. Quand on veut s'en servir, on en coupe un morceau qu'on fait fondre au bain-marie, on y ajoute le médicament actif; on a alors un liquide épais, qu'on laisse tiédir et qu'on applique sur la peau; il ne tarde pas à se répandre, à sécher et à se solidifier. Cette préparation s'applique fort bien sur les régions malades, constitue un enduit protecteur excellent et légèrement compressif, n'entrave pas les mouvements sauf quand elle est trop sèche et craquelée, permet l'évaporation de la peau et peut demeurer longtemps en place. Pour l'enlever, il suffit de la ramollir avec de l'eau chaude.

On peut dans ces gélatines incorporer en toutes proportions les poudres suivantes, d'après Unna : — céruse, précipité blanc, soufre, iodoforme, chrysarobine; mais l'acide phénique, l'acide salicylique, la résorcine, la créosote s'opposent à la dessiccation de la gélatine molle ; il ne faut les prescrire qu'avec la gélatine dure.

EXEMPLE :

Gélatine dure au zinc	90 grammes
Résorcine	} āā 5 —
Acide salicylique...........	

Il faut exclure le tannin, l'acide pyrogallique et l'oxyde de mercure qui transforment la gélatine en un composé insoluble. Les graisses, baumes, goudrons, ichthyol, s'opposent à la dessiccation de la gélatine; il faut les prescrire avec une gélatine dure et ne pas dépasser 33 0/0; en général 10 à 20 0/0 sont suffisants.

Unna recommande l'emploi des gélatines dans les affections suivantes : prurit, érythèmes, eczémas artificiels, eczémas intertrigineux, eczémas très prurigineux au début et dans les cas d'exacerbations intercurrentes; acnés, ulcères, plaies, etc...

Gerçures. — Elles ne constituent pas à vrai dire

une affection cutanée spéciale. Elles sont le plus souvent occasionnées par le froid et sont pour ainsi dire des engelures avortées (voir *Engelures*). D'autres fois elles existent surtout aux lèvres et sont alors une des manifestations de l'eczéma des lèvres (voir *Eczéma de la portion rouge des lèvres*). — Il ne faut pas les confondre avec la perlèche (voir ce mot). Elles sont particulièrement douloureuses quand elles siègent au mamelon (voir *Eczéma du mamelon et du sein*).

Glandes sudoripares. — (Voir *Sueur, Sudoriripares.*)

Glossy-Skin. — (Voir *Trophonévroses.*)

Goudron. — (Voir *Éruptions artificielles* et *Huile de Cade.*)

Gourme. — (Voir *Eczémas. Eczémas des enfants* et *Impétigo.*)

Grattage (*Lésions de*). — (Voir *Prurigo.*)

Grisonnement des poils. — (Voir *Poils.*)

Grutum. — (Voir *Acné miliaire.*)

H

Hématangiome.—(Voir *Angiokératome* et *Nævus*.)

Hématidrose. **Hémidrose**. — (Voir *Sueur, Sudoripares*.)

Hémorragie cutanée. — (Voir *Purpura*.)

Herpès. — De toutes les expressions dermatologiques, il n'en existe pas, croyons-nous, qui ait été plus employée que celle d'*Herpès* pour désigner des affections essentiellement distinctes. En réalité, l'*Herpès*, sans qualification autre, n'est pas une affection, mais une lésion cutanée caractérisée par des petites élevures épidermiques, se transformant rapidement en vésicules transparentes, petites, isolées ou le plus souvent réunies par groupes, entourées d'une aréole rouge, se desséchant et formant des croûtes qui ne tardent pas à tomber. L'herpès peut se développer sur toutes les régions du tégument, sur les muqueuses et autour des orifices naturels (*Herpès mixte* ou *orbiculaire*); il s'observe dans les affections les plus dissemblables, tantôt comme manifestation symptomatique accessoire secondaire (*Herpès symptomatique* des maladies aiguës, de la *pneumonie* en particulier), des lésions nerveuses, périphériques, ganglionnaires ou centrales (*Herpès traumatique, zostéroïde*), tantôt, au contraire, comme symptôme dominant, capital — Herpès dits *essentiels?* — dont on a multiplié les variétés : C'est ainsi qu'on a décrit avec Willan, Bateman, Hébra, etc.

L'*Herpès phlycténoïde.* (Voir *Erythème multiforme.*)

L'*Herpès Zoster* ou *Zona.* (Voir *Zona.*)

L'*Herpès circiné* et *tonsurant.* (Voir *Trichophytie.*)

L'*Herpès tonsurant maculeux.* (Voir *Pityriasis rosé de Gibert.*)

L'*Herpès esthiomène.* (Voir *Lupus* ou *Carcinome.*)

L'*Herpès iris.* (Voir *Erythème multiforme.*)

L'*Herpès gestationis.* (Voir *Dermatites.*)

L'*Herpès labial* ou *facial.*

L'*Herpès génital*, ou même les *Herpès génitaux.*

Ces deux dernières variétés méritent seules une description.

1° HERPÈS LABIAL OU FACIAL. — Cette dénomination est mauvaise, car il peut siéger ailleurs qu'à la face, sur les muqueuses, et autour des orifices naturels. (*Herpès cutané. Herpès des muqueuses. Herpès mixte* ou *orbiculaire.*)

Précédé généralement de sensations diverses, tensions, élancements, prurit, cuisson, il se caractérise bientôt par des taches rosées, légèrement surélevées, puis, finement papuleuses, et enfin, en quelques heures, vésiculeuses. Les vésicules que nous avons décrites plus haut sont tantôt isolées, le plus souvent agglomérées, formant des groupes plus ou moins étendus, plus ou moins nombreux, susceptibles de se réunir et de former de larges plaques (*Herpès confluent*) ; rapidement le liquide des vésicules se trouble, se dessèche, et des croûtes apparaissent, fines, superficielles, jaunâtres ou noirâtres, impétiginiformes, qui tombent ; au-dessous d'elles, la peau, d'abord rosée, reprend rapidement sa coloration normale. L'Herpès vrai dont il est ici question ne laisse pas de cicatrice; ce qui le caractérise essentiellement, c'est la rapidité de son évolution qui ne dépasse guère 6 à 8 jours: cependant il n'est pas très rare de voir l'éruption se reproduire; souvent, quand elle siège au pourtour des orifices naturels, où spontanément elle envahit les muqueuses, elle présente alors des modifications dans ses caractères objectifs et des troubles divers en rapport avec la muqueuse atteinte.

Cet herpès apparaît généralement dans le cours ou au début d'affections éphémères ou sérieuses, fébriles, aiguës, telles que bronchite, pneumonie, grippe, fièvre typhoïde, fièvre intermittente, etc. (Bouton de fièvre.) Chez certains sujets prédisposés (*sujets à herpès*), il survient, à propos de causes pour ainsi dire banales, un refroidissement, une indigestion, un surmenage, une fatigue, une émotion; ce n'est pas une maladie, mais un symptôme qui est du ressort de la pathologie générale bien plus que de la dermatologie; sa pathogénie est liée aux problèmes si intéressants de la bactériologie, de l'auto-intoxication, des infections, etc.

Le traitement est celui de l'affection qui tient l'herpès sous sa dépendance. Localement on évitera soigneusement tous les irritants. Au début, on pourra prescrire quelques applications astringentes (Eau de Botot, Leloir), puis des poudres isolantes, impalpables, inertes, ou des pommades anodines (pâte à l'oxyde de zinc, vaseline boriquée faible, pommade au calomel à 1/40, etc., et des lavages aseptiques (eau bouillie chaude, eau boriquée chaude).

2° Herpès génitaux. — Les Herpès génitaux ou progénitaux sont fréquents et comprennent des variétés distinctes :

1° L'*Herpès commun*, localisé aux organes génitaux, que nous venons de décrire plus haut;

2° L'*Herpès névralgique, zosteroïde* des organes génitaux (MAURIAC);

3° *Herpès vulvaire confluent.* — Il survient généralement chez les jeunes femmes, à la suite des premiers rapports sexuels, accompagnant *ou non* la blennorrhagie, plus souvent la leucorrhée. Il est précédé de malaise, d'un léger mouvement fébrile, et envahit successivement les grandes et les petites lèvres, la face interne des cuisses, le podex, le périnée, l'anus et même la région interfessière. Les vésicules forment des groupes d'abord isolés, puis confluents, occupant toute la région génitale, évoluant rapidement, s'accompagnant d'une tuméfaction œdémateuse parfois considérable des grandes et petites lèvres, irritées par l'urine, les mucosités, et se recouvrant assez fréquemment de fausses membranes épaisses, adhérentes, grisâtres, blanchâtres, diphthéroïdes. La douleur est alors vive, les plus légers mouvements sont pénibles, le mélange des différents liquides excrétés prend une odeur des plus désagréables. Il existe généralement en même temps une adénopathie inguinale plus ou moins douloureuse. Bientôt les fausses membranes se détachent; sous elles on constate des exulcérations plus ou moins étendues, polycycliques qui, convenablement traitées, ne tardent pas à se combler et à disparaître.

Le diagnostic avec la syphilis est souvent assez difficile, d'autant plus qu'il n'est pas très rare de constater, après la disparition de l'herpès, une ulcération persistante qui n'est autre qu'un chancre.

TRAITEMENT. — On prescrira d'abord de larges cataplasmes de fécule tièdes, souvent renouvelés et faits

avec de l'eau boriquée; en même temps on introduira
dans le vagin des cataplasmes Lelièvre; on pratiquera
des lavages fréquents de la région avec de l'eau de
pavots, ou de tilleul, ou de camomille très faiblement
boriquée. On conseillera en outre des bains de siège
émollients. Puis quand l'irritation vive du début sera
calmée, on fera des applications de vaseline boriquée,
de pâte de zinc légèrement cocaïnée, et par-dessus la
pommade on pourra saupoudrer avec une poudre inerte
et infermentescible. Plus tard enfin on pourra avoir
recours à des médicaments plus actifs, lavages avec
une solution de sublimé à 1 p. 2000 chaude, ou d'acide
phénique à 1 p. 200, applications de pommades lano-
linées à l'oxyde de zinc et au sous-nitrate de bismuth,
au calomel à 1/20, à l'ichthyol à 1/20 ; saupoudrages
avec de la poudre d'aristol ou d'iodoforme, ou de dermatol, etc. Il faudra avoir soin d'interposer entre les
plis une toile très fine sur laquelle on aura appliqué
largement une poudre inerte (oxyde de zinc, talc, sous-
nitrate de bismuth, etc.); enfin, quand les douleurs
seront vives, on prescrira le repos au lit et on ajoutera
aux agents médicamenteux employés du chlorhydrate
de cocaïne, ou une préparation opiacée, du menthol
ou de l'essence de menthe.

4° *Herpès génital récidivant de Diday et Doyon.
Herpès vénérien de E. Besnier.* — Il se présente à l'observation avec les mêmes caractères cliniques que ceux
indiqués plus haut; il en diffère seulement par les particularités suivantes : chez l'homme il occupe de préférence le gland et surtout le prépuce, qui est tuméfié et
œdématié. Chez la femme, il siège en général sur la
portion vaginale de la vulve, également œdématiée.
Précédé par de la cuisson, du prurit, de la douleur, il

est ordinairement assez discret et est caractérisé par quelques groupes de vésicules formant de petites ulcérations *polycycliques*: le diagnostic est souvent fort difficile quand il n'existe qu'un seul petit groupe exulcéré simulant un chancre. Il évolue rapidement; mais ce qui le distingue tout particulièrement, c'est la fréquence des *récidives* qui surviennent à des intervalles variables, qui tendent à être de plus en plus éloignées. L'herpès génital récidivant s'observe le plus souvent, toujours d'après Diday et Doyon, chez des sujets qui antérieurement ont eu une affection vénérienne (syphilis, chancrelle, blennorrhagie); chez les arthritiques nerveux de préférence. Les causes occasionnelles, susceptibles de provoquer une nouvelle poussée, sont les suivantes : excès de table, fatigues, surmenage, excès de coït, et surtout coït avec une femme nouvelle, menstruation, etc.

Traitement. — L'herpès génital récidivant est une affection des plus tenaces, des plus rebelles. Il convient d'abord de rechercher dans l'état général du sujet quelles sont les causes susceptibles de provoquer aussi bien l'herpès que les récidives, et de la combattre activement : on cherchera surtout à modifier le terrain, l'état diathésique par un traitement et une hygiène appropriés. Des cures hydrominérales seront particulièrement indiquées, suivant les cas (Eaux sulfureuses, alcalines, sulfo-salines arsenicales, *Uriage*, la Bourboule, Royat, Luchon, Néris, Schinznach, etc.).

Puis on tentera de modifier les régions atteintes dans l'intervalle des accès, de les rendre plus résistantes, de les tanner, si c'est possible. Pour cela, on conseillera des applications astringentes fréquemment renouvelées. Lotions avec de l'eau très chaude additionnée d'extrait

de Saturne ou de sulfate de cuivre, ou de sulfate de
zinc, ou d'acide phénique, ou d'alcoolat de Fioravanti,
de coaltar.

La muqueuse génitale étant pour ainsi dire endurcie,
il faut encore écarter toutes les causes indiquées plus
haut susceptibles de provoquer une poussée. On conseillera des soins très grands de propreté après le coït,
la modération, et surtout le mariage et la fidélité conju-
gale.

Quand l'affection doit reparaître, les sujets déjà
atteints ne se trompent pas sur les signes précurseurs
de la poussée, qu'ils pourront enrayer par quelques préparations astringentes (pommade, poudre ou lotion) et
particulièrement en appliquant des compresses imprégnées d'eau de Botot (LELOIR) ou en touchant les points
malades avec une solution forte d'acide borique et
d'alcool (à saturation).

L'herpès génital étant constitué nécessite le même
traitement local que les autres manifestations herpétiques. Il faut éviter au début les agents irritants, et
bien écarter, protéger et isoler les surfaces malades,
particulièrement exposées en ces régions. On conseillera de préférence, en outre des lavages chauds et légèrement astringents, l'application des poudres isolantes
(oxyde de zinc, amidon, talc, sous-nitrate ou carbonate de bismuth porphyrisés additionnés ou non de
tannin, 1 pour 25, pour 50 ou pour 100). Les corps gras
sont tantôt bien supportés, tantôt très irritants (vaseline pure, pommade à l'oxyde de zinc, cérat lanoliné,
onguent diachylon lanoliné, pommade au calomel,
vaseline boriquée, etc.).

Quand aux croûtes succéderont des ulcérations douloureuses et tenaces, on aura recours à des applications

plus énergiques, telles que lavages avec solutions de sublimé, de sulfate de zinc, de résorcine 2 p. 100, de tannin 3 p. 100, poudres d'iodoforme, de salol, de dermatol, cautérisations avec une solution ou même avec le crayon de nitrate d'argent, avec de la teinture d'iode, de l'acide lactique pur, du baume du Pérou, etc. Les douleurs seront calmées, grâce aux préparations cocaïnées, morphinées, menthées ou mentholées.

Herpès circiné. — (Voir *Trichophytie*.)

Herpès gestationis. (*Dermatite herpétiforme récidivante de la grossesse*.) — (Voir *Dermatites*.)

Herpès tonsurant maculeux (de HÉBRA et KAPOSI). — (Voir *Pityriasis rosé de Gibert*.)

Herpétides. — Éruptions cutanées survenant chez les sujets appelés autrefois *Herpétiques*.

Herpétide maligne exfoliatrice. — (Voir *Pityriasis rubia*.)

Herpétiforme (**Dermatite**). — (Voir *Dermatite*.)

Herpétiforme (**Impétigo**). — (Voir *Impétigo*.)

Hirsutie. — (Voir *Poils*.)

Huile de cade. — Huile pyrogénée noirâtre à odeur pénétrante, à saveur presque caustique obtenue par distillation sèche du bois de genévrier l'*O.rycèdre* ou *cade, juniperus oxycedrus*, conifère, très employée dans les affections de la peau et comme parasiticide à l'état pur, sous forme de pommades, liniments, emplâtres ; à l'intérieur, en gouttes à la dose de 1 à 2 grammes et en pilules, etc...

Cette huile provoque assez souvent une éruption assez intense qui nécessite la cessation momentanée du médicament (Voir *Éruptions artificielles*).

Hyalome cutané. — (Voir *Colloïde miliaire*.)

Hydrargyrie. — (Voir *Éruptions artificielles*.)

Hydroa. — (Voir *Érythème polymorphe*.)

Hydrosadénites. — (Voir *Sudoripares*.)

Hyperchromie. — (Voir *Pigment*.)

Hyperesthésie. — (Voir *Dermalgie*.)

Hyperidrose. — (Voir *Sueur*.)

Hypertrichose. — (Voir *Poils*.)

Hypertrophie des ongles — (Voir *Ongles*.)

Hypertrophie des poils. — (Voir *Poils*.)

Hypertrophie pigmentaire. — (Voir *Pigment*.)

Hystricisme. — (Voir *Ichthyose*.)

Ichthyol. — L'*Ichthyol* est retiré d'une roche bitumineuse du Tyrol, formée par un résidu de matières animales décomposées provenant de poissons et d'animaux marins fossiles. Pour le préparer, on distille un mélange d'acide sulfurique et de goudron obtenu par le grillage de ce bitume.

Il a l'aspect du goudron, mais il en diffère par son odeur toute spéciale et par ses propriétés physiques et chimiques. — Riche en soufre, 16 0/0, il a été préconisé par Unna dans le psoriasis et autres maladies de la peau. — C'est un antiphlogistique puissant.

L'ichthyol se présente en pharmacie sous la forme de combinaison avec le sodium, le zinc, le lithium et l'ammonium ; ce sont des sulfoïchthyolates. C'est l'ichthyolate d'ammonium qui est toujours employé sous la désignation d'ichthyol.

Il est entièrement soluble dans l'eau, un peu moins dans un mélange à parties égales d'alcool et d'éther.

Il se mélange en toutes proportions aux graisses, huiles, vaseline, lanoline et glycérine. — Il s'emploie à l'intérieur en capsules de 0,25 centigrammes, et à l'extérieur sous les formes les plus variées : pommade, liniment, épithème, savon, solution, ovules, etc. —

Depuis Unna, ce médicament, d'une innocuité absolue, a été appliqué dans un grand nombre de maladies : rhumatismes, brûlures, érysipèle ; en gynécologie, en dermatologie, surtout, etc.

Ichthyose ou **Ichtyose**. — C'est une conformation vicieuse, congénitale, mais n'apparaissant généralement que quelques mois après la naissance, et persistante de la peau qui est sèche, rugueuse, et se détache par squames, par lamelles minces ou épaisses, plus ou moins étendues, blanchâtres, grisâtres ou noirâtres bien caractéristiques ; il existe en outre une exagération des plis des sillons de la peau qui est ridée ; les ongles sont ternes, grisâtres et très cassants ; les poils sont secs et atrophiés, la transpiration est considérablement diminuée, le prurit à peine appréciable ; on ne constate aucune modification notable de l'état général des ichthyosiques qui cependant sont assez souvent des *nerveux*.

On a décrit de nombreuses variétés d'ichthyose (ichthyose simple, nacrée, noire ou nigricans, serpentine, hystrix, cornée, porc-épic, sébacée, scutulata, sauriasis, etc.). Il est préférable au point de vue pratique de la diviser en ichthyose *légère*, *moyenne* ou *intense* (sauriasis des anciens auteurs) suivant le degré de développement de la lésion épidermique. On a également décrit des ichthyoses *secondaires* survenant après des dermatoses étendues (psoriasis, eczéma, pemphigus, etc.), ou dans le cours de cachexies (tuberculose, cancer), ou enfin chez les vieillards (ichthyose sénile). Mais ces états hyperkératosiques, xerodermiques ne sont pas de l'ichthyose vraie. Il en est de même des ichthyoses, dites *locales*, qu'il convient de ranger dans un autre cadre nosologique. (Voir *Xerodermie*, *Kératoses*.)

L'ichthyose vraie en effet est *généralisée*, mais avec *certaines surfaces de réserve plus ou moins nombreuses, plus ou moins étendues* (plis articulaires, paume des mains, plante des pieds, visage, région génitale) et *certains points d'élection* (région externe des bras, des cuisses, des fesses, de l'abdomen, etc.).

L'anatomie pathologique est peu connue ; ce qu'il faut savoir, c'est que la lésion primitivement épidermique et hyperkératosique entraîne secondairement des altérations des glandes sébacées et sudoripares, qui sont en partie détruites, ce dont il faudra tenir compte dans le traitement des ichthyosiques.

Quant à l'*étiologie*, elle est des plus obscures ; l'ichthyose est très souvent, mais pas constamment, héréditaire : en dehors de l'*hérédité*, on ne lui connaît aucune cause manifeste.

Traitée avec soin, assiduité et persévérance, elle ne guérit jamais complètement, mais elle peut, alors même qu'elle présente une intensité moyenne, être *considérablement améliorée* et ne plus être qu'à peine perceptible. Ce n'est que dans les cas intenses, qui du reste sont rares, que cette difformité cutanée entraîne un trouble réel dans les relations sociales du malade et une gêne plus ou moins considérable dans les mouvements.

TRAITEMENT LOCAL. — Il consiste à provoquer la desquamation des lamelles épidermiques, puis à rendre à la peau sèche, rugueuse et privée de graisse et de sueur, sa douceur et sa souplesse normales. Ce double résultat est rapidement obtenu dans les cas légers et moyens à l'aide de corps gras et de bains, mais pour le maintenir il faut que le malade continue à se soigner pendant des années en espaçant toutefois de plus en plus les médications appropriées.

Les *bains* répétés, quelle qu'en soit la composition, produisent rapidement une amélioration sensible (bains simples, *savonneux*, alcalins ; bains d'amidon, de vapeur, de glycérine (très coûteux) ; bain turc : bains prolongés, tels qu'on les donne à Louèche et à Schinznach, enveloppement de caoutchouc, qui n'est qu'un bain prolongé, etc.).

Au sortir du bain, qui doit avoir une à deux heures de durée, il faut bien essuyer le malade et faire sur les régions atteintes des onctions grasses, particulièrement avec la glycérine pure, le glycérolé d'amidon (LAILLER), l'huile d'olive, l'huile d'amande douce, l'huile de foie de morue, l'huile de cade, le glycérolé cadique, l'axonge benzoïnée, la vaseline boriquée, le cold-cream, la lanoline boriquée, la pommade au goudron, l'huile de lin sulfurée, la thilanine de E. Saalfeld, la pommade de Wilkinson, etc. Ces onctions seront renouvelées tous les soirs après un savonnage à l'eau chaude et au savon boriqué, ou naphtolé, ou créoliné. — Certains auteurs conseillent des pommades plus compliquées, telles que :

LASSAR

Acide phénique.............	10 grammes.
Onguent de plomb.........	}
Lanoline...................	ââ 20 grammes.
Huile d'amande douce......	10 —
Essence de lavande.........	XXX gouttes.

F. S. A.

BROCQ

Acide salicylique...........	}
Acide tartrique.............	ââ 1 gramme.
Résorcine..................	}
Soufre précipité	3 grammes.
Axonge fraîche.............	10 —
Lanoline..................	30 —

F. S. A.

DUHRING

Axonge benzoïnée	30 grammes.
Vaseline.....................	15 —
Glycérine....................	2 —

F. S. A.

J. ANDEER

Axonge fraîche.........	40 grammes.
Oxyde de zinc...........	{
Résorcine.............	{ àâ 2 à 5 —

F. S. A.

Mais parmi tous ces corps gras c'est à la glycérine neutre ou au glycérolé d'amidon pur ou renfermant 1 gramme pour 30 d'acide tartrique ou salicylique qu'il faut donner la préférence. Voici la formule du glycérolé d'amidon :

Amidon pulvérisé........	10 grammes.
Glycérine neutre.............	150 —

Mélangez les deux substances, faites-les chauffer dans une capsule de porcelaine à une chaleur ménagée en remuant avec une spatule jusqu'à ce que la masse soit prise en gelée (*Codex*).

Quand on emploie la glycérine, il faut surtout pendant l'hiver recommander au malade de s'envelopper de vêtements de laine afin d'éviter le refroidissement qu'entraînent toujours les applications glycérinées. Il est bon également que le malade porte la nuit une chemise de flanelle longue qu'il ne changera que quand elle sera trop imprégnée du corps gras.

Le traitement externe de l'ichthyose peut donc se résumer ainsi : au début, bains quotidiens, puis tous les deux jours, et application tous les soirs et au sortir du bain d'un corps gras. Au bout de quelques semaines, il suffit d'un bain par semaine et d'une onction grasse tous les soirs ; enfin, quand la peau est devenue souple et lisse, deux ou trois bains par mois et deux ou trois applications de glycérolé d'amidon par semaine sont suffisants, mais *nécessaires.* De la sorte, l'état obtenu reste satisfaisant.

Dans les cas intenses, le traitement doit être continué plus longtemps et à la glycérine simple peuvent être substitués tous les corps gras renfermant les substances qui ont une action manifeste sur la couche cornée de l'épiderme : le soufre (Unna), le naphtol 5 0/0 (Kaposi), l'ichthyol, l'acide salicylique).

Si les productions épidermiques sont saillantes et très volumineuses et résistent aux applications grasses actives, il faut les racler avec une curette et recouvrir les points raclés d'épithèmes à l'huile de foie de morue, à l'ichthyol ou à l'acide salicylique.

Traitement interne. — La plupart des auteurs le passent sous silence ; nous pensons cependant qu'en présence d'une affection aussi tenace et aussi pénible que l'ichthyose il y a nécessité d'employer tous les moyens susceptibles de rendre à l'épiderme les matières grasses et l'eau qui lui font défaut.

C'est pourquoi nous conseillons l'huile de foie de morue à haute dose, une alimentation très chargée en corps gras, ainsi que la pilocarpine et le jaborandi, qui ont pour but de provoquer un certain degré d'hyperidrose, et *l'arsenic* en raison de son action sur l'épiderme. Il convient également de régulariser la fonction cutanée par l'exercice, le massage, la gymnastique, l'hydrothérapie, et de soigner l'état général du sujet par les moyens appropriés.

Ichthyose fœtale ou intra-utérine. — (*Ichthyose congénitale. — Kératome malin généralisé intra-utérin.*) — Affection ou plutôt monstruosité des

plus rares, peu connue, caractérisée par un épaississement, une dureté considérable de l'épiderme qui est
fissuré profondément, des déformations du nez, des
yeux, des oreilles, des fissures crâniennes, etc., qui
font que le plus souvent l'enfant n'est pas viable. (Voir
Dictionnaire encyclopédique des Sciences médicales,
art. de G. Thibierge.)

Idradénites, isdradénomes. — (Voir *Cystadénomes*.)

Ignis sacer. — (Voir *Zona*.)

Impétigo. — L'impétigo existait autrefois comme
maladie indépendante de la peau depuis la définition
de Willan qui avait créé de nombreuses variétés aujour-
d'hui déclassées pour la plupart (*impetigines figuratæ,
sparsæ, scabidæ*) qui ne sont que des formes inflammatoires et très croûteuses de l'eczéma en foyer.

L'impétigo vrai, tel que nous le concevons aujour-
d'hui, semble être plutôt l'affection décrite par Willan
sous le nom de *porrigo favosa*, qu'il ne faut pas confondre avec le favus, appelé porrigo *lupinosa* dans la
terminologie de Willan.

De même que l'impétigo rodens, l'impétigo acnéiforme, l'impétigo herpétiforme (voir plus loin ce mot)
ne se rapportent nullement à l'impétigo véritable. Celui-ci
fut même complètement abandonné par Rayer, Hébra et
l'école de Vienne, qui pendant longtemps déclassèrent
l'impétigo et ne décrivirent que l'eczéma impétigineux.
Mais dans ces dernières années on a réagi contre l'habitude prise par les médecins de donner le qualificatif
d'*impétigineux* aux affections qui présentaient des
croûtes épaisses, purulentes, *jaunâtres*, etc., et de les
rattacher toutes ou presque toutes à l'*eczéma*.

L'inoculabilité et l'auto-inoculabilité des vésico-pus-

tules ayant été démontrées par de très nombreuses
expérimentations, on en a conclu qu'il existait une
maladie pustuleuse indépendante provoquée par le staphylococcus aureus et albus pour les uns, par la série
très multipliée des éléments bactériens qui existent dans
toutes les suppurations quelle qu'en soit l'origine pour
les autres (E. BESNIER). Quelques auteurs ont proposé
de donner à cette affection le nom d'*impetigo contagiosa*
pour la distinguer de l'impétigo vrai.

Mais alors comment comprendre l'impétigo véritable ? En réalité, et dans l'état actuel de nos connais-
sances, l'*impétigo* sans autre qualification est une affection fréquente, caractérisée par une éruption de vésico-
pustules superficielles de volume très variable, se développant sur une base enflammée, *évoluant très rapidement* inoculables et auto-inoculables, dont le contenu
jaunâtre, doré, épais, se sèche rapidement, constituant
des croûtes plus ou moins épaisses, caractéristiques,
ressemblant à du miel (mélitagre d'Alibert), jaunâtres,
verdâtres, brunâtres, se détachant facilement, mais se
reproduisant très vite. Ces vésico-pustules ont, avons-
nous dit, un volume très variable. Tantôt elles sont très
petites, miliaires, tantôt leur grosseur égale celle d'un
grain de chènevis, d'une lentille, quelquefois même elles
s'étalent constituant de véritables petites bulles qui
peuvent même être ombiliquées (*Impetigo contagiosa*
de T. Fox, Bockhart, Piffard, Ch. Eloy, etc.). Elles sont
réunies en petits groupes plus ou moins nombreux, ou
bien forment de vastes placards épais (*impetigo con-
ferta*). Elles évoluent par poussées successives, s'accompagnent quelquefois de fièvre légère, de malaise,
d'embarras gastrique, de courbature, parfois aussi d'engorgement des vaisseaux et [ganglions lymphatiques ;

leur durée est très variable : généralement elle n'excède pas dix à douze jours. Quand les croûtes sont détachées, il persiste le plus souvent une certaine rougeur plus ou moins accentuée des téguments.

L'impétigo s'observe sur toutes les parties du corps et même sur la muqueuse buccale ; il occupe de préférence la face, le cou, le cuir chevelu ; il provoque parfois un prurit modéré avec lésions de grattage transformées en impétigo par auto-inoculation : il n'est pas très rare d'observer en même temps des placards d'eczéma sur lesquels existent des vésico-pustules d'impétigo. Le diagnostic est alors assez difficile, mais l'existence d'éléments isolés permet de différencier les deux affections.

L'impétigo est une affection fréquente de l'enfance et de l'adolescence. Il survient alors chez les enfants blonds, lymphatiques, ayant des poux, ou la gale, ou bien à la suite de troubles digestifs ; mais on peut l'observer également chez l'adulte, particulièrement après les excès de boisson (impétigo *a potu*), les émotions morales vives, la suppression des règles, etc. ; ce qui domine la pathogénie de cette affection, c'est la contagiosité et l'auto-inoculabilité. La contamination peut provenir non seulement d'un autre sujet atteint d'impétigo, mais encore d'un foyer de suppuration quelconque que le sujet se sera auto-inoculé, car il faut admettre que, si l'impétigo peut être purement staphylococcique (Bockart), il peut également, dans la majorité des cas, être le résultat d'une infection mixte provenant d'un agent bactérien pyogène quelconque, ainsi que nous l'avons dit plus haut.

Aussi est-on autorisé à penser que l'impétigo, en réalité, n'est pas une dermatose définie, mais un ensemble symptomatique bien net dû à des agents extérieurs variables : cette contagiosité de l'impétigo se traduit par l'existence fréquemment constatée de petites épidémies de famille, d'école, de maison : elle nécessite l'adoption de *mesures prophylactiques* qui dominent le TRAITEMENT d'ailleurs très simple de l'impétigo. Tout sujet atteint d'impétigo soumis à une enquête rigoureuse ou bien porte sur lui-même un foyer de suppuration qui a été le point de départ de l'impétigo, ou bien a dans son entourage des personnes atteintes de lésions suppuratives ou de pustules d'impétigo. Il faut donc d'abord sinon isoler le sujet malade, du moins appliquer sur toutes ses lésions un pansement occlusif rigoureusement antiseptique, de façon à supprimer l'auto-inoculation, et la contagiosité. La propreté la plus absolue du tégument est indispensable ; les objets de vêtement et de toilette ayant appartenu au sujet atteint d'impétigo seront soigneusement désinfectés. Enfin, si dans une école plusieurs sujets sont atteints d'impétigo, on devra les renvoyer, ce qui n'a pas grande importance, la durée de l'affection étant généralement très courte.

LE TRAITEMENT LOCAL comprend deux médications : 1º obtenir la dessiccation des vésico-pustules et la chute des croûtes; 2º guérir les placards d'impétigo, en usant de préférence de pansements occlusifs destinés à détruire le foyer de suppuration et à l'oblitérer, empêchant ainsi les inoculations. Pour obtenir la dessiccation des vésico-pustules et la chute des croûtes, pour calmer l'irritation vive du début, on conseillera les fomentations émollientes tièdes, les pulvérisations de vapeur tiède, d'eau boriquée, des lavages à l'eau de camomille chaude, ou de sureau, ou bien encore boriquée, des cataplasmes de fécule de pomme de terre faits avec de l'eau boriquée, tièdes, et ne restant appliqués que deux heures environ, etc. Quelques auteurs préfèrent ramollir les croûtes à l'aide de corps gras tels que huile d'amande douce, huile de foie de morue, huile légèrement salolée, huile d'olive boriquée, vaseline boriquée, etc.

Quand les croûtes sont détachées, et quand l'irritation cutanée est calmée, on lavera les parties malades avec une solution émolliente légèrement antiseptique, telle que infusion de fleurs de tilleul, ou de mélilot, ou de sureau additionnée de sublimé (1 p. 1000) ou d'acide phénique ou d'acide borique, ou de borax (1 à 2 grammes pour 300 grammes d'eau) ou de sulfate de zinc, (1 p. 100), ou d'alun. Puis on appliquera deux fois par jour une des pommades suivantes, ou mieux, un des emplâtres suivants, en ayant soin de faire précéder chaque application d'un lavage.

Pommade à l'oxyde de zinc additionnée d'acide borique ou salicylique en faibles quantités, vaseline boriquée à 1/10 ou 1/15, pommade avec (DUBREUILH).

Vaseline....................	50	grammes.
Axonge.................	50	—
Oxyde de zinc................	20	—
Acide salicylique	2	—
Acétate de plomb cristallisé....	1	gramme.

M. S. A.

Pommade au calomel à 1/30, au protonitrate de mercure 1/30 (RAYER), au tannin, vaseline phéniquée, Pommade au salol, à l'aristol, au dermatol, etc.

Dans les cas d'impétigo tenace et tolérant l'huile de cade rend de très bons services. Vidal prescrivait la préparation suivante :

Huile de cade.......... de 1 à   3 grammes.
Oxyde jaune d'hydrargyre 0gr,50 à   1 gramme.
Cérat sans eau................   20 grammes.
                M. S. A.

On peut également conseiller dans ces cas le glycérolé cadique plus ou moins fort (voir *Psoriasis pour les formules*), la pommade au précipité jaune à 1/20 et même 1/15 (BROCQ), la pommade au naphtol à 1/25 ou 1/20, la cautérisation à la teinture d'iode, au nitrate d'argent en solution au dixième, etc. A ces différents moyens nous préférons soit les pommades épaisses à base de lanoline qui s'appliquent exactement et constituent une couche protectrice efficace ; exemple :

Lanoline.....................   20 grammes.
Axonge......................   15   —
Huile d'olive................   5   —
Oxyde de zinc................   10   —
Essence de menthe ou de Winter- }
    green.......... .... } 10 gouttes.

(On fait une pâte bien homogène à laquelle on ajoute un médicament actif tel que acide borique ou phénique, ou salicylique, calomel, naphtol, salol, etc.) Soit plutôt les *emplâtres*, les *épithèmes*, tels qu'on les fabrique aujourd'hui et renfermant l'agent thérapeutique que l'on veut employer (emplâtres, épithème antiseptique à l'oxyde de zinc, à l'acide borique ou salicylique, à l'ichthyol, salol, ou naphtol, à la résorcine, à l'huile de foie de morue, à l'huile de cade, au calomel, au précipité blanc, au minium et cinabre (emplâtre rouge de Vidal), au mercure (formule de Vigo, etc.). Employés avec prudence, ces emplâtres sont généralement bien supportés ; ils réunissent toutes les conditions requises pour le traitement de l'impétigo, — occlusion, propreté, application facile, emploi de médicaments actifs à doses tolérées.

Quand les croûtes sont tombées, et quand les vésico-pustules ont disparu, la peau reste assez souvent rouge, délicate, s'excoriant facilement ; il faudra la protéger du contact de l'air vif par des applications de poudre d'amidon, ou d'oxyde de zinc, ou de talc. Au traitement local doit être associé un traitement *général.* Aux lymphatiques on conseillera l'huile de foie de morue à haute dose, le vin iodo-tannique, le sirop antiscorbutique additionné ou non de teinture d'iode, le vin ou les pilules d'iodure de fer, les amers, le phosphate de chaux, l'arsenic, l'arséniate de fer, l'eau de la Bourboule, etc. En outre, l'impétigo s'accompagnant assez souvent de malaise, de fièvre, de dyspepsie, etc., on prescrira un purgatif qu'il sera bon de renouveler au bout de quelques jours, un régime approprié à l'état général et des boissons rafraîchissantes et diurétiques ; chez les enfants très jeunes l'alimentation devra être sévèrement surveillée : dans quelques cas, chez l'adulte on tirera sérieusement profit de l'antisepsie gastro-intestinale (salol, naphtol, benzo-naphtol, salicylate de bismuth en cachets).

Impétigo herpétiforme. — Sous ce nom, Hébra (1872), Kaposi et l'école de Vienne décrivent une dermatose pustuleuse des plus rares, liée le plus souvent, mais non constamment, à la grossesse, bien distincte de l'herpès gestationis (voir *Dermatites*) et se terminant souvent par la mort. Les caractères principaux de cette affection peu connue et très discutable en tant qu'affection spéciale sont les suivants (DUBREUILH, *Annales de Dermat. et de Syph.*, 1892, page 353 et suiv.) : — L'éruption est constituée au début par des pustules ayant le volume d'une tète d'épingle ou d'un grain de chènevis, très superficielles et renfermant un pus épais blanc ou jaunâtre : ces pustules forment des groupes composés d'abord de deux ou trois éléments qui se multiplient rapidement ; bientôt les groupes ont deux, trois et quatre centimètres de diamètre, sont arrondis, ovalaires et siègent sur une peau rouge, enflammée, qui leur constitue une aréole rouge, caractéristique.

Puis le centre du groupe se dessèche et se recouvre d'une croûte mince, brune, entourée elle-même d'un nouvel anneau pustuleux. Ainsi constituée, la lésion se répare à son centre par la chute de la croûte, mais *s'étend excentriquement ;* de nouvelles pustules apparaissent très rapprochées, mais distinctes, très nombreuses, au centre, moins abondantes à la périphérie, de sorte qu'autour de la croûte centrale qui sèche et va disparaître existe une zone circulaire érythémateuse criblée de pustulettes qui elles-mêmes ne tarderont pas à se recouvrir de croûtes minces : enfin celles-ci tombent, et la peau, d'un rouge foncé, livide est recouverte d'un épiderme mince et s'exfoliant par lambeaux plus ou moins grands, ou bien suintant, eczémateux, revêtu d'un enduit pulpeux, fétide, grisâtre, quelquefois même papillomateux, végétant, quand l'éruption occupe les plis inguinaux, axillaires, sous-mammaires, cervicaux, interfessiers, abdominaux, etc.

Les plaques éruptives peuvent être isolées et très nombreuses, ou confluentes, et atteignent alors une étendue très considérable : le plus souvent il existe en même temps de très nombreux petits groupes isolés disséminés sur les membres et de très grands placards irréguliers occupant surtout les plis et le tronc.

L'éruption en effet peut envahir *tout* le tégument, avec siège de prédilection sur le tronc et dans les plis, ainsi que les *muqueuses*, et particulièrement la muqueuse bucco-linguo-pharyngée. Les ongles également dans quelques cas peuvent être atteints ; les pustules situées surtout à la racine des ongles simulent des tournioles et provoquent le décollement et la chute de l'ongle.

Les lésions peuvent guérir soit dans le cours de la maladie, alors que l'éruption continue à évoluer ailleurs, soit quand la dermatose guérit complètement. Mais c'est l'exception : le plus souvent l'éruption qui procède par poussées successives durant un ou plusieurs jours s'accompagne d'une altération plus ou moins profonde de l'état général, — frissons, fièvre irrégulière intermittente avec rémissions plus ou moins longues, abattement, prostration, anorexie, langue chargée ou sèche, diarrhée, vomissements, douleurs musculaires, albuminurie, délire, mort dans le collapsus. — Sur vingt-quatre cas, Kaposi en a vu onze terminés par la guérison et treize par la mort : cette terminaison fatale survient dès la première attaque, ou dans le cours d'une nouvelle, ou enfin dans une grossesse ultérieure.

L'impétigo herpétiforme s'observe dans la grande majorité des cas dans le cours de la grossesse à une époque très variable ; l'accouchement est le plus souvent prématuré : après l'accouchement, l'affection peut se terminer par la mort ou la guérison, Mais, quelle qu'en soit l'issue, elle ne se termine jamais avant l'accouchement ; une première atteinte pendant une grossesse prédispose beaucoup à une récidive lors de chaque grossesse. Aussi les auteurs viennois attribuent-ils pour la plupart la maladie à une pyohémie d'origine utérine ; d'autres en font une affection névropathique (?). L'étiologie et la pathogénie sont des plus obscures, aussi bien pour les cas observés chez les femmes enceintes que pour ceux constatés en dehors de la grossesse.

L'impétigo herpétiforme ainsi conçu constitue-t-il une maladie distincte, une entité dermatologique ? Il est permis d'en douter, en effet, les caractères objectifs, l'évolution, la terminaison, les conditions étiologiques mêmes, présentent parfois de telles dissemblances qu'il semble plus admissible que l'impétigo herpétiforme de Hébra ne soit au point de vue nosologique qu'une variété du grand groupe des dermatites polymorphes d'ordre septicémique encore à l'étude. Aussi M. E. Besnier préfère-t-il provisoirement le terme de *dermatite pustuleuse circinée et excentrique*.

Le TRAITEMENT est malheureusement le plus souvent impuissant à enrayer cette si grave affection. Il doit être purement symptomatique variant au jour le jour suivant les indications et les complications. Il faut soutenir l'état général par tous les moyens appropriés et donner la médication antithermique à dose tolérée. Comme traitement local, on conseillera les applications émollientes, les pansements avec des pommades à l'oxyde de zinc, à l'acide phénique faible, à l'acide borique, ou mieux, avec des poudres sèches. L'étendue des lésions, le mauvais état des reins s'opposeront à l'emploi d'agents thérapeutiques trop énergiques. On prescrira surtout des grands bains tièdes simples ou alcalins et particulièrement quand ce sera possible le bain permanent (HÉBRA, KAPOSI).

Intertrigo (*Érythème intertrigo. — Intertrigo parasitaire marginé*).

L'intertrigo est une affection assez fréquente des plis
(face interne et supérieure des cuisses, pli sous-mam-
maire, pli de l'aisselle, plis abdominaux, pli interfessier, etc.), qui s'observe surtout chez les personnes
grasses, *arthritiques*, *hyperidrosiques*, qui ne prennent
pas des soins de propreté suffisants, ou font abus pour
leurs lavages de l'eau froide, et survient de préférence
l'été ou au printemps lors des premières chaleurs. Elle
est caractérisée par une rougeur plus ou moins vive,
plus ou moins diffuse, rougeur eczématique simulant
l'eczéma séborrhéique, par un prurit, une cuisson parfois intenses, et un suintement jaunâtre, épais, fétide ;
quelquefois les lésions plus accentuées sont celles de
l'eczéma aigu; il peut même survenir des petits abcès,
des furoncles, des folliculites.

L'intertrigo est une dermite provoquée par l'altération
des sécrétions graisseuses, sudorales, des produits
épidermiques, ou *le plus souvent* par des parasites
(microsporon d'Eischtedt, trichophyton, etc.); mais
alors, ainsi que pour le pityriasis versicolore, il faut
admettre une influence certaine du terrain (arthritisme,
séborrhée, dyspepsie, obésité, etc.), sur la germination du
parasite. — (Pour l'intertrigo des enfants, voir *Eczéma*.)

TRAITEMENT. — Il comporte trois indications :

A. *Traitement prophylactique*. — Propreté et asepsie
absolues des régions exposées. Lavages fréquents à
l'eau bouillie *chaude*, au savon et avec des linges aseptiques plutôt qu'avec des éponges *indésinfectables*
(E. BESNIER). — Le linge de corps, et particulièrement
les vêtements de flanelle, ainsi que les suspensoirs,
corsets et bandages herniaires, devront toujours être
tenus dans un état de propreté extrême, et fréquemment désinfectés.

B. *Traitement général.* — Il s'adresse à la constitution du sujet (arthritisme, lymphatisme), aux troubles
gastro-intestinaux concomitants (antisepsie gastro-
intestinale et traitement de la dyspepsie, régime) —
enfin à l'hyperidrose, — atropine — agaric — tannin,
phosphate de chaux, etc. (Voir *Sueur* (troubles de la sécrétion de la sueur).

TRAITEMENT LOCAL. — Quand l'*irritation cutanée est très
vive*, il faut la calmer à l'aide d'applications émollientes
telles que cataplasmes de fécule de pomme de terre
tièdes faits avec de l'eau boriquée et ne demeurant en
place que deux heures, lotions alcalines faibles et chaudes,
poudres inertes, etc. Il faut avoir soin de bien écarter
les surfaces en contact et recommander le repos au lit.

Quand l'*irritation est modérée* et quand il n'y a pas
d'épaississement trop marqué des téguments, on conseillera les différents procédés employés dans le traitement de la *trichophytie des parties glabres* (voir ce mot).
On peut également employer les traitements suivants :

Lavages renouvelés deux fois par jour, le soir et le
matin, avec une solution astringente ou antiseptique
faible et *chaude* (feuilles de noyer, mélilot, eau blanche,
alun, alcool camphré, acide thymique, acide phénique,
tannin, ichthyol, etc.). Après le lavage, on saupoudre
largement les parties malades avec une poudre non
fermentescible.

Oxyde de zinc et talc pulvérisé àà 45 grammes et
salicylate de bismuth 10 grammes, — ou bien :

BROCQ

Oléate de zinc...................	25 grammes	
Kaolin finement pulvérisé.......	75 —	
Acide salicylique.............	} àà 1 gramme.	
Camphre pulvérisé..........		

M. S. A.

On peut encore employer les poudres de tan, de lycopode, de quinquina, etc., puis on applique entre les parties malades un morceau de toile très fine.

Quand il y a *un épaississement marqué du derme, de
la dermite chronique, lichenoïde*, il faudra agir plus
activement, et après les lavages susindiqués appliquer
l'un des corps gras suivants : pommade à l'oxyde de
zinc, à l'acide borique, au calomel 1/30, *au naphtol*
(5 0/0), au menthol (quand la démangeaison est très
vive), à l'ichthyol, à l'*huile de cade* (1/15, 1/10).

Pommade avec :

BROCQ

Oxyde jaune d'hydrargyre de 0ᵍʳ,50 à 1 gramme.
Huile de cade vraie ..... de 1 gr. à 5 grammes.
Vaseline................. 20 grammes.
F. S. A.

Ces pommades peuvent être remplacées par des
emplâtres fins renfermant les médicaments susindiqués,
qui ont l'avantage de mieux isoler les parties malades.

Quand on prescrit les pommades, on peut en outre
conseiller de saupoudrer par-dessus le corps gras avec
l'une des poudres indiquées plus haut. Les pansements
doivent être renouvelés souvent ; la pommade ne sera
appliquée que le soir ; le matin après le lavage, on ne
mettra que la poudre choisie.

Iode. Iodisme. — (Voir *Éruptions artificielles*.)
Iris (Herpès). — (Voir *Érythème polymorphe*.)
Ixode. — (Voir *Parasites*.)

K

Kéloïde. — (Voir *Chéloïde*.)

Kératome. — Kératome malin généralisé intra-utérin. (Voir *Ichthyose fœtale, intra-utérine, congénitale*.)

Kératoses. Kératodermies. — On désigne avec Lebert sous le nom *Kératoses* toutes les affections cutanées qui se manifestent par un développement plus ou moins considérable de la couche épidermique. On peut les diviser en deux groupes principaux.

A. Kératoses sans hypertrophie papillaire; — Kératoses pures (KAPOSI). Elles comprennent *les cors, l'œil-de-perdrix, les durillons, les callosités, la Kératodermie symétrique des extrémités*. (Voir ces mots.)

B. Kératoses avec hypertrophie papillaire. Elles comprennent *les cornes cutanées, les végétations, les verrues, l'ichthyose* (voir ces mots), enfin la *Kératose pilaire* ou *Xérodermie pilaire*. Nous ne traiterons ici que : 1º la *Kératodermie symétrique des extrémités:* 2º *la Kératose pilaire*.

1º KÉRATODERMIE SYMÉTRIQUE DES EXTRÉMITÉS OU KÉRATODERMIE PALMAIRE ET PLANTAIRE. — A côté de l'épaississement simple de l'épiderme de la paume des mains, dû soit aux irritations prolongées professionnelles ou autres, qui constituent les *callosités*, soit à certaines affections (syphilis, eczéma, psoriasis, lichen, pityriasis rubra pilaire), il convient de placer une *Kératodermie symétrique essentielle* qui, selon la description classique de E. Besnier, renferme les quatre types suivants, bien distincts de l'ichthyose, à savoir :

a) Kératodermie symétrique des extrémités congénitale et héréditaire, simple, non irritable.

b) Kératodermie commune, symétrique des extrémités, se développant dans la seconde enfance, avec prédominance des lésions aux points de pression, mais indépendamment de tout travail professionnel ; permanente, mais avec exacerbations et poussées lors de l'apparition des premiers froids. Les lésions kératosiques sont constituées par des *îlots* cornés, par l'hypertrophie des lignes papillaires normales dont les séries sont interrompues par les érosions et fissures de cause externe : dans les intervalles, la peau est normale et se sépare des parties malades par une zone *érythémateuse* de 5 à 6 millimètres.

Ces îlots occupent surtout la face palmaire de tous les doigts au-devant de l'extrémité inférieure et antérieure des métacarpiens, au sommet de l'éminence thénar et tout le long du bord cubital de la face palmaire : les mouvements sont difficiles et douloureux à cause de l'épaisseur du revêtement corné et des fissures. Mêmes lésions aux pieds, mais un peu moins accentuées, rendant la marche pénible ; il n'existe pas de douleurs spontanées. La sécrétion sudorale est à peu près normale ; quelquefois les orifices des glandes sudoripares sont légèrement dilatés. Les ongles sont incarnés et les phalangettes légèrement aplaties latéralement.

c) Kératodermie symétrique des extrémités en *foyers* isolés et multiples, présentant les mêmes caractères que ceux décrits ci-dessus, mais souvent plus développés, avec épaississement corné parfois considérable, formant des traînées dures, épaisses, occasionnant des rétractions fort pénibles survenant chez les adultes en dehors de toute proportion avec le degré des pressions.

Ces deux variétés s'observent le plus souvent chez des sujets nerveux, impressionnables. Elles sont parfois très prurigineuses et très manifestement héréditaires; elles sont très probablement d'origine trophonévrotique, en rapport avec une névrose centrale. Azua les a observées dans deux cas, au nez et aux oreilles.

d) Kératodermie accidentelle des extrémités. — Survenant à tout âge sous l'influence de pressions inusitées, particulièrement chez les sujets qui se livrent à des travaux manuels rudes, n'en ayant pas l'habitude. Elle est partielle et curable et ne se confond pas avec les callosités proprement dites (E. Besnier).

Traitement. — Le traitement de ces kératodermies est des plus ingrats. Elles récidivent en effet dans la plupart des cas. On devra tenter de modifier l'état nerveux du sujet (*Hydrothérapie tiède. Bromures. Arsenic à doses prolongées comme dans le psoriasis. Pointes de feu sur la colonne vertébrale. Séton (?).*

Localement il convient d'abord de ramollir et d'éliminer les couches épidermiques avant d'employer les agents modificateurs. Pour cela, on emploiera les bains prolongés, les cataplasmes variés, le gant de caoutchouc en toile fine, les emplâtres de savon mou, les emplâtres à l'huile de foie de morue, etc. Les couches épidermiques ainsi ramollies sont détachées à l'aide d'une curette, d'un grattoir, d'une spatule; quand les ongles sont très atteints, on les ramollit également et on les enlève.

Puis on cherche à modifier l'épiderme, de façon à éviter la reproduction de l'amas corné qui constitue la kératose. On peut essayer tous les agents médicamenteux employés dans le traitement du psoriasis. En raison de la localisation des lésions, on donnera la préférence aux pommades épaisses à base de lanoline, aux onguents ou aux emplâtres mousselines tels qu'on les prescrit en Allemagne, mais surtout aux préparations emplastiques caoutchoutées qui, s'appliquant très aisément, peuvent demeurer fort longtemps en place et réunissent deux des conditions essentielles dans le traitement des kératodermies, à savoir l'occlusion et l'application d'un médicament actif. On pourra en effet faire usage des emplâtres caoutchoutés suivants : E. à l'acide salicylique. — E. à l'acide salicylique et à la créosote. — E. à l'acide pyrogallique. — E. à l'ichthyol et à la résorcine. — E. à l'huile de foie de morue. — E. à l'huile de cade. — E. mercuriel (formule de Vigo, etc.).

Dans les cas intenses, on pourra prescrire un emplâtre renfermant parties égales de résorcine, d'acide salicylique, d'acide pyrogallique et de créosote. S'il se produit une irritation vive, on ordonnera un emplâtre émollient, tel que l'emplâtre à l'oxyde de zinc ou à l'acide borique, ou phéniqué.

Ces emplâtres devront rester en place vingt-quatre, quarante-huit heures même, si c'est possible. Chaque fois que le malade les retirera, il devra laver les régions malades avec de l'eau chaude et un savon médicamenteux renfermant le même agent que l'emplâtre employé. On fabrique aujourd'hui en effet des savons qui renferment à peu près tous les médicaments employés en dermatologie, et qui complètent pour ainsi dire le traitement.

2° **KÉRATOSE PILAIRE** ou *folliculaire* (BROCQ). *Xérodermie pilaire* (E. BESNIER), *érythémateuse* ou *congestive progressive. Ichthyose rouge. Dystrophie ou Cacotrophie des Follicules* (T. FOX). *Folliculitis rubra* (ER. WILSON). *Ichthyose ansérine des scrofuleux* (LEMOINE). *Ulérythème ophryogène* (TAENZER et UNNA). *Lichen pilaire* (VIDAL). (Voir mémoire de L. Brocq dans les *Annales de Dermatologie*, 1890, n°s 1, 2, 3.)

Cette affection s'observe très fréquemment chez des sujets jeunes, lymphatiques, à peau *sèche*, au niveau de la région postéro-externe des bras, des avant-bras, des cuisses et des jambes, ainsi qu'au niveau des régions trochantériennes, fessières, iliaques, à la face enfin, aux points que nous indiquerons plus loin. Elle est caractérisée par un état rugueux, râpeux, de la peau qui conserve sa couleur normale, ou le plus souvent est grise, terne, sèche, pityriasique, ou enfin rosée, rouge, manifestement érythémateuse : un examen attentif permet de constater l'existence de très nombreux petits points saillants, miliaires, durs, acuminés, présentant à leur sommet une petite squame d'apparence ichthyosique, très visible ou n'apparaissant qu'à la suite du grattage; au centre de cette petite saillie existe un point noir dû à un poil enroulé, ou cassé, enveloppé dans le petit *globe corné* siégeant dans l'infundibulum pilaire dilaté, qui constitue la lésion caractéristique de la kératose pilaire. Quand la lésion est plus accentuée, elle aboutit à une destruction du follicule caractérisée par une petite dépression atrophique, blanche, cicatricielle. De sorte qu'entre les îlots de

petites saillies rugueuses en activité existent des petits
îlots blancs, cicatriciels, typiques. Tels sont les principaux caractères de la kératose ou xérodermie pilaire.
Mais ils présentent des modifications assez importantes
selon l'âge, l'étendue, le siège des lésions.

Cliniquement on peut avec E. Besnier distinguer trois
variétés :

1° La *Xérodermie* ou *Kératose pilaire, simple, commune, érythémateuse*, qui occupe les régions susindiquées, s'accompagne généralement d'une coloration
rosée, rouge, générale ou par plaques plus ou moins
étendues, de la peau des régions atteintes, et présente
une intensité très variable (formes légères, atténuées,
moyennes ou intenses de L. Brocq). Dans les cas
intenses seuls les plis des grandes articulations, les
aisselles, les régions thoracique antérieure, lombaire,
pubienne, palmaire et plantaire sont indemnes.

2° *L'Ichthyose avec Kératose pilaire.* — Les deux
dermatoses s'observent en même temps sur le même
sujet, soit par simple coïncidence, soit plutôt parce que
toutes deux, qui sont des *dyskératoses*, ont sans doute
une origine voisine, sinon commune.

3° *Kératose, xérodermie érythémateuse, progressive,
cicatricielle, dépilante, du visage et des régions velues*
(Ulérythème ophryogène de Taënzer).

Les lésions sont constituées par les mêmes éléments
que ceux de la kératose commune; mais ils sont plus
petits, d'abord isolés, puis rapidement augmentent de
nombre et deviennent pour ainsi dire confluents, formant des *plaques* d'abord rosées, puis *rouges*, caractéristiques, plus ou moins étendues, irrégulières; un
examen attentif permet de constater qu'elles sont constituées par un semis abondant de petits éléments kéra-

tosiques pilaires rosés, centrés ou non par un poil altéré, reposant sur un fond rouge bistre ou vif disparaissant sous la pression du doigt. Ces plaques sont en outre parsemées de très fines dilatations vasculaires, de très petites télangiectasies qui leur donnent un aspect tout à fait typique, et surtout, quand les lésions existent depuis un certain temps, d'un grand nombre de *petits* îlots blancs, décolorés, atrophiques, légèrement déprimés et nettement cicatriciels qui sont dus à l'inflammation lente du follicule aboutissant à sa destruction, et à l'alopécie cicatricielle définitive de ces petites taches.

Ce qui explique la différence d'aspect des lésions kératosiques de la face, c'est l'abondance très grande du système pileux de cette région. Les lésions en effet présentent les lieux de prédilection suivants (L. Brocq) :

1º *Le front* de chaque côté symétriquement.

2º *Les sourcils*, qui sont atteints tantôt dans leur tiers interne et au niveau de la région intersourcilière, tantôt et plus souvent dans leur tiers externe qui est fortement dépilé, tantôt enfin dans leur totalité.

3º Parties latérales des joues, angle de la mâchoire, région préauriculaire (siège très fréquent de la maladie).

Les lésions du cuir chevelu ne sont pas si rares qu'on le déclare généralement; elles peuvent être la cause de plaques alopéciques ambiguës, d'un diagnostic difficile, parfois même étendues, généralement irrégulières; mais dans ces cas, on observe le plus souvent sur les plaques ou à la périphérie des éléments kératosiques nets; en outre, les cheveux sont secs, cassants, parfois atrophiés, athrepsiés, déformés, tordus; l'existence d'un état séborrhéique accentué concomitant est la règle.

La kératose pilaire apparaît généralement vers l'âge de 3 à 5 ans, quelquefois un peu plus tard ; elle débute par les membres et le tronc ; puis la face est envahie, et les lésions de cette région augmentent souvent d'intensité vers la puberté ; elle évolue ensuite très lentement pendant l'âge adulte, tantôt prenant une extension très grande et provoquant des dénudations très étendues, une difformité réelle, tantôt au contraire restant localisée, et pour ainsi dire à l'état d'ébauche, ne gênant en rien le malade. Le plus souvent, elle va en s'atténuant de plus en plus pour disparaître plus ou moins complètement dans la vieillesse (BROCQ).

Elle s'observe plus souvent chez les femmes que chez les hommes ; elle est l'une des manifestations à peu près constantes du *lymphatisme*, et comme telle, semble être fréquemment héréditaire. La kératose pilaire des membres est des plus fréquentes, celle de la face l'est moins.

TRAITEMENT. — Bien que, chez les jeunes filles, elle entraîne un état spécial des bras plus que disgracieux, elle n'est pas considérée par beaucoup de personnes comme une maladie, et le médecin n'est généralement appelé à la traiter que dans les cas intenses, et quand le visage est atteint. Cependant le traitement institué activement dès le début, peut réellement mettre obstacle à l'apparition des lésions qui, plus tard, ne seront plus curables.

TRAITEMENT INTERNE. — Il s'adresse surtout à l'état lymphatique du sujet. On préconisera donc l'*huile de foie de morue*, qui devra être donnée à dose aussi élevée que le permettra la tolérance individuelle. Pendant la saison chaude, on la remplacera par l'*arsenic,* sous forme de liqueur de Fowler, ou de solution d'arseniate de soude. On pourra également prescrire le sirop d'iodure de fer, les autres préparations martiales bien tolérées par l'estomac, le sirop iodo-tannique, les préparations de kola, de quinquina, le phosphore, l'iode, les iodures, l'iodoforme, etc., enfin un régime alimentaire tonique, réconfortant.

Les injections sous-cutanées de pilocarpine donneront de bons résultats dans les cas intenses de kératose pilaire.

Formule :

> Chlorhydrate de pilocarpine... 0 gr. 05 à 0 gr. 10.
> Eau distillée............... 10 grammes.

Faire dissoudre. Une seringue de Pravaz chaque jour.

TRAITEMENT EXTERNE. — Au début, quand les lésions sont peu accentuées, les bains un peu prolongés avec frictions au savon ponce, ou au savon à l'acide salicylique ou au savon sulfureux, les douches tièdes pulvérisées, puis les applications d'huile de foie de morue (bien mal supportées à cause uniquement de l'odeur), d'huile salolée faible (1/100 - 1/150), de glycérolé d'amidon pur ou additionné d'acide salicylique ou tartrique 1/20 (BROCQ), de pommade à l'axonge benzoïnée et au calomel, de vaseline boriquée, etc., suffiront généralement pour enrayer l'évolution de la kératose et rendre l'affection parfaitement supportable.

Mais quand les lésions seront beaucoup plus développées, quand il y aura des plaques grenues érythémateuses avec cicatrices et alopécie, le traitement devra être beaucoup plus énergique. Il variera suivant le siège des lésions.

La *kératose pilaire du corps* sera traitée de

la façon suivante : Bains fréquents et prolongés, simples, d'amidon, de gélatine ou de glycérine ; savonnages avec les savons ponce, mou de potasse, au goudron ponciné, au naphtol, au naphtol soufré, à l'ichthyol, à l'acide salicylique, à la résorcine, à la créoline, au soufre, etc. Puis onctions avec l'huile de foie de morue, ou salolée, ou l'huile de cade, ou avec les glycérolés d'amidon à l'acide tartrique ou salicylique, ou enfin avec les pommades à base de résorcine, d'acide salicylique, d'ichthyol, de soufre, de naphtol, d'acide pyrogallique. Quand les lésions sont localisées sur quelques points peu étendus du corps, on préférera les emplâtres aux pommades. Mais il faut avoir soin de modifier les agents médicamenteux ou leurs doses quand il se produira une irritation trop vive ; les peaux kératosiques, en effet, sont parfois très sensibles à l'action des médicaments. Le traitement devra être prolongé un certain temps après la guérison apparente (Voir traitement de l'Ichthyose).

La *kératose pilaire de la face* nécessite un traitement plus délicat. On pourra employer les différents procédés que nous venons de signaler, en donnant la préférence aux emplâtres qui peuvent être appliqués exactement sur les plaques malades, particulièrement les emplâtres ou épithèmes à la résorcine, à l'acide salicylique et au soufre. On conseillera également l'emploi des *pâtes desquamatives*, en suivant exactement les indications que nous avons données avec détail à propos du traitement de l'*acné rosée* (Voir ce mot), c'est-à-dire qu'il faut les laisser en place de quinze à trente minutes environ suivant la tolérance individuelle, et calmer ensuite l'irritation produite à l'aide d'émollients variés. L.Brocq préconise surtout les emplâ-

tres de savon noir ; dans l'intervalle des applications de
savon noir, quand la peau est trop irritée, il emploie une
pommade renfermant un vingtième d'acide salicylique
et d'acide tartrique : il a essayé sans résultat satisfaisant les applications de compresses imbibées d'une
solution forte de chlorhydrate d'ammoniaque recom-
mandées par E. Vidal.

Quand il existe de fines télangiectasies abondantes,
on aura recours aux scarifications linéaires quadrillées,
faites avec le plus grand soin pour éviter les cicatrices fort désagréables, surtout au visage.

La *kératose pilaire du cuir chevelu* sera traitée
comme la *séborrhée* intense du cuir chevelu (Voir
ce mot). On fera en outre des lavages savonneux
fréquents, avec les savons au naphtol ou à la résorcine,
ou à l'ichthyol, ou au goudron, et des applications de
corps gras, lanoline et axonge de préférence, renfermant les différents agents médicamenteux employés
dans le traitement de la séborrhée (soufre, résorcine,
ichthyol, acide salicylique, calomel, naphtol, etc.) Les
lavages avec une solution d'hyposulfite de soude à
5 ou 10 0/0 et l'application d'une solution à 50 0/0
d'acide lactique donnent parfois de bons résultats, associés aux onctions grasses. Enfin, dans les cas où les
saillies pilaires centrées d'un poil ou d'un tronçon de
poil sont rebelles à tout traitement, on pourra, quand
les lésions occuperont une surface très restreinte, les
cautériser avec l'aiguille électrocaustique fine ou
employer le traitement de l'hypertrichose (destruction
du bulbe pileux central avec l'aiguille électrolytique).
(Voir *Poils.*)

Kerion Celsi. — (Voir *Trichophytie*.)

Kummerfeld (Eau de). — La composition de

cette eau, très employée en Allemagne dans le traitement de l'acné, est la suivante :

Alcool camphré	2 grammes
Alcool de lavande	2 —
Lait de soufre.	1 gramme
Eau de Cologne	4 grammes
Eau distillée	6

M. S. A.

FIN DU PREMIER VOLUME

SCEAUX. — IMPRIMERIE CHARAIRE ET Cⁱᵉ

Bulletin

des

Annonces.

TRAITEMENT DES AFFECTIONS DE LA PEAU